Konfliktcoaching

Konfliktcoaching ist ein Leitfaden für alle Coaches, die Führungskräfte kompetent beraten möchten. Das Buch stellt einen Wegweiser zur Unterstützung bei Konflikten in Organisationen dar und beschreibt, wie Konflikten vorgebeugt werden kann, wie sie zu mildern oder zu beseitigen sind, aber auch wie sie gepuscht werden können. *Astrid Schreyögg* warnt vor den schlimmsten Fallstricken beim Konfliktcoaching und stellt exemplarisch brenzlige Situationen mit ihrem Konfliktpotenzial dar.

Dr. Astrid Schreyögg arbeitet als freie Psychotherapeutin, Supervisorin und Organisationsberaterin in Berlin. Sie gibt die Zeitschrift *Organisationsberatung, Supervision, Coaching* heraus und ist Buchautorin. Im Campusverlag erschien ihr Standardwerk *Coaching. Eine Einführung für Praxis und Ausbildung*.

Astrid Schreyögg

Konfliktcoaching

Anleitung für den Coach

Campus Verlag
Frankfurt/New York

Die Deutsche Bibliothek – CIP-Einheitsaufnahme

Ein Titeldatensatz für diese Publikation ist bei
Der Deutschen Bibliothek erhältlich
ISBN 3-593-36949-4

Umschlaggestaltung: Init, Bielefeld
Satz: TypoForum GmbH, Nassau
Druck und Bindung: Druckhaus Beltz, Hemsbach
Gedruckt auf säurefreiem und chlorfrei gebleichtem Papier.
Printed in Germany

Inhalt

Einleitung

Coaching als professionelle Form der Managementberatung setzt sich in den letzten Jahren immer umfassender durch. Heute wird es von vielen externen Beratern und von Mitarbeitern in Personal- bzw. Personalentwicklungsabteilungen zu unterschiedlichen Fragestellungen angeboten. Dabei spielen Konflikte eine herausragende Rolle. Konflikte treten zwar in allen zwischenmenschlichen Zusammenhängen auf – natürlich auch in der Arbeitswelt und auch in Organisationen; sie sind aber doch vielfach von schwerwiegenden Irritationen begleitet. Dadurch können sie die Funktionsfähigkeit eines Systems erheblich beeinträchtigen. Gerade heute treten Konflikte häufiger als früher auf, weil die Anforderungen an Unternehmen, Behörden und soziale Dienstleistungssysteme laufend zunehmen.

Im Zuge der Globalisierung hat sich ein erhöhter Konkurrenzdruck ergeben, weshalb Fachleute aus unterschiedlichen Disziplinen zusammenarbeiten müssen. Der qualifizierte Ingenieur benötigt zum Beispiel heute den Kaufmann als Partner, um erfolgreich zu sein. Auf diese Weise entsteht ein komplexes kognitives Feld, das Missverständnisse geradezu provoziert. Denn von den Fachleuten bringt jeder sein eigenes Bezugssystem in den Kooperationszusammenhang ein und hält seine Perspektive für die allein gültige. Kaum ein Experte ist zunächst jedenfalls auf die »Wahrheiten« seiner fachfremden Kooperationspartner vorbereitet. Anders als früher finden wir heute auch überall Firmenzusammenschlüsse im Sinne von Fusionen oder von Akquisitionen. Dadurch ergeben sich rasch emotionale Spannungen. Jedes System oder Teilsystem bildet nämlich durch tagtägliche Interaktionen eine spezifische Organisationskultur mit eigenen Ritualen, Normen und Standards aus. Diese erzeugen bei den »anderen«, die mit der ihnen noch fremden Kultur in Berührung kommen, vielfach Gefühle von Erstaunen bis Ablehnung. Anders als früher gilt heute die grundlegende Forderung, dass Firmen oder Verwaltungssysteme, die über Jahrzehnte gleiche oder ähnliche Aufgaben wahrgenommen haben, sich in einen kontinuierlichen Veränderungsprozess begeben. Das aber führt besonders bei älteren Mitarbeitern zu einem Veränderungswiderstand (*resistance to change*), der Angst oder zumindest milde Formen der Labilisierung nach sich zieht. Auch solche Phänomene machen sich oft als Konfliktpotenzial bemerkbar.

Konfliktmanagement avancierte deshalb zu einer grundlegenden Aufgabe jeder Führungskraft. Im Idealfall handhabt sie alle Konflikte in der Weise, dass sich die Organisation optimal entwickelt. Dann wird sie manchem Konflikt, der ihr unproduktiv oder sogar schädlich erscheint, vorbeugen, ihn eindämmen oder zu bewältigen suchen. In anderen Situationen ist es aber umgekehrt durchaus sinnvoll, Konflikte zur Entwicklung einer konstruktiven Streitkultur sogar noch zu fördern. Ein solch flexibler Umgang mit Konflikten stellt aber nun Anforderungen, auf die viele Führungskräfte weder in fachlicher noch in menschlicher Hinsicht vorbereitet sind. Im Gegenteil, uns begegnen viel häufiger Situationen, in denen sie sich von einer Konfliktdynamik chaotisch überrollt fühlen, vor allem dann, wenn sie selbst ins Zentrum der Prozesse geraten.

Harry Fischer, ein promovierter Biologe, hatte in jungen Jahren zusammen mit einigen Mitstreitern »seine« Firma, VacinoGen, gegründet. Als Biotech-Unternehmen entwickelten sie vor allem Impfstoffe, meistens solche gegen Katzenallergien. Die Firma verzeichnete zunächst traumhafte Umsätze, sodass die Mitarbeiterschaft schnell auf hundert Personen anwuchs. Zu Beginn der 90er Jahre ergaben sich aber Umsatzeinbrüche, sodass, um den Mitarbeiterbestand zu wahren und um ein weiteres Wachstum der Firma zu garantieren, 60 Prozent der Firma an das erheblich größere Konkurrenzunternehmen Syntex verkauft werden mussten. Der neue Miteigentümer versuchte nun in Person eines Aufsichtsrates alsbald seinen Einfluss geltend zu machen. Er forderte vor allem, dass für die Firma ein Betriebswirt engagiert werde. Bislang bestand nämlich das gesamte Topmanagement des Unternehmens ausschließlich aus Naturwissenschaftlern, von denen die Administration eher »hobbymäßig« abgewickelt wurde.

Harry Fischer reagierte auf diese Forderung zunächst wie ein störrisches Kind. Er empfand es geradezu als Unverschämtheit, dass »seine Firma, sein Kind« nun von einem »Betriebsverwirrt«, wie er abfällig meinte, gemanagt werden sollte. Die Führungskräfte der Firma Syntex sahen wegen des massivon Widerstands von Harry, der immerhin als renommierter Forscher auf seinem Gebiet galt, zunächst davon ab, ihre Forderung durchzusetzen. Harry erlebte aber die Situation mit dem Miteigentümer zunehmend als lästig. Nach allen Sitzungen mit den Syntex-Leuten geriet er, wieder in sein Labor zurückgekehrt, regelmäßig in Rage. Er schrie und tobte sich seinen Unmut förmlich aus dem Leib. Seine Mitarbeiter hielten jeweils ängstlich die Luft an und hofften, dass das Gewitter möglichst schnell vorüber geht. Eines Tages geschah dann das, was alle schon heimlich befürchtet hatten: Im Verlauf eines solchen Tobsuchtsanfalls griff sich Harry ans Herz, verdrehte die Augen, fiel zu Boden und war auf der Stelle tot.

Seine Familie, von der sich niemand in der Lage sah, die Nachfolge von Harry anzutreten, verkaufte nun auch die restlichen 40 Prozent der Anteile von VacinoGen an Syntex. Trotz aller Trauer über den Verlust des renommierten Wissenschaftlers (was übrigens fast sofort zu einem Umsatzeinbruch bei den Großabnehmern führte) atmete der Aufsichtsrat auf, denn nun konnte endlich ein Geschäftsführer mit ökonomischen Kompetenzen engagiert werden. Die Wahl fiel auf einen Diplomkaufmann, Henning Zeitler, der dem Aufsichtsrat von einer Personalberatungsfirma als »High Potential« wärmstens empfohlen worden war. Dieser hatte nämlich bereits allerlei »Meriten« vorzuweisen: Trotz seines vergleichsweise jugendlichen Alters von 31 Jahren hatte er schon eine Pharmafirma saniert und danach sehr erfolgreich als Unternehmensberater gearbeitet.

Henning Zeitler nahm nun als einziger Nicht-Naturwissenschaftler im Topmanagement von VacinoGen seine Tätigkeit auf. Durch den Aufsichtsrat angefeuert, tat er dies mit viel Schwung. Das war allerdings auch notwendig, denn durch den plötzlichen Tod von Harry war das Unternehmen von den Ereignissen regelrecht überrollt worden. Henning behielt aber einen klaren Kopf. Er verhandelte mit neuen Zulieferern sowie mit den wichtigsten Großabnehmern. Außerdem erarbeitete er in kürzester Zeit ein Strategie-Konzept für die weitere Entwicklung von VacinoGen. All das überzeugte den Aufsichtsrat nun endgültig, dass der richtige Mann für die richtige Aufgabe gefunden war. Henning leitete auch sofort eine Reihe organisatorischer Veränderungen ein: Zunächst stellte er weitere Wirtschaftsexperten ein, einen Controller sowie einen Spezialisten für Personalwirtschaft. Sodann richtete er ein wöchentliches Treffen aller Topmanager und Projektleiter ein. Außerdem war ihm aufgefallen, dass in VacinoGen noch eine Reihe bislang nicht ausgeschöpfter Potenziale steckten. So hatte er im Verlauf seiner Rundgänge durch die Labore bemerkt, dass im Zuge der Entwicklung von Impfstoffen interessante Nebenprodukte wie etwa Haarwuchsmittel zu extrahieren waren. Um solche »By-the-way-Entwicklungen« zu fördern rief er sogar eine Projektgruppe ins Leben. Diese Gruppe junger Wissenschaftler, die der neu angestellte Spezialist für Personalwirtschaft rekrutiert hatte, machte sich auch sogleich mit Feuereifer an die Arbeit. Im Verlauf eines halben Jahres hatte sie fünf Produkte bis zur Marktreife entwickelt.

Vor lauter Begeisterung über seine neue Aufgabe entging es aber Henning Zeitler zunächst, dass sich einige Projektleiter bei den wöchentlichen Meetings »wegen dringender Aufgaben im Labor« immer häufiger entschuldigen ließen. Es handelte sich dabei in der Regel um diejenigen, die früher besonders eng mit Harry Fischer zusammengearbeitet hatten. Drei von ihnen waren ohnedies nach der vollständigen Übernahme durch Syntex (nach einer »Schamfrist« von sechs Monaten) zu einer anderen Firma gewechselt. Wie Henning von einem der kürzlich angestellten Wissenschaftler erfuhr, ließ der älteste von den Projektleitern der »alten Garde«, Tillmann Feick, beim Essen in der Kantine oder beim Pausieren in der Teeküche immer wieder abfällige Bemerkungen fallen. So meinte er über die Projektgruppe, die sich mit den »By-the-way-Produkten« beschäftigte: »Früher ging es hier um echte Medizinprodukte, aber heute schleppen wir ja noch diesen Kosmetikfirlefanz mit.« Oder er mokierte sich in einem Nebengespräch über ein Leistungsbeurteilungssystem, das der Spezialist für den Personalbereich in einem der Wochenmeetings vorgestellt hatte. Von Henning auf diese Themen angesprochen, gab er jeweils nur ausweichende Kommentare von sich. Bei den wöchentlichen Meetings erschienen die Projektleiter der alten Ära nun immer seltener, und langsam waren auch deutliche Motivationseinbrüche bei den neu eingestellten Mitarbeitern zu verzeichnen. Als der Controller auch noch einen merklichen Rückgang der Umsätze meldete, begann sich Henning Zeitler ernste Sorgen zu machen. Ihm fielen jetzt eine ganze Reihe von Gruppierungen auf, die sich zumindest verdeckt bekämpften: Da polemisierten die Mitarbeiter der alten »VacinoGen-Ära« gegen die neuen aus der »Syntex-Epoche«, die Naturwissenschaftler gegen die Wirtschaftswissenschaftler, die Forscher der medizinischen Produkte gegen die der Kosmetikfraktion. Und alle diese Divergenzen wurden nicht offen ausgetragen, sondern nur im Rahmen von Nebengesprächen und zynischen Bemerkungen etwa beim Essen. Als seinen »Erzfeind« machte Henning Zeitler den promovierten Biologen Tillmann Feick aus. Ausgerechnet auf diesen war aber die Firma in besonderer Weise angewiesen, denn er verfügte über das tiefste und breiteste Wissen im Kernbereich der Firma, also im Bereich der Impfstoffe.

Henning fühlte sich wie in einer Falle und zunehmend ratlos. Deshalb wandte er sich an einen Coach, um für den Umgang mit den vielfältigen Konfliktherden in der Firma besser gerüstet zu sein.

Im Coaching von Henning Zeitler war zunächst eine breite Analyse der aktuellen Situation nötig. Dazu gehörte die Firmengeschichte, die Organisationskultur, die jeweiligen Subkulturen, die Mitarbeiterstruktur mit den unterschiedlichen fachlichen Orientierungen und alle derzeit relevanten formalen wie informellen Phänomene auf systemischer, interaktiver und sogar auf individueller Ebene. Auf diese Weise reflektierte Henning sein berufliches Feld in einer verdichteten und strukturierten Weise. Daran anschließend entwickelte er zusammen mit dem Coach Handlungsstrategien, die einerseits auf seine strategischen Ziele und andererseits auf die verschiedenen Gruppierungen und zum Teil auch auf einzelne Personen im Unternehmen abgestimmt waren. Daraus ergaben sich konfliktprophylaktische Maßnahmen etwa zur besseren Integration von Tillmann Feick, solche zur Konfliktreduzierung, wie etwa Maßnahmen zur Auflösung von Ressentiments zwischen den alten und den neuen Mitarbeitern, aber auch Maßnahmen zur Konfliktstimulation, um besonders bei den älteren Mitarbeitern eine erhöhte Diskussionsbereitschaft und damit eine größere Bereitschaft für Innovationen zu entwickeln.

Es versteht sich fast von selbst, dass für eine derartige Beratung auch der Coach über eine Landkarte verfügen sollte, die es ihm erlaubt, Führungskräfte bei einem kompetenten Umgang mit Konflikten möglichst umfassend und möglichst elaboriert zu begleiten. Dazu benötigt der Coach einerseits eine Vielzahl von Analysemustern, auf deren Hintergrund er zusammen mit dem Klienten eine gegebene Konfliktsituation rekonstruieren und damit besser verstehen kann. Außerdem benötigt der Coach vielfältige methodische Ansätze, um die Führungskraft mit einem möglichst wirkungsvollen Inventarium an methodischen Möglichkeiten zu versorgen. Das Ziel des vorliegenden Buches besteht nun genau darin, dem Coach bei der Bearbeitung von Konflikten mit unterschiedlichen Themen in unterschiedlichen Milieus behilflich zu sein.

Zur Struktur des Buches

Das Buch gliedert sich in zwei Teile. Im ersten zeige ich, was heute unter Coaching zu verstehen ist, welche Funktionen es hat, in welchen äußeren Anordnungen und Rollenkonstellationen es praktiziert wird und welche Anforderungen an den Coach und vor allem an sein Konzept zu stellen sind. In zweiten Kapitel fächere ich eine breite Palette von Anlässen fürs Coaching auf, unter denen Konflikte besonders häufig zu finden sind. Da es in der Beratung von Führungskräften immer um Konflikte in Organisationen geht, werden genau diese in einem nachfolgenden Kapitel mit ihren unterschiedlichen Manifestationsformen, in unterschiedlichen Milieus und mit ihren unterschiedlichen Ursachen ausführlich aufgerollt. Im dritten Kapitel führe ich den Leser ins Zentrum des Konfliktcoaching. Hier zeige ich nämlich, wie Führungskräfte unproduktiven Konflikten vorbeugen können, wie sie im Bedarfsfall zu mildern oder zu beseitigen sind – und wie Konflikte gelegentlich sogar produziert werden müssen, um eine Organisation »in Form« zu bringen.

Der zweite Teil ist sieben speziellen Konfliktkonstellationen gewidmet. Die Kapitel werden jeweils durch ein typisches Konfliktbeispiel eingeleitet und enthalten zum Abschluss Empfehlungen fürs Konfliktcoaching in dem jeweiligen Bereich. Im 4. Kapitel arbeite ich Differenzen beim Konfliktcoaching von Führungskräften aus Behörden, aus Wirtschaftsbetrieben und aus sozialen Dienstleistungssystemen heraus. Dabei geht es um die zum Teil äußerst unterschiedlichen Anforderungen, mit denen Führungskräfte in diesen Systemen konfrontiert sind, und natürlich um die begleitenden Konfliktpotenziale mit der dazu passenden Beratung. Im 5. Kapitel rolle ich das gesamte Spektrum von Konflikten auf, mit denen neu ernannte Führungskräfte konfrontiert sind. Je nach der Art, wie sie rekrutiert wurden, je nach der Situation des Vorgängers oder je nach ihrem spezifischen Auftrag haben sie ein äußerst unterschiedliches Konfliktmanagement zu realisieren, für das sie auch eine je unterschiedliche Beratung erhalten sollten. Daran anschließend (6. Kapitel) geht es um Konfliktpotenziale, mit denen Führungskräfte in charismatischen Konstellationen konfrontiert sind. Diese in der amerikanischen Managementliteratur derzeit sehr populäre Thematik behandle ich für unterschiedliche Organisationstypen in unterschiedlichen Stadien. Selbstverständlich geht es auch hier wieder um Konflikte und das Coaching zu ihrer Bearbeitung. Danach thematisiere ich

Konfliktkonstellationen, die sich zwischen Haupt- und Ehrenamt ergeben (7. Kapitel). Dabei geht es einerseits um das Verhältnis von hauptamtlichen Geschäftsführern zu ehrenamtlichen Vorständen und andererseits um das zwischen Geschäftsführern und ehrenamtlichen Helfern. Beide Relationen sind ausgesprochen konfliktträchtig, weshalb auch hier oft eine sorgfältige Beratung angebracht ist. Im 8. Kapitel »Konfliktcoaching für Führungskräfte in Familienunternehmen« fächere ich zunächst das Konfliktpotenzial dieses Organisationstyps auf, um sodann die relevantesten Coachingthemen für Familienunternehmer, ihre Nachfolger und die angestellten Manager zu beleuchten. Der nachfolgende Abschnitt (9. Kapitel) befasst sich mit einem primär gesellschaftspolitisch verursachten Konfliktpotenzial, nämlich mit Komplikationen, die Manager im Postkommunismus zu bewältigen haben. Hier wird gezeigt, welche betrieblichen Muster sich in der Planwirtschaft bei Mitarbeitern wie Führungskräften entwickelt hatten, die sich heute nur noch begrenzt als tauglich erweisen. Sie müssen von den Führungskräften oft unter erheblichen Schwierigkeiten modifiziert werden. Das letzte Kapitel ist universellen Konstellationen gewidmet, nämlich denen zwischen Frauen und Männern, denen unter Männern sowie unter Frauen. Nach einer Auseinandersetzung mit der Frage, welche grundlegende Bedeutung der Beruf für Männer wie für Frauen hat, beschäftige ich mich mit Führungsphänomenen in unterschiedlichen geschlechtsspezifischen Konstellationen. Sodann thematisiere ich hetero- und homosexuelle Liebesbeziehungen in der Arbeitswelt sowie das damit verbundene Konfliktpotenzial. Den Abschluss bilden auch hier wieder Empfehlungen fürs Coaching der Führungskräfte.

Zur Behandlung der einzelnen Themen ziehe ich jeweils Wissen aus verschiedenen Bereichen der Psychologie, der Soziologie und der Managementlehre heran. Diese fachübergreifende Orientierung ist nicht nur durch den komplexen Gegenstand von Coaching begründet, gerade die Beratung von Konfliktmanagement erfordert eine hohe konzeptionelle Flexibilität.

Mit dem vorliegenden Buch wende ich mich an alle, die sich fürs Coaching interessieren, zuerst natürlich an organisationsexterne und -interne Coaches, aber auch an Studenten der Psychologie, der Betriebswirtschaftslehre, der Soziologie und der Pädagogik. Ich freue mich außerdem, wenn auch potenzielle Coaching-Klienten das Buch mit Gewinn lesen.

Ich bedanke mich bei allen *Professionellen*, die sich mir bislang anvertraut haben. In dem einen oder anderen Beispiel werden sie gewiss auch ihren eigenen Konflikt wiedererkennen, den sie mit mir bearbeitet haben. Wie in meinen anderen Publikationen habe ich aber auch hier alle Namen verändert, alle Konstellationen in ihre Bestandteile zerlegt, sie neu gemischt und zu meinen eigenen Phantasiegebilden komponiert. Ein Dank sei auch an den Lektor des Buches gerichtet, Christoph Schmidt-Lellek, der mit Sorgfalt und fachlicher Kompetenz schon manche meiner publizistischen Aktivitäten begleitet hat.

Teil I

Coaching und Konflikte

Der erste Teil des Buches befasst sich mit den Grundlagen von Konfliktcoaching, mit dem, was Coaching ist, was sich über Konflikte in Organisationen sagen lässt und welche unterschiedlichen Möglichkeiten der Behandlung von Konflikten und der entsprechenden Begleitung durch Coaching bestehen.

Im ersten Kapitel rolle ich die Debatte ums Coaching auf. Dabei geht es zunächst um seine Funktionen, seine Zielgruppen, die Themen und die Ziele. Danach differenziere ich kurz die möglichen Rollen des Coach und die heute praktizierten Anordnungen des Coaching. Es findet nämlich heute keineswegs nur »unter vier Augen« statt, sondern auch in unterschiedlich zusammengesetzten Kleingruppen. Als Fragestellung, die immer wieder thematisiert wird, erläutere ich auch die Anforderungen, die an den Coach und vor allem an sein Konzept zu stellen sind. Als zentralen Punkt fächere ich zum Abschluss die Anlässe von Coaching auf, wobei Konflikte wahrscheinlich den häufigsten Anlass darstellen, Coaching in Anspruch zu nehmen.

Im nachfolgenden, sehr kompakten Kapitel mit dem Titel »Konflikte in Organisationen« wird zunächst klargestellt, dass es sich bei allen weiteren Ausführungen im Buch um Konflikte in organisatorischen Kontexten handelt, innerpsychische Konflikte einzelner Personen also von untergeordneter Bedeutung sind. Dann erläutere ich unterschiedliche konzeptionelle Positionen von Konflikten, unterschiedliche Definitionen und verschiedene Manifestationsformen. Daran anschließend zeige ich, welche Zugänge bei der Diagnose von Konflikten empfehlenswert sind. Dabei geht es um den Ist-Zustand von Konflikten ebenso wie um ihren Prozess. Bei der Analyse einer aktuellen Konfliktsituation differenziere ich zwischen äußeren und inhaltlichen Merkmalen. Und unter dem Begriff »Konflikteskalation« wende ich mich sehr ausführlich prozessualen Phänomenen zu. Dabei geht es immer um Möglichkeiten, wie eine jeweilige Führungskraft Konflikte erfassen kann.

Im dritten Kapitel, »Coaching bei Konflikten«, werden nun die drei möglichen Handlungskategorien von Führungskräften bei Konflikten beschrieben. Dabei wird jeweils erläutert, wie sie sich durch Coaching unterstützen lassen. Hier differenziere ich zwischen Coaching zur Konfliktprophylaxe, Coaching zur Konfliktbewältigung und Coaching zur Konfliktstimulation.

1. Coaching als Managementberatung

Der Begriff »Coaching« lässt sich bis ins 19. Jahrhundert zurückverfolgen. Damals bemühte man ihn schon an angelsächsischen Hochschulen zur Betreuung von Studenten (*Rauen* 1999). Populär wurde er aber erst im Zusammenhang mit dem Sport. Dort erfreut er sich seit mindestens zwei Jahrzehnten großer Beliebtheit. Etymologisch entstammt das Wort Begriffen wie »Kutsche« oder »Kutscher«. Bei »Kutsche« assoziiert man vielleicht einen »kuscheligen« Ort, an dem ein Mensch alle seine Gefühle, Fragen oder Sorgen ausbreiten kann, und bei »Kutscher« einen Lenker bzw. Betreuer von Pferden. Der Sport-Coach, die geläufigste Variante des Coaching, erhält dann bei Spitzensportlern wie etwa bei Tennisstars, die durch ihre Lebensumstände oft stark vereinsamt sind und trotz vielfältiger mentaler Belastungen Höchstleistungen erbringen wollen, die Bedeutung eines intimen Solidarpartners für alle fachlichen und gefühlsbezogenen Fragen. Die Funktion von Coaching besteht hier in der emotionalen und fachlichen Vorbereitung des Sportlers auf Leistungssituationen.

1.1 Funktionen, Zielgruppe, Themen, Ziele

Was besagt der Begriff in der modernen Managementliteratur? Bei Durchsicht einschlägiger Publikationen fällt in diesem Bereich eher eine Diffusität und Uneinheitlichkeit in der Begriffsverwendung auf. Von manchen Autoren wird Coaching wie eine Wunderdroge angepriesen: Es könne angeblich Führungskräfte von Alkoholismus und Depressionen befreien. Andere scheinen den Begriff lediglich als modische Worthülse zu bemühen, indem sie alle Arten von hausinterner und -externer Weiterbildung, Nachbeschulung und selbst konventionellste Seminaraktivitäten unter dem

Begriff »Coaching« zusammenfassen (*Hartz* 1994). Von wieder anderen wird »Vorgesetztencoaching« als ideale »Beratungsform« für unterstellte Mitarbeiter propagiert. Hier steht Coaching wohl als Synonym für einen besonders sorgfältigen Führungsstil (z.B. *Hauser* 1993). Diese Begriffsverwendung stellt allerdings schon terminologisch einen Widerspruch dar. Eine Relation zwischen Vorgesetzten und Mitarbeitern beinhaltet niemals eine vollständige Freiheit im Hinblick auf die Wahl des Beraters, die Wahl der Themen usw., durch die eine Beratung im eigentlichen Sinn definiert ist (*König & Volmer* 1993). Im Übrigen würde sich ein Vorgesetzter, der laufend seine unterstellten Mitarbeiter coacht, wie eine Glucke verhalten, die ihre Jungen nicht aus ihrer Obhut entlassen kann. Coaching hätte hier geradezu kontraproduktive Effekte, nämlich die Verhinderung des Selbstmanagements von Mitarbeitern.

Funktionen

Welche Bedeutung des Wortes »Coaching« ist in der Managementliteratur wirklich neu und welche ist sinnvoll? Im Gegensatz zu allen sonstigen Begriffsverwendungen lässt sich von einer Innovation sprechen, wenn Coaching als professionelle Form der Managementberatung verstanden wird. Dabei bearbeiten Führungskräfte ihre Themen mit einem Coach unter vier Augen (*Looss* 1993) oder in einer Kleingruppe (*Grün & Dorando* 1993; *Weland & Lange* 1996 u.a.).

Seiner Funktion nach stellt Coaching (1) eine *innovative Maßnahme der Personalentwicklung* dar. Im Gegensatz zu bisher üblichen Trainings oder Seminaraktivitäten können Führungskräfte hier nämlich alle für sie aktuell relevanten Fragestellungen offen verhandeln. Außerdem dient Coaching (2) als *Dialogform über Freud und Leid im Beruf*. Hier erhalten alle beruflichen Krisenerscheinungen und Konflikterfahrungen, aber auch alle Bedürfnisse nach beruflicher Fortentwicklung den ihnen gebührenden Raum. So dient Coaching auf der einen Seite zur Bewältigung von Krisen und Konflikten, andererseits zur Fortentwicklung von Einzelnen und von Kollektiven. In vielen Coachings sind wie in dem folgenden Beispiel beide Funktionen relevant:

Ein junger Unternehmer suchte um Coaching an, weil ihm »alles über den Kopf zu wachsen« drohte. Er litt bereits unter erheblichen Schlafstörungen, und seine Partnerin drohte mit Auszug aus der gemeinsamen Wohnung, wenn er nicht »langsamer tritt.« Nach einem Informatikstudium hatte er sich zügig selbstständig gemacht, um für Baumärkte, Großgärtnereien und vergleichbare Betriebe die »jeweils maßgeschneiderte Software« zu entwickeln. Die Dienstleistung wurde gut nachgefragt, sodass er bald Mitarbeiter zu seiner Entlastung einstellen musste, zuerst eine Sekretärin, bald eine zweite, dann einige weitere Informatiker und mangels entsprechender Bewerbungen als »Informatiker-Ersatz« schließlich noch einen Mathematiker. Im Verlauf von vier Jahren wuchs die Firma auf 10 Personen an. »Ich habe die Dinge nicht mehr im Griff, mir entgleitet alles, die machen, was sie wollen«, stöhnte er. Besonders der Mathematiker stellte für den Unternehmer »ein Riesenproblem« dar. »Der will immer alles 100-prozentig machen, der wird nie fertig, der hat bei jeder Lösung, die wir anderen entwickeln, etwas zu meckern, aber seine eigenen Projekte bringt er nie termingerecht an den Kunden.«

Im Verlauf eingehender Rekonstruktionen zeigte sich, dass der Firmengründer über eine ungewöhnliche Treffsicherheit im Hinblick auf die Wünsche seiner Kunden verfügte und dass er mit ihnen auch ausgesprochen sicher kommunizierte. Als Kind und Jugendlicher hatte er laufend im elterlichen Gartenbaubetrieb ausgeholfen. Auch später während seines Studiums, als längst seine ältere Schwester und ihr Partner die Firma übernommen hatten, verbrachte er dort oft als Aushilfe seine Ferien. Aufgrund seiner daraus resultierenden Branchenkenntnis wurde er bei allen anstehenden Fragen von seinen Mitarbeitern jeweils als »der« Experte konsultiert – nur nicht von dem Mathematiker. Dieser tüftelte und bastelte mit einer geradezu »unglaublichen Selbstgenügsamkeit«, wie der Unternehmer fand, an seinen Projekten. Er fragte auch nie um Rat wegen inhaltlicher Belange. »Der schottet sich von unserem Team weitgehend ab. Ich schaffe es jedenfalls nicht, ihn zu integrieren«, meinte er. »Den erreiche ich überhaupt nicht«, setzte er resigniert hinzu und deutete damit an, dass der Mathematiker gegenüber allen seinen Beeinflussungsversuchen resistent blieb. »Immer wenn ich ihn wegen dieser Einzelgängerei anspreche, bedeutet er mir kurz und knapp, dass er eben Mathematiker und kein Anwender sei.« Die weitere Rekonstruktion ergab, dass sich der Firmengründer durch solche Aussagen jeweils herabgesetzt fühlte. »Der ist eben ein Vertreter der reinen Lehre, und ich bin *nur* ein Anwender«, meinte er resigniert.

Jetzt wurde ihm selbst klar, dass er es aus einem ominösen Respekt gegenüber der »reinen Mathematik« heraus bislang nicht gewagt hatte, bei diesem Mitarbeiter auf Kooperation zu drängen. »Den lasse ich eigentlich meistens nur so machen«, überlegte er. »Gelegentlich mäkle ich ein bisschen herum, aber eigentlich fordere ich auch nichts von ihm. Dadurch lasse ich ihn im Prinzip links liegen.« Im Verlauf eines imaginativen Rollentauschs erlebte er in der Rolle des Mathematikers auch wirklich nicht, dass ihn der Chef und die Kollegen in ihr Team einbeziehen wollten. Was seitens des Jungunternehmers (und wohl auch seitens der Kollegen) ominöser Respekt gegenüber diesem Mitarbeiter als »personifizierte Mathematik« war, wurde von diesem als Interesselosigkeit an seiner Person erlebt. Nun merkte der Firmenchef, dass er es bislang versäumt hatte, dem Mathematiker gegenüber als Vorgesetzter aufzutreten. Daraus folgte, dass er diesem keinerlei Orientierung gab, weder im Sinne von Anerkennung noch im Sinne von Kritik.

Auf der Basis dieser Rekonstruktion fand nun im Coaching, wiederum im Rahmen eines imaginativen Rollentauschs, ein Rollentraining statt, während dessen der Unternehmer versuchte, dem Mathematiker bei unterschiedlichen Gelegenheiten seine Anforderungen an ihn als Mitarbeiter zu vermitteln. Dabei zeigte sich deutlich, dass es dem Firmengründer schwer fiel, die reale Rollenkonstellation (übrigens auch seinen anderen Mitarbeitern gegenüber) überzeugend auszugestalten. Es gelang ihm erst nach einigen weiteren Coachingsitzungen, dem Mathematiker gegenüber seine formale Dominanzposition in überzeugender Weise zum Ausdruck zu bringen.

Gleichlaufend mit der interaktiven Veränderung gegenüber dem Mathematiker entwickelte der Unternehmer auch gegenüber seinen übrigen Mitarbeitern veränderte Haltungen. »Ich glaube, jetzt ist so etwas wie ein Pionierstadium vorbei«, meinte er nachdenklich, »wir müssen jetzt in unserer Firma formaler werden.« Daraufhin wurde er im Coaching angeregt, neue Funktionsverteilungen innerhalb des Mitarbeiterstabs zu überdenken. »Der Mathematiker, aber auch die anderen müssen ja nicht ein Projekt von einem Kunden von Anfang bis Ende durchziehen.« Der Unternehmer initiierte daraufhin eine breite Diskussion im Team, wie sie die anfallende Arbeit sinnvoller als bisher unter sich aufteilen könnten. Im Zuge dieser Auseinandersetzungen schälte sich heraus, dass der Mathematiker für einige Vorarbeiten besonders prädisponiert war, die Kundenkontakte aber und die endgültige Installation der Software wollte er lieber den anderen, den »Informatikspezialisten« überlassen. Der Unternehmer erlebte durch die neue Funktionsverteilung auch eine zeitliche Entlastung, denn nun trat er Routineaufgaben an seine Mitarbeiter ab und konnte sich umfassender als bisher den Kundenkontakten widmen.

Am Ende der 10 Coachingsitzungen hatte sich die private und berufliche Situation des Unternehmers erheblich konsolidiert: Er konnte wieder besser schlafen und mehr Zeit mit seiner Partnerin verbringen; außerdem hatte er seine Firma wieder »im Griff«, wie er fand.

Im Sinne von *Personalentwicklung* fand der Coaching-Klient ein neues Verhältnis zu Führungsphänomenen und ein neues Selbstverständnis für seine Rolle als formaler Vorgesetzter. Außerdem gelang es ihm, seine Firma gemäß ihrem organisatorischen Entwicklungsprozess umzustrukturieren und alle Beteiligten besser als bisher entsprechend ihren Möglichkeiten und Vorlieben einzusetzen. Die Aufgabe als *Dialogform über Freud und Leid im Beruf* erfüllte Coaching hier insofern, als der Klient eine subjektive Verbesserung seiner ursprünglich als bedrängend erlebten Situation erfuhr. Der Mathematiker als designierter Hauptkontrahent befand sich am Ende des Coachings vermutlich ebenfalls in einer besseren Lage als am Anfang.

Die Zielgruppen

Coaching richtet sich an Menschen, die in Betrieben, Verwaltungssystemen oder sozialen Dienstleistungseinrichtungen mit Managementaufgaben betraut sind. Dabei dient Coaching Führungskräften auf allen Hierarchiestufen, also Vorarbeitern ebenso wie Topmanagern.

In der betriebswirtschaftlichen Literatur werden *Managementaufgaben* von *Sachaufgaben* differenziert. Bei Sachaufgaben handelt es sich um Aktivitäten, die der üblichen Zielerreichung einer Organisation dienen. In Kliniken z. B. würde man die Aktivitäten von Pflegekräften als Sachaufgaben definieren, Koordinationsaktivitäten von Stationsleiterinnen oder Stationsleitern dagegen als Managementaufgaben. Dabei ist allerdings zu beachten, dass viele Menschen in Führungspositionen durchaus auch Sachaufgaben zu erledigen haben. Das Verhältnis von Sach- zu Managementaufgaben bestimmt sich im Allgemeinen nach der Hierarchiestufe, auf der eine Position angesiedelt ist. Dabei gilt als Faustregel: Je höher der Status einer Managementposition in einer Organisation ist, desto weniger

Sachaufgaben sind mit ihr verbunden bzw. desto mehr Managementaufgaben beinhaltet sie (*Steinmann & Schreyögg*, G. 2000). So hat etwa eine Stationsleiterin neben ihren Steuerungsfunktionen noch vielfältige »Sachaufgaben« an den Patienten zu erledigen, was bei einer Pflegedirektorin kaum mehr vorstellbar ist. Deren Arbeitszeit ist ausschließlich mit Managementaufgaben angefüllt.

Im Allgemeinen werden fünf Managementfunktionen beschrieben: die Planung, die Organisation, die Personalfunktion, die Führung und die Kontrolle (*ebd.* 2000; *Staehle* 1989 u.a.).

(1) Bei der *Planung* handelt es sich um Reflexionen, was erreicht werden soll und wie es am sinnvollsten zu erreichen ist. Hier geht es um die Entwicklung von Zielvorstellungen, um ihre Selektion und die Festlegung von Zielen mit den entsprechenden Handlungsrichtlinien, Verfahrensweisen usw. Planung ist allerdings kein einmaliger Akt, sondern eine Aufgabe, die laufend zu leisten ist.

(2) Während Planung in gedanklicher Arbeit besteht, wird mit der »*Organisation*« bzw. mit dem »Organisieren« die Umsetzung von Zielen angestrebt. Hierbei gilt es, eine angemessen arbeitsteilige und eventuell noch hierarchische Struktur zu entwickeln, die im Allgemeinen als »organisiertes System« bezeichnet wird. Sie ist idealerweise so gestaltet, dass sie die Planung zu realisieren vermag.

(3) Die *Personalfunktionen* von Managern dienen dazu, die organisatorische Struktur, die ja immer aus realen Menschen besteht, angemessen auszugestalten. In diesen Bereich gehören Aktivitäten, die Führungskräfte ergreifen müssen, um einen qualifizierten und engagierten Personalbestand zu sichern, d.h. hierher gehört die Gewinnung, der Aufbau und die Erhaltung des Personals.

(4) Dieses »Personal« müssen Manager nun führen. Unter »*Führung*« versteht man angemessene Formen der Beeinflussung (*Irle* 1980), damit die unterstellten Mitarbeiter im Sinne des Organisationsziels handeln. Beim »Führen und geführt werden« (*Neuberger* 1995) handelt es sich um komplexe Interaktionsprozesse, die durch zahlreiche Variablen bestimmt sind.

(5) Inwieweit durch Planung, Organisieren, Personaleinsatz und Führung die Organisationsziele wirklich erreicht wurden, oder ob vielleicht neue

Planungen entwickelt werden sollten, anders geführt werden muss usw., ist vom Manager zu kontrollieren. Bei der *Kontrolle* geht es also um einen Vergleich von Ist- und Soll-Daten.

Nun wurde allerdings schon früh nachgewiesen (*Carlson* 1951), dass der Arbeitsalltag von Managern nicht so klar geplant ist, wie es sich frühe Managementtheoretiker noch gedacht hatten. Ihr Alltag ist sogar ausgesprochen zerstückelt in viele kleine Kommunikationsakte und Handlungsmuster. 1975 legte *Mintzberg* erstmalig eine Studie vor, in der er anhand von Tagebüchern, die Manager selbst geschrieben hatten, und anhand von Aufzeichnungen teilnehmender Beobachter zeigen konnte, dass Manageraktivitäten sich wahrscheinlich besser durch »*Managementrollen*« fassen lassen. Dabei unterscheidet er drei Rollenbündel mit ihren jeweiligen Rollen:

(1) Interpersonale Rollen: Repräsentant, Vorgesetzter, Vernetzer.

(2) Informationale Rollen: Radarschirm, Sender, Sprecher.

(3) Entscheidungsrollen: Innovator, Störungsregler, Ressourcenzuteiler, Verhandler.

Zur Realisierung dieser Managementfunktionen und -rollen benötigen Führungskräfte spezifische Kompetenzen. Als »*Schlüsselkompetenzen des Managements*« (*Katz* 1974) bestehen sie zum einen in technischen Qualifikationen, d.h. in faktischem Wissen und in faktischen Fertigkeiten, wie z.B. eine Personalbedarfsplanung zu erstellen ist. Sie bestehen zum anderen in konzeptionellen Kompetenzen, die es der Führungskraft erlauben, in größeren Zusammenhängen zu denken, einzelne Phänomene und einzelne Entscheidungen auf der Folie eines organisatorischen Gesamtsystems und seiner relevanten Umwelt zu begreifen. Und jeder Mensch mit Steuerungsfunktionen benötigt soziale Kompetenzen, damit er mit anderen effektiv und konstruktiv zusammenarbeiten kann.

Die beschriebenen Funktionen, Rollen und Kompetenzen gelten in der Literatur als feldübergreifend, d.h. sie sind für Führungskräfte in Unternehmen, in Verwaltungssystemen und in sozialen Dienstleistungseinrichtungen relevant.

Die Themen

Thematisch ist Coaching auf sämtliche Steuerungsfunktionen von Führungskräften und die entsprechenden Kompetenzen gerichtet. Es unterstützt also etwa bei der Planung, bei der Entwicklung angemessener Organisationsstrukturen. Schwerpunkte bilden allerdings im Coaching meistens die Personal- und die Führungsfunktionen sowie die dafür besonders relevanten Rollen und sozialen Kompetenzen. Die von den Klienten faktisch vorgetragenen Anliegen bewegen sich auf allen Ebenen sozialwissenschaftlicher Paradigmatik; sie zentrieren sich also teils auf individuelle Themen, teils auf Themen mit interaktivem Gehalt und oft auch auf Fragestellungen, die ein gesamtes System und seine relevante Umwelt betreffen.

Je nach dem Milieu, aus dem sich die Coaching-Klienten rekrutieren, lassen sich unterschiedliche thematische Akzente feststellen. Führungskräfte aus Betrieben, in denen technische oder betriebswirtschaftliche Grundberufe dominieren, thematisieren oft Fragestellungen mit einem individuellen oder interaktiven Gehalt. Bei Sozialmanagerinnen und Sozialmanagern, also bei Personen, die soziale Dienstleistungssysteme leiten, stehen im Coaching vielfach Themen im Vordergrund, die den organisatorischen Kontext und dessen Umfeld betreffen. Im Prinzip lässt sich postulieren, dass eine jeweilige Gruppierung genau das zu verhandeln sucht, was in ihrem Grundberuf zunächst nicht thematisiert wurde.

Die Ziele

Das basale Ziel von Coaching besteht in der Förderung beruflicher Selbstgestaltungspotenziale, also des Selbstmanagements von Führungskräften. In diesem Punkt ähnelt das Management-Coaching dem im Sport. Hier wie dort spielen Höchstleistungen eine Rolle, auf die der Coach seine Klienten vorbereiten soll. Wie im Sport erstrebt das Coaching von Managern immer eine *erhöhte Effizienz*, nämlich alle ihre Aufgaben möglichst zielgerecht und mit möglichst sparsamem Ressourcenaufwand wahrzunehmen. Dabei beabsichtigt Coaching eine Förderung aller Managementkompetenzen.

Außerdem zielt Coaching auf *Humanisierungen*. Führungskräfte sollen unterstützt werden, die von ihnen geleitete Organisation oder Abteilung möglichst menschengerecht auszugestalten. Auf diesem Weg leistet Coaching im Idealfall einen Beitrag zur konstruktiven Fortentwicklung von Organisationen.

Der Unterschied zwischen Coaching und Supervision

Mit den Intentionen einer Humanisierung weist Coaching Nähe zur Supervision auf. Im Hinblick auf seine Thematik, nämlich die Auseinandersetzung mit Managementfunktionen, -rollen und -kompetenzen, und damit auch im Hinblick auf seine Zielgruppe, nämlich Führungskräfte, stellt Coaching allerdings eine anders geartete Beratungsform dar (vgl. *Rauen* 1999).

Coaching und Supervision entstammen unterschiedlichen Traditionen. Das färbt ihre konzeptionellen Orientierungen ein. Supervision entstand in Bereichen der Sozialarbeit und der Psychotherapie (*Belardi* 1992). Coaching dagegen resultierte aus betrieblichen Personalentwicklungsmaßnahmen. Dementsprechend werden in beiden Beratungsformen unterschiedliche, zumeist allerdings eher verdeckte ideologische Positionen transportiert. Supervision ist bis heute primär als Maßnahme der »Personenentwicklung« (*Neuberger* 1994) definiert. Menschen erhalten hier Gelegenheit, anhand beruflicher Themen ihre persönlichen Ressourcen zu erweitern oder personale Verengungen, die sie an ihrer Entfaltung behindern, aufzuarbeiten. Supervision zielt jedenfalls schwerpunktmäßig auf die personale Entwicklung von Menschen. Da Supervision primär in sozialen Dienstleistungssystemen entwickelt wurde, wo es immer um eine möglichst qualifizierte Interaktion mit Klienten geht, sind solche Intentionen verständlich.

Coaching dagegen, das ursprünglich in Betrieben und Verwaltungssystemen entstand, beabsichtigt im Gegensatz zur Supervision die einzelne Führungskraft als relevantes Mitglied des »Personals« zu fördern. Unter »Personal« ist die Gesamtheit der Funktionsträger einer Organisation zu verstehen (*Neuberger* 1994). Damit betont Coaching die Eingebundenheit des Einzelnen in den organisatorischen Kontext und seine dafür notwendige Funktionsfähigkeit. Einschränkend sei aber bemerkt, dass dieses »Personal« als »*human capital*« einer Organisation im Gegensatz zu sächlichen Kapitalsorten wie Maschinen oder Immobilien nicht beliebig veränderbar ist. Menschen haben »Eigensinn und Eigenwert«. Deshalb können sie sich dem kontrollierenden Zugriff bzw. dem »Sozialkannibalismus« (a.a.O., 11) organisatorischer Systeme jederzeit entziehen.

Aus diesem Grund müssen auch Maßnahmen der Personalentwicklung wie etwa das Coaching immer dialektisch orientiert sein: Einerseits wissen wir spätestens seit *Weber* (1921), dass der Einzelne in formalen Systemen immer ersetzbar bzw. austauschbar ist. Diese Personenunabhängigkeit garantiert einer Organisation im Gegensatz zu traditionellen oder charismatischen Konstellationen (*Steyrer* 1995) eine gewisse Stabilität gegenüber Krisen. Durch den formalen Charakter dieses Systemtyps erscheint dann jedes Mitglied als entpersönlichter Funktionsträger, der durch Personalarbeit wie etwa durch Coaching entsprechend fit gemacht werden muss. Auf der anderen Seite wissen wir aber seit *Crozier & Friedberg* (1979), dass sich Menschen niemals nahtlos von Organisationen vereinnahmen lassen, dass sie vielmehr ein hohes Maß an Kreativität mobilisieren, um ihre Integrität als je einmalige Menschen zu wahren. Um dieses typisch menschliche Potenzial nicht in organisatorischen Widerständen zu verschleißen, sondern es lebendig zu halten und sogar konstruktiv zu nutzen, muss jede Personalarbeit neben dem Funktionsträger auch den Menschen im Berufstätigen ansprechen.

Aus diesen antagonistischen Positionen folgt, dass jede Personalentwicklung, die einseitig pragmatisch nur den Berufstätigen als Funktionsträger anspricht, zum Scheitern verurteilt ist. Ihre Berechtigung, aber auch ihre erwünschten Effekte ergeben sich erst dann, wenn dem je einmaligen Menschen ebenfalls Rechnung getragen wird.

Trotz dieser einschränkenden Bemerkungen sei betont, dass Supervision Entwicklungen des Menschen und Coaching die des Funktionsträgers akzentuieren. Das schlägt sich auch in der konzeptionellen Fundierung beider Beratungsformen nieder. Supervision basiert zu großen Teilen auf psychotherapeutischen Modellen, während im Coaching eher Managementkonzepte und organisationstheoretische Ansätze eine Rolle spielen. Aufgrund ihrer unterschiedlichen konzeptionellen und damit fast automatisch verbundenen ideologischen Orientierungen verfolgen sie auch unterschiedliche Veränderungsstrategien. Supervision strebt durch ihre »Personenorientierung« meistens »Veränderungen von unten« an. Wenn in organisatorischen Systemen »Teamsupervision« stattfindet, erhofft man sich zumindest implizit positive Impulse von untersten hierarchischen Ebenen. Coaching als Beratungsform für Führungskräfte strebt aber »Veränderungen von oben« an. Durch das Fit-Machen von Menschen mit Steuerungsfunktionen werden nämlich organisatorische Entwicklungen angestrebt, die von machtvollen Instanzen angestoßen und dann auch mit getragen werden (*Schreyögg* 1995).

1.2 Die Rolle des Coach und Settings im Coaching

Bei den Rollen des Coach und bei den Settings finden wir heute eine gewisse Variationsbreite.

Die Rolle des Coach

Als Coaches kommen entweder freiberufliche Berater oder Mitarbeiter aus Personal- bzw. Personalentwicklungsabteilungen in Frage, die sich auf Coaching spezialisiert haben. Die im deutschsprachigen Raum ursprünglich propagierte Rolle des freiberuflichen Coach wird bis heute von hochrangigen Führungskräften bevorzugt, denn sie legen meistens gesteigerten Wert auf maximale Intimität in der Beratung. Bei der Inanspruchnahme von organisationsinternen Coaches käme es in solchen Dyaden auch zu Rolleninterferenzen. Hausinterne Personalentwickler nehmen ja niemals eine vergleichbar hohe Position in Unternehmen ein. Diese Coaches erfreuen sich aber einer wachsenden Beliebtheit bei Managern auf mittleren und unteren Führungsebenen, sodass sie in Industriebetrieben vielfach Meister bei der Etablierung neuer Organisations- und Führungskonzepte oder Manager auf mittleren hierarchischen Ebenen bei der Übernahme neuer Funktionen unterstützen.

Einen Vorteil des organisationsinternen Coachings stellt sicher die zumeist hohe Feldkompetenz der Berater dar. Sie sind nicht nur mit den jeweiligen Formalien eines Systems, wie etwa den Strukturen oder den Funktionen, vertraut, sie sind auch »Kulturkenner«, denn sie durchschauen das Symbolsystem einer Organisation sowie ihre Normen und Standards mit den entsprechenden Basisannahmen (*Schein* 1995). Ein

Nachteil dieser Gruppierung besteht allerdings häufig in der automatisch erworbenen »Betriebsblindheit«. Das heißt, manche organisatorischen Phänomene können sie gar nicht mehr aus exzentrischer Position erfassen und damit kritisch reflektieren. Durch kritische Analysen geraten organisationsinterne Berater ohnedies leicht in Loyalitätskonflikte gegenüber ihrem Arbeitgebersystem, sodass in diesem Punkt eine gewisse Zurückhaltung zu empfehlen ist.

Bei der Etablierung und Fortentwicklung von organisationsinternen Coachingabteilungen müssen vor allem Imagekomponenten sorgsam bedacht werden. Im ungünstigsten Fall werden die Coaches als »Nachhilfelehrer« für diejenigen begriffen, »die noch nicht kapiert haben, wie man's macht«. Aus diesem Grund empfiehlt es sich, Coaching in der Einführungsphase als Angebot für regelmäßig auftretende organisatorische Geschehnisse anzubieten, wie etwa die Einführung von Newcomern. Erst im weiteren Verlauf sollte es als Unterstützung bei Krisen und Konflikten offeriert werden. So ist es auch wenig empfehlenswert, Coaching erstmalig bei Restrukturierungen eines Systems anzubieten. Der in solchen Situationen regelmäßig auftretende Veränderungswiderstand (»*resistance to change*«; *Watson* 1966), der für die Organisationsmitglieder mit vielfältigen Krisen- und Konflikterfahrungen einher geht, befördert eher aversive Assoziationen im Hinblick aufs Coaching.

Die Settings

In den letzten Jahren lässt sich eine zunehmende Variationsbreite bei den Settings von Coaching beobachten. Während in früheren Jahren das Einzelcoaching dominierte (*Looss* 1993), finden derzeit viele Coachingaktivitäten im Gruppensetting statt. Bei diesem werden meistens hierarchie- und funktionsgleiche Führungskräfte von 5 bis 7 Personen zusammengefasst (*Grün & Dorando* 1993; *Fabian* 2000 u.a.).

Die neueste Variante ist sicher das Teamcoaching, bei dem ein ganzer Führungskader Coaching erhält (*Weland & Lange* 1996). Dieses Setting beobachten wir nicht nur in Betrieben, sondern zunehmend auch in Kliniken mit Pflegedirektoren und Pflegedienstleitern oder mit Pflegedienst- und Stationsleitungen. Hier wie in anderen Milieus erhält es oft einen zentralen Stellenwert bei der Neugestaltung von Organisationen. Bei hochrangigen Führungsteams hat es anfangs oft die Funktion von Strategieberatung, bei nachfolgenden gezielten Wandlungsprozessen wird es zur Begleitung des Veränderungsmanagements. Solche Funktionen hat es zum Beispiel beim Fusionsmanagement (*Fuchs* 2001).

1.3 Anforderungen an den Coach und sein Konzept

An Coaches werden im Allgemeinen hohe Anforderungen gestellt (*Rauen* 1999). Sie lassen sich nach personenspezifischen und fachlichen Qualifikationen unterscheiden.

Ein Coach sollte über breite Lebens- und Berufserfahrungen verfügen sowie über eine ansprechende persönliche Ausstrahlung. Und er sollte einen angemessenen Interaktionsstil praktizieren. Im Hinblick auf sein Geschlecht lässt sich postulieren, dass beispielsweise weibliche Führungskräfte in männlichen Milieus gerne einen weiblichen Solidarpartner als Coach bemühen, dass sie aber umgekehrt in solchen Situationen vielfach auch einen männlichen Coach bevorzugen. Von ihm erwarten sie eher, mit ihrer Rolle als weibliche Führungskraft unter Männern angemessen konfrontiert zu werden. Daran wird schon deutlich, dass menschliche Merkmale eines Coach subjektiv sehr unterschiedlich zu bewerten sind.

Über die fachlichen Qualifikationen lässt sich dagegen leichter Konsens herstellen: Da die Fragestellungen von Führungskräften oft eine hohe Komplexität aufweisen, sollte der Coach über intellektuelle Flexibilität und über ein breites sozialwissenschaftliches Wissen verfügen. Außerdem braucht er ideologische Offenheit und eine dem Klienten entsprechende Feldkompetenz.

Es ist allerdings nicht unbedingt notwendig, oft auch gar nicht möglich, dass Berater über Intimkenntnisse von der jeweiligen Arbeitssituation ihrer Klienten verfügen; sie sollten sich aber im Verlauf der gemeinsamen Arbeit zumindest einen vertieften Eindruck von deren Arbeitsfeld erwerben. Eine grundlegende Anforderung wäre allerdings, dass sich der Coach für die Arbeitssituation seines Klienten interessiert. Dieses Interesse kann übrigens in Fällen, in denen der Coach maximal feldkompetent ist, also vielleicht schon in ähnlichen Funktionen in vergleichbaren Systemen tätig war, gering entwickelt sein. Vielleicht fühlt sich der Berater dann sogar schon verschlissen von diesem Milieu, das ihm nun in Person des Coaching-Klienten erneut begegnet.

Von zentraler Bedeutung ist das *Konzept* des Coach. Wenn Coaching nicht im aktuellen Dunst von modischen Worthülsen versacken soll, bedarf es fachlich kompetenter Berater, die ihre Arbeit auf ein ausformuliertes Coachingkonzept gründen. Dieses dient ihnen dann als *»mind map«* für alle diagnostischen und methodischen Fragen (*Schreyögg* 1995).

Bei der Kreation eines solchen Konzeptes ist zu berücksichtigen, dass die Fragestellungen von Führungskräften in diagnostischer und methodischer Hinsicht fast unübersehbar vielgestaltig sind und dass ein Coachingkonzept deshalb eine große Theorie- wie Methodenbreite aufweisen muss. Für die spezifische Konzeptentwicklung lässt sich Anleihe nehmen bei Anwendungsmodellen, die für andere Bereiche angewandter Sozialwissenschaft mit ähnlich breiter Thematik kreiert wurden. Wir finden sie in der Psychotherapie (*Hagehülsmann* 1984; *Petzold* 1993 u.a.), in der Pädagogik (*Herzog* 1984) und in der Supervision (*Schreyögg* 1991).

Als basale Prämisse entsprechender Modellkonstruktionen gilt, dass Anwendungsfälle als Gesamt eine unendliche Vielfalt aufweisen, die nur mit theorie- und methodenpluralen Modellkonstruktionen abzudecken ist. Psychotherapie, Pädagogik oder Beratung, die sich dann aber wahllos jeder verfügbaren Theorie und jeder verfügbaren Methode bedienen, münden leicht in unreflektierten Eklektizismus. Es entstehen kontraproduktive Effekte, und bei den Klienten wird Konfusion erzeugt. Zur Vermeidung solcher Phänomene empfehlen einschlägige Autoren die Kreation von Handlungsmodellen, bei denen Theorien und Methoden auf begründete Weise in eine so genannte Wissensstruktur integriert werden.

Die Basis einer solchen Wissensstruktur bildet regelmäßig ein *Metamodell*, das erkenntnistheoretische und anthropologische Prämissen enthält. Es dient als Maßstab für alle diagnostischen und methodischen Elemente des Ansatzes. Das bedeutet dann, dass die jeweils verwendeten Theorien zur Strukturierung von Praxisereignissen und die Methoden zu ihrer Bearbeitung nicht nach rein pragmatischen Gesichtspunkten ausgewählt werden, sondern jeweils auch an die Prämissen des Metamodells anschließen müssen. In diesem Sinne schlage ich auch fürs Coaching eine Modellkonstruktion vor, die bei erkenntnistheoretischen und anthropologischen Setzungen ihren Ausgang nimmt. Wie sich der vorliegenden Literatur entnehmen lässt, bieten phänomenologische Ansätze derzeit die umfassendsten

Prämissen, die den Menschen am ehesten gerecht werden können. So gründet sich auch das hier unterlegte Beratungskonzept, das ich an anderer Stelle ausführlich dargestellt habe (*Schreyögg* 1991, 1995), auf entsprechende Positionen.

Eine dem Metamodell nachgeordnete Ebene sind *Theorien*, die fürs Coaching besonders bedeutsame diagnostische Positionen zu markieren vermögen. Das sind neben interaktionistischen Konzepten vor allem solche aus der Managementlehre, aus der Organisationstheorie – und für unseren Zusammenhang solche aus der Konfliktforschung. Hier sind allerdings jeweils die Ansätze zu präferieren, die den Prämissen des Metamodells möglichst nahtlos entsprechen.

Die dritte Ebene eines ausformulierten Coachingkonzeptes besteht in grundlegenden *methodischen Anweisungen*. Sie beinhalten Aussagen, welche Ziele mit dem Modell verfolgt, welche spezifischen Wirkungen ihm zugeschrieben und wie Praxisereignisse rekonstruiert werden. Darüber hinaus sind Anweisungen enthalten, welchen Interaktionsstil der Coach praktizieren sollte, und schließlich, wie unterschiedliche Settings in welcher Weise vom Coach zu handhaben sind. Auch diese Ebene des Coachingkonzeptes muss zu den Prämissen des Metamodells in Beziehung stehen bzw. an ihnen orientiert sein.

Die basalste Ebene des Konzeptes stellt die *Praxeologie* dar, die aber auch wieder Bezüge zum Metamodell aufweisen muss. Wie bei allen Beratungsformen gründet sich auch die Coachingpraxeologie auf Formen professioneller Gesprächsführung. Wenn es allerdings um Fragestellungen mit prärationalen Gehalten geht, empfiehlt sich eine Integration erlebnisorientierter, psychotherapienaher Methodik. Und in Fällen, die ein vorbereitendes Üben erfordern, lässt sich auf handlungsorientierte Arbeitsformen zurückgreifen. In vielen anderen Coachingsituationen ist es unumgänglich, zur Veranschaulichung von komplexen Ist-Situationen oder von komplexen Prozessen mit Medien zu arbeiten. Dann werden entsprechende Phänomene gemalt oder etwa durch bunte Magnetplättchen veranschaulicht.

1.4 Anlässe von Coaching

Wer nimmt nun wann Coaching in Anspruch? In den letzten Jahren lässt sich eine zunehmende Breite von Anlässen wie etwa die Karriere- oder Rollenberatung (vgl. *Schreyögg* 1995; *Klein* 2000 u. a.) beobachten. Häufiger wird aber Coaching in beruflichen Krisen angefragt. Hier ist eine große Palette zu nennen. Ein typischer Anlass für Coaching ist der Eintritt in eine neue Organisation oder auch die erstmalige Übernahme einer Führungsposition. Bei diesen regelmäßig als krisenhaft erlebten Schritten (*Nelson* et al. 1991) kann Coaching Unterstützung bieten, die anfänglich bestehende Isolation zu überwinden, neue Beziehungen anzubahnen oder die spezifischen kulturellen Muster des noch fremden Systems besser zu erfassen. Fast ebenso häufig werden »schleichende Krisen« (*Ulich* 1987) wie Jobstress, Burnout oder berufliche Deformationen thematisiert. Sie entwickeln sich zwar langfristig, werden aber von Einzelnen meistens erst dann als Krise wahrgenommen, wenn noch ein zusätzliches, aktuelles krisenhaftes Ereignis das Fass zum Überlaufen bringt (*Fengler* 1992).

Neben individuellen Krisen werden allerdings auch kollektive thematisiert. Sie können durch Fusionen, durch Marktveränderungen, durch Modifikationen von Finanzierungsstrategien seitens der Finanzgeber oder Leistungsträger oder sogar durch politische Entwicklungen wie den Transformationsprozess Ost-West verursacht sein. Durch kollektive Krisen sind dann ganze Abteilungen, ganze Firmen oder ganze Verwaltungssysteme krisenhaft in Mitleidenschaft gezogen. Die Organisationsmitglieder (und natürlich auch die Führungskräfte) erleben im Verlauf dieser Krisen manifeste soziale Konflikte. Und soziale Konflikte in allen ihren Variationen stellen sicher den häufigsten Anlass dar, Coaching in Anspruch zu nehmen. Je nach ihrer Funktion, ihrer Schwere, ihrer sozialen Reichweite oder der Dauer ihres Bestehens erleben sie die Betreffenden vielfach als gravierende Belastung, die selbst in das private Umfeld hinein ragen kann. Im Coaching werden Konflikte meistens mit erheblicher emotionaler Erregung berichtet, denn für Führungskräfte haben sie immer gravierende Bedeutung.

In solchen Situationen wünschen sich Führungskräfte allerdings vielfach, dass der Coach oder ein anderer Berater im Stile eines »*deus ex machina*« den Konflikt regeln soll. Das hat aber einen gravierenden Nachteil: Es besteht nämlich die Gefahr, dass die Führungskraft in den Augen ihrer Mitarbeiter als zu schwach oder zu hilflos erscheint, um einen Konflikt selbst in den Griff zu bekommen. Deshalb ist Coaching, das Führungskräfte auf eine eigene Konfliktbewältigung vorbereitet, vorzuziehen. Selbstverständlich treten aber auch Fälle auf, in denen Führungskräfte trotzdem gut beraten sind, wenn sie einen externen Berater engagieren:

(1) Das sind zum einen Situationen, wo die Führungskraft selbst hochgradig in einen *Konflikt verstrickt* ist und befürchten muss, dass sie durch Versuche, diesen zu bewältigen, immer tiefer in seine Dynamik hinein gerät.

(2) Das sind zum anderen Ereignisse, wo die Führungskraft den Eindruck hat, dass Konflikte zwischen Mitarbeitern in ihre Privatsphäre hinein ragen; denn private Belange sollte eine Führungskraft prinzipiell nicht thematisieren, obgleich sie für die Gestaltung der weiteren Zusammenarbeit von erheblicher Bedeutung sein können, wie etwa gegenseitige Kränkungen.

(3) Ein weiterer Grund, einen externen Berater zu engagieren, wäre eine organisatorische Situation, in der sich eine *Front zwischen zwei Gruppierungen* so festgefahren hat, dass sie trotz aller Bemühungen der Führungskraft um Lockerung den internen Dialog lahm legt.

Im Prinzip handelt es sich aber bei Konflikten um allgegenwärtige Phänomene, die in jeder »gesunden« Organisation eine Rolle spielen, und wie wir im Weiteren noch sehen werden, sogar spielen sollten.

Coaching bietet nun Unterstützung, (1) wie unproduktiven Konflikten, also solchen, die nur aufhalten oder Ärger machen, vorzubeugen ist, wie also eine sinnvolle *Konfliktprophylaxe* zu bewerkstelligen ist. (2) Coaching unterstützt natürlich auch bei der *Bewältigung von Konflikten.* Denn in jeder Organisation können Konflikte auftreten, die für die Funktionsfähigkeit eines Systems schädlich sind und deshalb beseitigt oder gemildert werden müssen. (3) Und schließlich unterstützt Coaching auch bei gegenläufigen Intentionen, nämlich bei der *Stimulierung von Konflikten* (*De Dreu & Van de Vliert* 1997). Das ist notwendig in Fällen, wo Führungskräfte ein System aus einem erstarrten Status quo »aufwecken« oder ganz generell für Innovationen gewinnen wollen.

Alle diese Intentionen sind für die jeweilige Führungskraft mit einem erheblichen psychischen Aufwand verbunden, den sie durch Coaching verringern will. Darüber hinaus möchte sie Unterstützung für die professionelle, also funktions- und positionsgerechte Handhabung konfliktärer Konstellationen. Das aber setzt aufseiten des Coach ein solides Fundament voraus, wie Konflikte zu diagnostizieren und zu handhaben sind.

2. Konflikte in Organisationen

Konflikte sind allgegenwärtige Phänomene. Sie werden zu unterschiedlichen Fragestellungen in unterschiedlichen Disziplinen thematisiert, etwa in der politischen Philosophie, der Soziologie, der Psychologie, der Betriebs- und Volkswirtschaftslehre. Entsprechend den vielfältigen Phänomenbereichen, in denen Konflikte auftreten, existiert keine in sich geschlossene Konflikttheorie, sondern wir finden vielfältige ganz unterschiedliche Begrifflichkeiten und Gegenstandsbeschreibungen (vgl. *Bonacker* 1996). In unserem Zusammenhang geht es ausschließlich um »soziale Konflikte«, genauer gesagt, es geht an dieser Stelle um »Konflikte in Organisationen«. Denn Coaching als Beratungsform für Führungskräfte ist regelmäßig mit sozialen Erscheinungen in formalen Systemen, also in Organisationen, befasst. Der organisatorische Kontext bildet dabei immer eine relevante Folie für die Fragestellungen der Coaching-Klienten. In einem ersten Schritt befassen wir uns mit konzeptionellen Positionen, Begriffen und Manifestationen von Konflikten in Organisationen, sodann setzen wir uns mit ihren Ursachen auseinander. Daran anschließend wenden wir uns den Besonderheiten von Konfliktdiagnosen zu.

2.1 Konzeptionelle Positionen, Definitionen, Manifestationen

Für einen Coaching-Klienten kann es nicht gleichgültig sein, welches Verständnis von Konflikten sein Coach transportiert, ob er eher ängstlich auf möglichst schnelle Beseitigung hinarbeitet, ob er in erster Linie auf Konfliktprophylaxe ausgerichtet ist, oder ob er hier und da sogar empfiehlt, »ein Feuerchen zu legen, damit sich die Mannschaft etwas mehr bewegt«. Außerdem ist es sinnvoll, dass ein Coach unterschiedliche Manifestationen von Konflikten kennt und differenzieren kann. So versuche ich an dieser Stelle zunächst einen grundlegenden Rahmen für die Auseinandersetzung mit Konflikten in Organisationen abzustecken.

Konzeptionelle Positionen

Zum Verständnis von Konflikten begegnen uns in der Literatur drei grundlegende konzeptionelle Positionen: Ein Teil von Autoren betrachtet sie eher neutral als selbstverständlichen Bestandteil jeder sozialen Situation, ein anderer Teil bemüht sich, ihre zerstörerischen Potenziale möglichst kunstvoll zu bändigen, und ein dritter, allerdings ziemlich kleiner Teil von Autoren begreift Konflikte sogar als positiven Motor für Neuentwicklungen. Alle drei Positionen haben ihre Berechtigung, denn je nach der spezifischen sozialen Situation kommt ihnen eine wichtige Bedeutung für die Entwicklung der jeweils »richtigen« Handlungsstrategie zu.

Frühe Soziologen, die sich zu sozialen Konflikten äußerten, wie *Weber* (1921) oder *Simmel* (1908), betrachteten sie als selbstverständlichen Bestandteil einer jeden Gesellschaft. Die Soziologen *Coser* (1956) und etwas später *Dahrendorf* (1961) postulierten sogar, dass es ohne Konflikte keinen sozialen Wandel gäbe. Solche Sichtweisen wurden im Verlauf der 70er und 80er Jahre kaum mehr propagiert. Hier standen Autoren im Vordergrund, die Konflikte eher als Bedrohung antizipierten (z.B. *Krüger* 1972; *Rüttinger* 1977; *Gebert & v. Rosenstiel* 1981 u. a.). Erst im Verlauf der 90er Jahre meldeten sich Autoren zu Wort, die nun sogar »Konfliktstimulation« unter dem Titel »Using Conflict in Organization« propagierten und die die Förderung von Konflikten geradezu als Programm betrachteten (*vgl. De Dreu & Van de Vliert* 1997). Ein ähnlicher Zugang zum konstruktiven Umgang mit Konflikten begegnet uns in der modernen Change-Literatur. Im Zuge bewusst gestalteter Wandlungsprozesse in Organisationen werden konfliktäre Aktionen der Mitarbeiter genutzt und in die Handlungsstrategien der Change Agents integriert (*Roth* 2000).

Im Hinblick auf Konflikte in Organisationen ist allerdings zunächst zu bedenken, dass durch die Formalisierung eines sozialen Systems, das ja erst dadurch zur »Organisation« mutiert, »Konflikte aus der Erwartungsstruktur verbannt werden« sollen (*Luhmann* 1964). Da aber in jedem Sozialsystem auch potenziell unvorhergesehene Konflikte auftreten, lassen sich durch Formalisierung niemals alle beseitigen. Die »formale Organisation bestimmt« aber »die Topographie der Landschaft«, in der sich die konfliktären »Manöver bewegen« (a.a.O., 245). Wie auch *Crozier & Friedberg* (1979) anhand einer Reihe von »Machtspielen« zeigen, bildet die formale Organisation immer den entscheidenden Rahmen für innerorganisatorische Konflikte. Die einzelnen Personen mit ihren Beziehungen fügen sich auf ihre je spezifische Weise in diesen Rahmen ein. Gleichzeitig ist aber zu bedenken, dass »die Basis für alle organisatorischen Konflikte letztlich der Erhalt der Mitgliedschaft und die Anerkennung der formalen Ordnung ist« (*Luhmann* 1964, 245).

Definitionen

Da es sich bei sozialen Konflikten um sehr vielgestaltige Phänomene handelt, begegnen uns bei den Definitionen zum Teil ausgesprochen »barocke« Varianten. Nach eingehender Beschäftigung mit Begriffsbestimmungen zahlreicher Autoren gelangt *Friedrich Glasl* (1994, 14), der »Altmeister des Konfliktmanagements« im deutschsprachigen Raum, zu folgender Definition:

»Sozialer Konflikt ist eine Interaktion

- zwischen Aktoren (Individuen, Gruppen, Organisationen),
- wobei wenigstens ein Aktor
- Unvereinbarkeiten im Denken/Vorstellen/Wahrnehmen und/oder Fühlen und/oder Wollen
- mit dem anderen Aktor (anderen Aktoren) in der Art erlebt,
- dass im Realisieren eine Beeinträchtigung
- durch einen anderen Aktor (die anderen Aktoren) erfolge.«

Manche Autoren wie etwa *Rüttinger* (1977) oder *Prein* (1982, zit.n. *Glasl* 1994) akzentuieren stärker das subjektive Erleben der Akteure. So spricht *Rüttinger* (1977) von einem subjektiven Spannungszustand der konfligierenden Interaktionspartner. Und *Prein* (1982) postuliert, dass ein Konflikt erst dann zur psychologischen Wirklichkeit wird, wenn sich wenigstens eine der Parteien der Tatsache bewusst ist, dass sie von der anderen frustriert wird.

Autoren, die im Bereich der Arbeits- und Organisationspsychologie wie etwa *Berkel* (1993, 333f.) angesiedelt sind, ergänzen vergleichbare Definitionen durch organisationstypische Aspekte:

(1) Ein Konflikt geschieht immer zwischen zwei oder mehr Personen, die sich gegenseitig beeinflussen können; Konflikte weisen also immer eine *wechselseitige Einflussnahme* auf.

(2) Ein Konflikt beginnt schon, wenn Parteien die *Absicht* hegen, jemand anderen zu beeinträchtigen. Ein Konflikt beginnt auch schon, wenn sich eine Partei durch das Verhalten einer anderen beeinträchtigt fühlt. Solche Konflikte stellen zumindest ein *latentes Konfliktpotenzial* dar. Führungskräfte müssen lernen, latente Konfliktpotenziale wie etwa Neid, Rivalität, Missgunst bei ihren Mitarbeitern zu antizipieren und einzukalkulieren. Jede Führungskraft muss auch lernen, ihren eigenen Beitrag zum Konflikt zu verstehen, und sie muss zu erkennen lernen, welche Konflikte zu bewältigen sind, welche nicht, welche sich vermeiden lassen und welche konstruktiv zu wenden sind.

(3) Konflikte haben immer eine *Basis*. Auslöser und Ursachen für Konflikte sind allerdings oft gänzlich andere, als die Organisationsmitglieder artikulieren oder artikulieren können bzw. wollen.

(4) Äußere Konfliktauslöser verschärfen Konflikte. Auf der anderen Seite lassen sich aber immer wieder Hemmschwellen für die Bereitschaft zur Konfliktaustragung beobachten. Es lassen sich zwei Typen unterscheiden:
   - *innere Hemmschwellen* ergeben sich durch freundschaftliche Beziehungen untereinander, Befürchtungen, das Gesicht zu verlieren usw. und
   - *äußere Hemmschwellen* bestehen in Gruppennormen, Machtstrukturen und raum-zeitlichen Begrenzungen.

(5) Wenn ein Konflikt offen ausgebrochen ist, kann er auf der Gegenseite unterschiedliche Reaktionen auslösen, d.h. es lässt sich *nicht von einem*

typischen Konfliktverhalten sprechen. Im Prinzip kann fast jedes Verhalten in bestimmten Situationen von der gegnerischen Partei als Konfliktverhalten interpretiert werden.

(6) Jeder *Konflikt hat Folgen.* Wenn beide Parteien den Konflikt bewältigen, wird sich die Beziehung festigen. Dann finden sie beim nächsten Konflikt schnell eine Lösung. Wenn aber eine der Parteien eine Niederlage erlebt hat, setzt sich der Konflikt zumindest unterschwellig fort.

Manifestationen

Konflikte weisen unterschiedliche Manifestationsformen auf. Viele von ihnen »versickern«, denn je nach der Bedeutung, die einer Kontroverse beigemessen wird, lassen sich die Organisationsmitglieder davon berühren oder eben nicht (*Esser* 1975). Es wird auch nicht jeder Konflikt als solcher thematisiert. Aus Unternehmen oder Verwaltungssystemen wird immer wieder berichtet, dass Konflikte geleugnet, bagatellisiert oder ins betont Sachliche gezogen werden (*Bock-Rosenthal* 1974). Das ist durchaus kompatibel mit der Bestimmung von Organisationen, denn sie werden ja als rational strukturierte Systeme etabliert. Deshalb besteht bei vielen Organisationsmitgliedern die Illusion, dass emotional geleitete Kontroversen in Organisationen kaum auftreten können oder sich rein rational regeln lassen.

Dem entspricht auch eine geradezu klassische Dichotomisierung in »kognitive« und »affektive« Konfliktformen. Sie wird besonders von Autoren aus dem Managementbereich (z.B. *Krüger* 1972) und aus der Arbeits- und Organisationspsychologie (z.B. *Tjosfold* 1997) bemüht. Anhand der Beschäftigung mit Konfliktursachen und besonders anhand der Auseinandersetzung mit konfliktären Prozessen wird sich diese Unterteilung für uns aber als zu vordergründig erweisen. Kognitive Konflikte wandeln sich nämlich unter bestimmten Voraussetzungen schnell in affektive. Das wiederum führt in vielen Fällen zur weiteren Verschärfung eines Konflikts. Angesichts solcher Phänomene erweisen sich Wissensbestände aus der Klinischen Psychologie als äußerst nützlich fürs Coaching; denn durch sie lässt sich die enge Verknüpfung zwischen Rationalität und Emotionalität im Konfliktgeschehen besser verdeutlichen.

Wie Konflikte in Organisationen faktisch in Erscheinung treten, unterteilt *Königswieser* (1987, 1242) aus ihrer Erfahrung als Unternehmensberaterin in vier Kategorien:

(1) In leistungsorientierten, emotionsarmen Organisationen begegnet uns am häufigsten eine *Konfliktumgehung*. Man verdrängt, deutet um, harmonisiert und verschiebt negative Gefühle auf die Sachebene. Ihre Spannungen agieren die Organisationsmitglieder dann in der Privatsphäre aus. Gruppen entlasten sich häufig, indem sie Widersprüche auf Außenseiter verlagern bzw. sie personalisieren. Das kann Mobbing-Prozesse zur Folge haben.

(2) Als sozial *reduktive Formen* der Konfliktaustragung beschreibt *Königswieser* besonders aggressive Handlungsmuster, die auf die Vernichtung des Gegners abzielen. In Betrieben geht es allerdings in der Regel nicht um physische *Schädigungen*, sondern um
- *soziale* Schädigungen, zum Beispiel Rufmord oder Entmachtung,
- *ökonomische* Schädigungen, zum Beispiel Entlassung, Verhinderung von Gehaltserhöhungen,
- *psychische* Schädigungen, zum Beispiel permanente Abwertung.

(3) Gelegentlich finden sich auch *pro-soziale* Formen der Konfliktaustragung, die im *Aushandeln* bzw. *Verhandeln* bestehen. Unterschiedliche Interessen bleiben dann ganz oder teilweise erhalten, man billigt sich Andersartigkeit zu und sucht nach Kompromissen. Außerdem werden Formen der Metakommunikation (*Watzlawik* et al. 1969) gepflegt, das heißt, man setzt sich über unterschiedliche Interessen offen auseinander.

(4) Als vierte Form der Manifestation von Konflikten nennt *Königswieser* »in Ruhe lassen«, »versickern« oder »verebben« im Sinne *indirekter Wirkungen*. In Organisationen werden tatsächlich viele Konflikte durch das Alltagsgeschehen absorbiert, wie etwa durch Umstrukturierungen oder durch Neuregelungen, wer mit wem zusammenarbeiten soll. Die Autorin postuliert, dass manche Vorgesetzte über eine erstklassige Intuition verfügen, wie man Konflikten vorbeugen kann oder wie man sie jedenfalls nicht »aufkochen« lässt. Manche andere fördern sogar die Konfliktbereitschaft auf dem Hintergrund einer reflektierten Führungshaltung (*Baron* 1997).

Schwarz (1995, 215 ff) systematisiert Manifestationsformen organisatorischer Konflikte nach sechs Kategorien in

(1) Flucht,

(2) Vernichtung des Gegners,

(3) Unterordnung des einen unter den anderen,

(4) Delegation an eine dritte Instanz,

(5) Kompromiss,

(6) Konsens.

Er bezeichnet sie als »Grundmodelle der Konfliktlösung« und postuliert, dass sie sich im Sinne eines phylogenetischen Entwicklungsmodells von primitiven, archaischen Formen bis zu hoch entwickelten, zivilisierten Handlungsmustern entwickeln. Aus der Sicht dieses Autors werden Kontroversen mit jeweils den Mustern ausgetragen, die dem Reifeniveau eines Systems entsprechen:

(1) Als primitivste Form der Konfliktbewältigung bezeichnet der Autor *Flucht*. In Analogie zum Tierreich fliehen »kleine Tiere« vor den großen, bevor diese einen Angriff starten. Es handelt sich dabei um ein archaisches Handlungsmuster jenseits von Rationalität und Ethik. Es manifestiert sich etwa häufig in der Fahrerflucht, wenn Autofahrer panikartig den Unfallort verlassen. Aus psychoanalytischer Sicht könnte man sagen, dieses Muster entspringt dem ES, ohne die Instanzen des ICH oder des ÜBER-ICH einzuschalten. Wir finden es besonders häufig in autoritären Konstellationen, wo sich Mitarbeiter unterer Ränge aus Angst den aggressiven Zugriffen vorgesetzter Instanzen durch Kontaktvermeidung oder Flucht in die Krankheit zu entziehen suchen.

(2) Bei der *Vernichtung eines Gegners* handelt es sich bereits um einen gezielteren Akt, der zumindest auf Zukunftsperspektiven beruht. Auf der Basis eines elementaren Kalküls: »wenn ich den Störenfried beseitige, habe ich meine Ruhe«, werden Konfliktpartner in mehr oder weni-

ger zerstörerischer Weise »kalt gestellt«. Derartige Handlungsstrategien begegnen uns bei vielen Führungskräften, die Konflikte immer nur in individuellen Schwächen von Mitarbeitern verursacht sehen und zur Konfliktlösung diese dann aus der Firma drängen.

(3) Die *Unterwerfung eines Gegners*, um ihn als Werkzeug zu benutzen, ist bis in die Neuzeit hinein als Sklaverei praktiziert worden. Wir finden dieses Muster heute regelmäßig bei Fusionen: Eine finanziell potente Firma, die sich eine branchengleiche, mit der sie früher konkurriert hat, als »Tochterfirma einverleibt«, verweist die Führungskräfte dieser neuen Firma nun auf den 2. Rang. Selbstverständlich werden die Manager der Mutterfirma jetzt unumschränkte Herrscher. Auf diese Weise macht man sich den lästigen Konkurrenten zum Untertan.

(4) Bei der entwicklungsgeschichtlich nächsthöheren Lösungsstrategie handelt es sich um eine Dreierkonstellationen: Zwei Konfliktparteien können sich nicht einigen und rufen deshalb eine übergeordnete Instanz an. Sie *delegieren* also die Konfliktregelung. Dann werden Autoritäten wie Richter, Lehrer oder Vorgesetzte für die Konfliktlösung bemüht. Solche Regelungen finden wir bevorzugt seit der Industrialisierung, in der formale Organisationsstrukturen üblich wurden.

(5) Die nächsthöhere Form der Konfliktregelung stellen *Kompromisse* dar. Die meisten Menschen nehmen an, dass es sich hierbei um das Nonplusultra der Konfliktregelung handelt. Wenn die Kompromisse große Teile der in Frage stehenden Thematik abdecken, erweisen sie sich durchaus als »friedenstaugliche«, reife Lösungen. Wenn sie allerdings eher vordergründig als faule Kompromisse »um des lieben Friedens willen« geschlossen wurden, taucht das Ausgangsproblem bald wieder auf, und es muss nachgebessert werden.

(6) Die reifste Lösung, die auch die größte Haltbarkeit aufweist, ist der *Konsens*. Ihm kommt ein besonderer Stellenwert bei Aporien zu, also bei sich gegenseitig eigentlich ausschließenden Anforderungen. So stellt etwa die Botschaft von Vorgesetzten, »arbeiten Sie selbstständig« eine solche Aporie dar. In dieser einfachen Weise kommuniziert, erzeugt die Botschaft eher Widerstand. Wenn sich aber Vorgesetzte und Mitarbeiter auf der Meta-Ebene einigen können, dass der Extrakt der Aussage prinzipiell sinnvoll und für beide Seiten konstruktiv ist, weil sich nur dadurch

die Organisation erhalten kann, wird der Mitarbeiter von sich aus entscheiden, dass er selbstständig arbeiten *will*. Konsensuelle Lösungen setzen bei den Kontrahenten grundsätzlich ein hohes menschliches Reifeniveau voraus.

2.2 Ursachen

Für einen Coaching-Klienten ist es von zentraler Bedeutung, dass sein Berater über differenzierte Diagnosestrategien verfügt, also nicht bei jedem beliebigen Konflikt eine »Lieblingsdeutung« von sich gibt, wie zum Beispiel: »Hier stimmt etwas nicht mit der Delegation« oder »dieser Mitarbeiter ist ja furchtbar gestört«. Gerade im Hinblick auf die Ursachen von Konflikten sollte ein Coach über einen breiten Horizont verfügen, denn erst dann ist er überhaupt in der Lage, Situationen oder Prozesse, die ihm von seinem Klienten dargestellt werden, kompetent zu rekonstruieren.

Im Hinblick auf die Ursachen besteht bei Autoren, die Konflikte in Organisationen thematisieren, insofern Einigkeit, als sie postulieren, dass es sich immer um multikausale Ereignisse handelt (*Regnet* 1992; *Oechsler* 1992; *Wunderer* 1993; *Berkel* 1993 u.a.), dass sie also immer durch mehrere Faktoren verursacht sind. Die meisten Autoren akzentuieren aber je nach dem spezifischen fachlichen Hintergrund bestimmte Ursachen bzw. Ursachenkomplexe. Als grundlegendes gedankliches Raster, das vom Allgemeinen bis zum Speziellen reicht, lässt sich jeder Konflikt in Organisationen daraufhin untersuchen, ob seine Ursachen (1) der gesellschaftlichen Ebene, (2) der Organisationsebene, (3) der Interaktionsebene, also als Beziehungs- bzw. Kommunikationsphänomen, und/oder (4) der personalen Ebene zuzuordnen sind.

In der konkreten Beratungssituation wird man in einem interdisziplinären Verständnis jeden Konflikt im Hinblick auf alle vier Ebenen betrachten. Dann zeigt sich meistens, dass ein Konflikt auf mindestens zwei, manchmal auf drei und gelegentlich sogar auf vier Ebenen verankert ist. So erweisen sich z.B. viele Probleme zwischen westdeutschen Führungskräften und ostdeutschen Mitarbeitern als multikausale Konfliktkonstellationen, die sich allen vier Ebenen zuordnen lassen. Da sind zunächst die unterschiedlichen gesellschaftlichen Erfahrungen in der Plan- versus Marktwirtschaft (*Lettke* 1996) mit allen dazugehörigen Sozialisationserfahrungen. Da spielen aber auch organisatorische Strukturen und Kulturen eine Rolle, die in Ost- versus Westbetrieben höchst unterschiedlich waren (*Kohli* 1994). Die unterschiedlichen gesellschaftlichen und organisatorischen Erfahrungen führen wiederum zu Kommunikationsbarrieren, wodurch die Beziehungsgestaltung erschwert ist (*Alt* et al. 1994). Da die Mehrzahl aller Ostdeutschen den Eindruck hat, dass die DDR von Westdeutschland im Sinne einer »feindlichen Übernahme kassiert« wurde, kommt zu den faktischen Verständigungsschwierigkeiten noch ein Gefühl der Kränkung hinzu, das sich bei narzisstischen Persönlichkeiten (*Kernberg* 1975) zu einer massiven Kooperationsblockade auswachsen kann.

Auf den ersten Blick mögen solche Analysen fürs Coaching wie Gedankenspielerei anmuten. Sie sind es indes nicht; denn wie *Regnet* (1992) empirisch belegen kann, neigt die Mehrzahl aller Führungskräfte zu vereinfachten Konfliktdiagnosen, die sich in der Regel in Personalisierungen erschöpfen. Dann ist schnell Herr Mayer oder Frau Schmidt zum Störenfried erklärt, wird aus der Abteilung entfernt, – und siehe da, jetzt beginnt Herr Schneider und Frau Müller zu »nerven«, sie werden also ebenfalls flugs aus der Abteilung ausgeschlossen. Das unaufgeklärte Konfliktpotenzial, das vielleicht in unzureichenden Kompetenzabgrenzungen der Positionen besteht, schwelt aber weiter. Durch stereotype Personalisierungen oder andere vordergründige Konfliktdiagnosen ist die Führungskraft zunächst der Notwendigkeit enthoben, sich mit der Konstitution der Organisation zu befassen oder womöglich mit den Interaktionen, in die sie selbst eingebunden ist. Sie wird jedenfalls keine grundlegenden Überlegungen anstellen, wie sich diese oder jene Situation dauerhaft sinnvoller als bisher gestalten lässt, um einen Konflikt zu vermeiden.

Deshalb ist es eine zentrale Aufgabe des Coach, Führungskräfte auf zu kurz gegriffene Diagnosen aufmerksam zu machen und ihnen stattdessen eine möglichst breite Horizontstruktur zur Analyse von Konflikten anzubieten. Die Erfahrung lehrt ohnedies, dass sich Coaching-Klienten angenehm bereichert fühlen, wenn sie im Prozess der Beratung ihre Deutungsmuster erweitern oder modifizieren können. Wie wir in den nachfolgenden Abschnitten sehen werden, geschieht die Erweiterung von Mustern durch sorgfältige Rekonstruktionen des vom Klienten aufgeworfenen Themas (vgl. *Schreyögg* 1995). Und im Verlauf solcher Rekonstruktionen wird der

Coach unterschiedliche Diagnosekonzepte, die von der gesellschaftlichen bis zur individuellen Ebene reichen, in Betracht ziehen.

Ursachen auf gesellschaftlicher Ebene

Die gesellschaftliche Ebene als Ausgangspunkt organisatorischer Konflikte wird zumeist von Soziologen akzentuiert. Da wir heute zunehmend in *multikulturellen Gesellschaften* leben, bieten sich auf gesellschaftstheoretischer Ebene besonders Ansätze an, die organisatorische Konfliktpotenziale aus divergierenden kulturellen Mustern erklären. Außerdem sollten wir Ansätze heranziehen, die Konflikte in Organisationen als Ausdruck *aktueller wirtschaftspolitischer Entwicklungen* erfassen. So hat sich seit dem »Untergang des real existierenden Sozialismus« eine umfassende Globalisierung mit einer Reihe begleitender Phänomene ergeben. Zu diesen Zusammenhängen lieferten in den letzten Jahren prominente Soziologen wie *Pierre Bourdieu* und *Richard Sennett* Beiträge, in denen sie jeweils eindrucksvoll zeigen konnten, wie sich Erscheinungen auf *gesellschaftlicher Ebene* in organisatorischen Systemen niederschlagen.

(1) Pierre Bourdieu

So berichtet der französische Soziologe *Bourdieu* (1997), dass sich in Frankreich Altlasten aus der Kolonialzeit, etwa die Besetzung von Algerien durch die Franzosen, bis heute als Konfliktpotenzial in französischen Betrieben niederschlagen. Die »Neufranzosen« aus Algerien müssen immer wieder damit rechnen, zum Beispiel einen schlechteren Arbeitsplatz oder ungünstigere Arbeitszeiten zugewiesen zu bekommen. *Bourdieu* umreißt damit Phänomene, die in ähnlicher Weise auch von Arbeitnehmern türkischer Herkunft in Deutschland berichtet werden.

Mit seinen interkulturellen Sichtweisen trägt *Bourdieu* (1998) aber besonders zum Verständnis innerbetrieblicher Ost-West-Konflikte bei. Im Anschluss an *Merleau-Ponty* (1942) und soziale Konstruktivisten wie *Berger & Luckmann* (1966) postuliert der Autor, dass Menschen in ihrem jeweiligen sozio-ökonomischen, kulturellen und sonstigen Kontext einen spezifischen »Habitus« entwickeln. Darunter versteht er relativ überdauernde, generalisierte Dispositionen im Denken und Wahrnehmen, die das

Handeln von Menschen leiten. Diese Denk-, Wahrnehmungs- und Handlungsmuster stellen Schemata dar, die Menschen im Sinne kollektiver Lern- und Konditionierungsprozesse in der handelnden Auseinandersetzung mit einem gesellschaftlichen Kontext entfalten. Diese Muster bestimmen ihre jeweiligen Einstellungen, Meinungen, Überzeugungen und Beurteilungen. Wenn sich aber das Feld, in dem diese Muster entwickelt wurden, ändert, behalten Menschen in aller Regel ihre bisher gebildeten Muster bei, aber diese sind nun in der neuen Situation weitgehend unbrauchbar. Das bedeutet, dass die Wahrnehmungs- und Handlungsmuster von Führungskräften und Mitarbeitern in sozialistischen Ländern auf die Lebens- und Arbeitswelt im planwirtschaftlichen Ensemble abgestimmt waren. So hatten Mitarbeiter bei Trödelei oder Nachlässigkeit nie mit Abmahnung oder Entlassung zu rechnen, denn der Arbeitsplatz war ihnen ja garantiert. Deshalb nahmen sie nach der Wende Forderungen von Vorgesetzten zunächst auch nicht besonders ernst. Sofern die Führungskräfte aus dem Westen kamen, mussten sie im Verlauf eines schmerzlichen Lernprozesses zur Kenntnis nehmen, dass ihren Mitarbeitern, die aus einem anderen wirtschaftspolitischen Kontext stammten als sie selbst, die spezifische Form ihrer Interventionen nicht geläufig war und dass sie ihre Forderungen gegenüber diesen Mitarbeitern viel grundsätzlicher artikulieren mussten, als sie es im westlichen Umfeld gewohnt waren.

Für das Coaching von Westmanagern, die im Osten tätig sind, hat diese Konzeption von *Bourdieu* ihre Bedeutung vor allem darin, dass sie zunächst besser zuordnen können, warum diese oder jene Mitarbeiterin oder dieser und jener Mitarbeiter die an ihn gestellten Anforderungen nicht erfüllt. Manche Führungskraft, die eben noch den »wilden Mann« oder die »wilde Frau« spielte, versteht nun besser, was ihr durch ihre Mitarbeiter »widerfährt«. In der Regel entwickeln dann Vorgesetzte auch gegenüber den Mitarbeitern passendere Handlungsstrategien zur Durchsetzung ihrer Forderungen.

(2) Richard Sennett

Der amerikanische Soziologe *Richard Sennett* (1998) widmet sich den gesellschaftlichen Konsequenzen des »modernen Kapitalismus«. Diese lassen sich mit ihrem jeweiligen Konfliktpotenzial ebenfalls bis tief in die Systeme der Arbeitswelt hinein verfolgen. Die basale These von *Sennett* ist, dass angesichts der Globalisierung bzw. angesichts offener Märkte in alle Teile der Welt hinein der Konkurrenzdruck in der Arbeitswelt steigt und dass kaum jemand, der in Arbeitsprozesse integriert ist, den damit einhergehenden Anforderungen ausweichen kann. »Der flexible Mensch«, der als Arbeitskraft ökonomisch maximal erfolgreich ist, stellt das Ideal des neuen Jahrtausends dar. Er muss alle Vorstellungen über traditionelle Organisationsformen über Bord werfen, sollte jederzeit bereit sein, einen neuen Arbeitsplatz anzunehmen oder eine neue Tätigkeit in einer für ihn noch fremden Stadt oder gar in einem fremden Land.

Mit solchen Idealen gehen radikal antibürokratische Intentionen einher. Das heißt, im »flexiblen Kapitalismus« (*Lash & Urry* 1987) findet in allen Systemen der Arbeitswelt ein Re-engeneering statt, und alle Arbeitsprozesse werden flexibilisiert. De facto verlieren Berufstätige auf diese Weise die bisherige Stabilität ihres Arbeitsplatzes, die Stabilität der Arbeitsorganisation und die Stabilität ihres Arbeitsprozesses. »Routine« gilt als »Kapital vernichtend«, weil sie »nur« der Stabilisierung des Arbeitnehmers gilt und keinerlei Gewinn erbringt.

Die Kosten dieser Entwicklung sieht *Sennett* in einer enormen Steigerung des Angstpegels von Menschen auf allen hierarchischen Ebenen. Führungskräfte sind gegenüber Aktionären bzw. gegenüber Fondsgesellschaften verpflichtet, maximale Gewinne zu erwirtschaften. Dadurch sind sie gezwungen, ihre Mitarbeiter anzutreiben, dass sie ebenfalls mehr Gewinne als bisher erwirtschaften, dass sie sich aus ökonomischen Gründen umsetzen lassen und dass sie immer wieder ihr vertrautes Arbeitsumfeld verlassen. Auf diese Weise sind auch die Führungskräfte zu permanenten, geradezu atemlosen Change-Prozessen gezwungen. Wer bei diesem Galopp mithalten will, muss möglichst jung und fit sein. So entsteht eine strikte Koppelung von Jungendlichkeit und ökonomischem Erfolg. Dies wiederum erzeugt in den Betrieben neben dem Konfliktpotenzial, das aus dem Flexibilitätsdruck resultiert, auch noch eine Spaltung in »junge« und »alte« Mitarbeiter.

Auch der Ansatz von *Sennett* dient im Coaching dazu, dass Führungskräfte die Ängste und Widerstände besonders von älteren Mitarbeitern gegenüber Change-Prozessen besser verstehen. Auf dem Hintergrund einer solchen Haltung können sie die Bedeutung von Reorganisationsvorhaben neu überdenken und vor allem den Belangen älterer Mitarbeiter besser Rechnung tragen. Dann wird auch verständlich, warum manche

Autoren heute empfehlen, das Tempo von Change-Prozessen zu drosseln. So propagiert etwa *Abrahamson* (2000), dass permanente Veränderung in Organisationen im Prinzip eine Selbstverständlichkeit darstellen muss, dass sie aber für die Organisationsmitglieder nur dann »verdaulich« ist, wenn sie gut portioniert und in »bekömmlichen Dosen« und Intervallen implementiert wird. Auf diese Weise ergibt sich weniger *resistance to change,* und die Organisation arbeitet effektiver.

Ursachen auf organisatorischer Ebene

Konflikte in Organisationen, die in erster Linie durch die Organisation selbst erzeugt werden, thematisieren meistens Betriebswirte sowie Arbeits- und Organisationspsychologen. In diesem Zusammenhang lassen sich zunächst Konflikte nennen, die im Verlauf der letzten hundert Jahre weitgehend ritualisiert bzw. institutionalisiert wurden. Das sind Interessenkonflikte zwischen Unternehmen und Umwelt, Arbeitskonflikte im Tarifvertragssystem, Konflikte mit der Unternehmens- oder Betriebsverfassung usw. (*Oechsler* 1992). Dieser Konflikttyp wird nur am Rande zum Gegenstand von Coaching, er ist eher Gegenstand von Schlichtungen oder Rechtsstreitigkeiten.

Im Coaching werden dagegen Konflikte thematisiert, die aus anderen organisatorischen Konstituenten *formaler* und *nicht-formaler* Art resultieren. Die formalen Muster bilden den grundlegenden Rahmen. »Umrandet und durchtränkt« werden sie aber durch zahlreiche nicht-formale Erscheinungen, die sich begrifflich in der *informellen Struktur,* der *Organisationskultur* und der *Mikropolitik* bündeln. Neben diesen Phänomenen, die den Ist-Zustand von Organisationen charakterisieren, spielen gerade für die Konfliktgenese auch Ereignisse eine Rolle, die im *organisatorischen Prozess* verankert sind.

(1) Formale organisatorische Variablen

Die Basis jeder organisatorischen Konfliktanalyse sind zunächst die *formalen organisatorischen Variablen.* Sie bilden den Rahmen für alle informellen Erscheinungen, auch konfliktärer Art. Dabei wird als »Aufbauorganisation« die formale Struktur mit ihrem Stellenplan betrachtet und als

»Ablauforganisation« das dazugehörige Set an prozessualen Regelungen (*Gaitanides* 1992). Diese bestehen in Anweisungen, wann im Verlauf eines Arbeitsprozesses was zu erledigen ist.

Die formale Struktur erzeugt schon durch die Arbeitsteilung partikulare Interessen bei den Organisationsmitgliedern (*Luhmann* 1964) und damit entsprechende Konfliktpotenziale. Natürlich existieren auch innerhalb der verschiedenen Hierarchieebenen unterschiedliche Zielvorstellungen, die aneinander geraten können. Außerdem finden Kontroversen zwischen Stab- und Linienmitarbeitern statt. Mitarbeiter aus Stäben, wie etwa die Mitglieder der Marketingabteilung, die für die Chefs in der Linie Entscheidungen vorbereiten sollen, erleben sich vielfach als Agenten einer »Butlerabteilung« und damit in ihrer Arbeit zu wenig gewürdigt. Kontroversen ergeben sich natürlich auch zwischen Vertretern unterschiedlicher Abteilungen oder Divisionen; denn hier fallen immer wieder Auseinandersetzungen über die Ressourcenverteilung an. Die formale Organisation schafft also Konfliktpotenziale, obwohl sie gerade diese durch Formalisierung kanalisieren soll. So wird etwa mit der so genannten Matrixorganisation ein »ökonomisches Konfliktoptimum« angestrebt, bei dem alle Konflikte auf die sachliche, intellektuelle Dimension konzentriert werden sollen (*Oechsler* 1992, 1138). Diese Intention lässt sich aber – auch bei der Matrixorganisation – keineswegs immer realisieren, weil sich Menschen nicht ausschließlich an Regeln ausrichten. Es ist wohl eher ein Mythos, »dass Konflikte durch rationale Orientierung am Organisationszweck lösbar sind« (*Luhmann* 1964, 242).

Entscheidend für die Konfliktdebatte ist auch, wie die formale Struktur von den jeweiligen Organisationsmitgliedern erlebt wird, wie sie sich also in ihr erfahren. Im Hinblick auf das subjektive Erleben sei an die ursprüngliche Funktion formaler bzw. »bürokratischer« Regeln erinnert: *Weber* (1921) hatte postuliert, dass formalisierte Sozialsysteme im Prinzip einen wichtigen gesellschaftlichen Fortschritt darstellen, weil in ihnen der Einzelne durch ein komplexes Regelwerk vor der Willkür anderer geschützt ist. Das bedeutet aber auf der anderen Seite auch, dass Menschen durch genau diese Regeln in ihrem Handeln eingeschränkt sind, dass dem Einzelnen durch diese Regeln sogar Gewalt, hier »strukturelle Gewalt« (*Galtung* 1975) angetan wird. Im Falle hoch formalisierter Systeme erleben sich Menschen im Sinne von »Sozialkannibalismus« (*Neuberger* 1994) oft regelrecht durch das Sozialsystem vereinnahmt. Das führt zu Ohnmachtserfahrungen mit zum Teil gefährlichen Manifestationen. So beschreibt etwa *Romana Riedesser* (1982), wie sie und andere Fabrikarbeiterinnen in einer Firma, in der man das Fließband immer schneller laufen ließ und alle Handlungen der Arbeiterinnen strikt reglementierte, ein solches Maß an blinder Wut entwickelten, dass sie sich gegenseitig fast tot geschlagen hätten.

In vielen anderen Situationen lässt sich von »strukturellen Kränkungen« sprechen. Manche Positionen etwa im Bereich des mittleren Management fallen in diese Kategorie. So berichtet *Cooper* (1981), dass Mittelmanager in etlichen Betrieben zwar als »Stütze der Gesellschaft« gelten, indem sie viele Mitarbeiter zu führen und besonders alle relevanten Change-Prozesse zu exekutieren haben, dass sie aber trotzdem nur wenig Relevantes entscheiden können. Gelegentlich haben sie nicht einmal die Kontrolle über ihren Etat. Wie auch *Hofstetter* (1988) anmerkt, stellen sie in vielen Systemen eine chronisch frustrierte Gruppierung dar, die sich primär im Sinne von »Beleidigtsein« solidarisch fühlt. *Wunderer* (1978) ermittelte anlässlich einer empirischen Untersuchung an Führungskräften des mittleren Managements, dass sie zwar wenig Konflikte gegenüber ihren Kollegen auf lateraler Ebene berichten, aber viele gegenüber ihren Vorgesetzten und am häufigsten gegenüber anderen Abteilungen bzw. Abteilungsleitern. Im Hinblick auf Konflikte mit anderen Abteilungen oder Divisionen vermutet *Wunderer* allerdings, dass es sich um Rivalität handelt, die oft zu einer besonders dichten Kooperation innerhalb der jeweiligen Abteilungen führt. Vergleichbares berichten auch *Carnevale & Probst* (1997). Sie konnten empirisch belegen, dass unter rivalisierenden Bedingungen zwischen Abteilungen die Leistung innerhalb der jeweiligen Subsysteme erheblich zunahm.

Im Konfliktcoaching geht es zuerst immer um eine möglichst eingehende Analyse der formalen Struktur, in die der betreffende Coaching-Klient eingebettet ist. Er bildet zunächst als Stelleninhaber den Bezugspunkt, von dem aus seine spezifische formale Position mit ihren jeweiligen Befugnissen und mit ihrem jeweiligen Aktionsradius zu untersuchen ist. Dabei ist zu ermitteln, wem er unterstellt ist, wer auf gleicher Ebene mit ihm steht und wem gegenüber er weisungsbefugt ist. Bei einer solchen Analyse erhält man erste Anhaltspunkte für die Konfliktgenese bzw. hier lassen sich, allerdings noch sehr vorsichtig, erste Hypothesen für die weitere Rekonstruktion entwickeln.

Durch die *Analyse nicht formaler Phänomene,* wie die *informelle Struktur,* die *Organisationskultur,* die *Mikropolitik* und durch Analysen des *organisatorischen Prozesses* gewinnt man im Coaching weitere und meistens auch treffendere Hypothesen für die Rekonstruktion eines Konfliktfalls. Der Auseinandersetzung mit diesen Erscheinungen kommt besondere Bedeutung zu, wenn Organisationen fusionieren, wenn Abteilungen zusammengelegt werden oder wenn Führungskräfte in einer ihnen noch fremden Organisation eine Position übernehmen. Dann geht es in der Beratung prinzipiell darum, Führungskräfte, denen die Organisation oder Teile von ihr noch fremd sind, zu unterstützen, dass sie diese auch in ihren nicht-formalen Aspekten möglichst schnell erfassen. Dann können sie nämlich auch treffsicherer entscheiden, ob sie konfliktprophylaktisch (*Glasl* 1994) oder eher konfliktstimulierend (*Van de Vliert* 1997) tätig werden wollen.

(2) Informelle Strukturen

Seit Ende der 30er Jahre (*Roethlisberger & Dickson* 1939) geht man davon aus, dass sich in Organisationen wie in allen sozialen Systemen emotional geleitete Gruppenphänomene bilden. Als *informelle Strukturen* weisen sie eine Autoritätshierarchie sowie eigene Normen und Standards auf (*Rechtien* 1992). Menschen fühlen sich voneinander angezogen oder abgestoßen, sie unterstützen sich, rivalisieren miteinander oder bahnen Liebesbeziehungen an. Ihr gruppaler Zusammenschluss unterscheidet sich allerdings erheblich von einer Freizeitgruppe. Die jeweiligen Personen sind nämlich hier durch das formale System rekrutiert, sie müssen eine Leistung erbringen und bleiben letztlich formal gegliedert. Sie bilden zwar auch eine »naturwüchsige« Gruppendynamik mit ihren jeweiligen emotionalen Beziehungen aus. Diese werden aber vom formalen System immer in der einen oder anderen Weise überformt. So unterliegen Liebesbeziehungen, insbesondere solche zwischen unterschiedlichen formal-hierarchischen Ebenen, in vielen Organisationen expliziten betriebsinternen Regelungen (*Powers* 1999). Dann müssen etwa die Partner in unterschiedlichen Abteilungen arbeiten, oder einer der Partner hat sogar die Firma zu verlassen.

Manche Autoren sehen das Verhältnis zwischen formaler und informeller Struktur bzw. Hierarchie überwiegend als konfliktträchtig an. So bezeichnen *Selvini Palazzoli* et al. (1988) die informellen Muster als

»latente Struktur« und akzentuieren dadurch einen Gegensatz zur »formalen«. *Luhmann* (1964) begreift demgegenüber informelle Strukturmuster als Mechanismen, um dysfunktionale Erscheinungen der formalen Struktur zu kompensieren. Sowohl mangelnde Formalisierung, die schnell zu Chaos führt, als auch ein Übermaß an Regulierung, was Unbeweglichkeit und damit Ineffizienz nach sich zieht, kann durch eine gut funktionierende informelle Hierarchie ausgeglichen werden. Seinen vielleicht prägnantesten Ausdruck findet das in *Luhmanns* Begriff der »brauchbaren Illegalität« (*Luhmann* 1964, 304). Damit umreißt der Autor Verhaltensmuster, die in einem System gegen die bislang etablierten formalen Erwartungen verstoßen, die sich aber gleichzeitig für das System als ausgesprochen vorteilhaft erweisen. Demgegenüber bezeichnet »Dienst nach Vorschrift« das genaue Gegenteil, nämlich eine Situation, in der nichts mehr funktioniert, weil man die Regeln des Systems buchstabengetreu auszuführen sucht.

Frühe Autoren wie etwa *Roethlisberger & Dickson* (1939) nahmen im Sinne einer harmonistischen Ideologie noch an, dass durch die Bildung informeller Gruppierungen das Leistungsniveau und die Leistungsmenge in Betrieben ansteigt. Spätestens durch Berichte aus sozialistischen Ländern, in denen informelle Relationen eine besonders große Rolle spielten, müssen wir zur Kenntnis nehmen, dass auch Gegenteiliges eintreten kann. Es können sich nämlich Gruppennormen bilden, die zum permanenten Unterschreiten des Plansolls führen. Dann entsteht selbstverständlich kein angemessener Output (*Alt* et al. 1994).

Ein anderer problematischer Aspekt informeller Muster wird mit dem Begriff des »*Groupthink*« gefasst (*Janis* (1972). Es handelt sich dabei um eine spezifische dysfunktionale Erscheinung von Arbeitsgruppen. Durch maximale emotionale Dichte unter den Mitgliedern entsteht ein hoher Konformitätsdruck. Dieser führt dazu, dass immer alle Gruppenmitglieder auf geradezu geheimnisvolle Weise dasselbe denken (müssen) und dass sie nach einiger Zeit überhaupt keine gegensätzlichen Positionen mehr aussprechen. Groupthink wirkt sich für eine Arbeitsgruppe als regelrechte »Denkblockade« aus, es werden keine Diskurse mehr geführt, und der Konformität zuliebe werden bei allen anstehenden Entscheidungen nicht einmal mehr Alternativen zur Mehrheitsmeinung formuliert.

Bei informellen Strukturmustern ist noch zwischen einer »Beliebtheits-« und einer »Tüchtigkeitshierarchie« zu unterscheiden (*Bales* 1970). Als

»Beliebtheitsführer« gilt ein Mensch, der bei den übrigen Gruppenmitgliedern als unterstützend gilt, den man bei Unstimmigkeiten zwischen den Organisationsmitgliedern oder zwischen Vorgesetzten und Mitarbeitern bemüht. Diese Gruppe informeller Führer sorgt also in einem organisatorischen Ensemble für Integration, für die Konfliktregulierung und insgesamt für die Befriedigung sozio-emotionaler Bedürfnisse. Vielfach kompensiert er aber auch emotionale Defizite der formalen Führung. Eine typische Konstellation dieser Art wäre die gutmütige, leicht konspirativ agierende Sekretärin eines »gestrengen« Geschäftsführers. Der andere informelle Führertyp wird als aufgabenbezogener Führer akzentuiert. Dieser Typ begegnet uns zum Beispiel häufig als Oberarzt, der hinter vorgehaltener Hand als der »bessere Operateur«, der »bessere Diagnostiker« und ähnliches (natürlich im Vergleich zum Chefarzt) gilt.

Als grundsätzliche Faustregel fürs Coaching gilt: Man sollte jeder Führungskraft empfehlen, dass sie informelle Gruppenbildungen möglichst sorgfältig beobachtet. Die spezifische Entwicklung dieser Phänomene hat häufig kompensatorischen Charakter und ergibt dadurch oft Hinweise, welche Aspekte die formale Führungskraft aus Sicht der Mitarbeiter vermissen lässt. Wenn sich beispielsweise die Mitarbeiter auffallend häufig um eine bestimmte Person scharen, wenn sie mit ihr besonders oft auch außerhalb des Berufs Zeit verbringen wollen, ergibt das möglicherweise einen Hinweis darauf, dass die formale Leitung bislang zu stark sachorientiert führte. Analysen der informellen Struktur haben für die Führungskraft also Feedback-Charakter. Es ist außerdem sorgfältig zu beobachten, wie Entscheidungen getroffen werden, wie die Mitarbeiter diskutieren usw. Erst anhand solcher Beobachtungen kann die formale Führungskraft entscheiden, ob sie die informelle Hierarchie in ihre Führungsprozesse offensiv integriert, ob sie ihren Einfluss zurückdrängt oder ob sie die entsprechenden Personen ohne gesonderte Beachtung nur gewähren lässt.

(3) Organisationskultur

Ein anderes informelles Phänomen, das seit den 80er Jahren viel Beachtung fand und ebenfalls eine Reihe organisatorischer Konflikte zu erklären vermag, manifestiert sich im Begriff der »*Organisationskultur*«. Dabei handelt es sich um kollektiv gebildete Sinnsysteme, die über fortlaufende Kommunikation in einer jeweiligen Organisation entstehen. Sie wurden ursprünglich am pointiertesten von den Unternehmensberatern *Peters & Waterman* (1982) thematisiert und im weiteren Verlauf von Organisationstheoretikern systematisiert. Insbesondere *Schein* (1985) eröffnete durch eine wegweisende Publikation eine breite Diskussion über Organisationskulturen. Auf der Basis kulturanthopologischer Positionen lassen sich nun Organisationen wie *Miniaturgesellschaften* betrachten, die ganz spezifische Symbolsysteme mit einer jeweiligen Sprache, Kleidung, mit Firmengeschichten, Mythen, Riten und Ritualen ausbilden (vgl. *Gagliardi* 1990), die eigene Normen und Standards entwickeln und die grundlegende anthropologische Überzeugungen über die Umwelt, über die »richtigen« Wahrheitsvorstellungen, über die Natur des Menschen, über menschliches Handeln und über zwischenmenschliche Beziehungen transportieren (vgl. *Schreyögg, G.* 1987).

Die ersten Autoren, die sich über Organisationskulturen äußerten, vermuteten noch, dass es sich um relativ homogene, in sich geschlossene Muster handelt. Bei späteren Autoren setzte sich zunehmend die Überzeugung durch, dass in den meisten Organisationen abteilungsspezifische Subkulturen eine Rolle spielen bzw. Netzwerke von interagierenden oder miteinander verzahnten Subkulturen (*Masterbroek* 1993) oder Teilkulturen, die sich locker um eine als zentral definierte Kultur gruppieren (*Schreyögg* 1993). Als Ergebnis ausgeprägter Subkulturen kann sich eine innerorganisatorische Situation ergeben, bei der die Verständigung zwischen Abteilungen erheblich erschwert ist oder bei der sich die einzelnen Subsysteme gegenüber den übrigen übermäßig abschotten, sodass die Integration des Systems gefährdet ist.

Frühe Autoren wie *Peters & Waterman* (1982) gingen auch davon aus, dass nur Organisationen mit starken Kulturen erfolgreich sind. Da es sich bei Organisationskulturen um kollektiv gebildete Sinnsysteme handelt, können sie, Glaubenssystemen vergleichbar, eine erhebliche Beharrungskraft aufweisen. Je tiefer sie verankert sind, je länger sie schon bestehen und je mehr Organisationsmitglieder an ihr partizipieren (*Sathe* 1985), als desto unveränderlicher erweisen sie sich. Genau das kann aber in Fällen, in denen die Veränderbarkeit der Kultur für das Überleben einer Organisation notwendig ist, wie etwa im Sanierungsfall oder bei Fusionen, zum Problem werden. Bei vielen krisenhaften Unternehmen ist nämlich davon auszugehen, dass sie durch die Erstarrung der Kultur verursacht sind. Wenn immer nur das Altbewährte, immer nur die »guten alten Lösungen«

gewählt wurden, ist keinerlei Innovation mehr möglich. Dann müssen sich sogar basale Muster der Kultur wandeln. Mit genau solchen Anforderungen sind viele Führungskräfte konfrontiert, die als »Sanierer« oder »Innovator« eine Organisation oder eine Abteilung wieder in Schwung bringen wollen. Coaching hat dann die Funktion, die Führungskraft zu unterstützen, dass sie angemessene, also einigermaßen »kulturverträgliche« Wege findet, die Mitarbeiter aus ihrer Erstarrung »aufzuwecken«. Solche Entwicklungen lassen sich nur über gezielte »Konfliktstimulationen« (*De Dreu & Van de Vliert* 1997) bewältigen. Das aber erfordert aufseiten der Führungskraft eine hohe persönliche Stabilität, wobei auch wieder Coaching helfen kann.

Kulturelle Wandlungsprozesse sind aber auch bei Fusionen notwendig. Die meisten Firmenzusammenschlüsse kranken nämlich an der Unvereinbarkeit kultureller Muster. Wenn Mitarbeiter eines Unternehmens über Jahrzehnte hinweg durch ihre tagtägliche Zusammenarbeit ein kollektives Sinnsystem, womöglich in ausdrücklicher Abgrenzung zu einem »Konkurrenten/Feind« gebildet haben und nun plötzlich mit genau diesem Konkurrenten kooperieren sollen, ist ein erheblicher Widerstand zu erwarten. Auch hierbei haben es Führungskräfte in der Regel mit einem erheblichen Konfliktpotenzial zu tun. Im Coaching sollten sie dann für Aktionen zur gezielten Integration der Mitarbeitersysteme unterstützt werden.

Organisationskulturelle Muster spielen auch regelmäßig für neu ernannte Führungskräfte eine Rolle. Insbesondere dann, wenn sie als »Seiteneinsteiger« (*Fischer* 1997), also als Führungskraft, die von außen engagiert wird, mit dem jeweiligen System noch nichts oder noch wenig zu tun hatte, besteht die Notwendigkeit, sich mit der Kultur des Systems vertraut zu machen. Erst dann gewinnt nämlich die neue Führungskraft das Vertrauen der Mitarbeiter, erst dann haben diese den Eindruck, dass sich die neue Führungskraft ernstlich für sie interessiert, dass sie dazu gehört oder dazu gehören will, und erst dann lassen sie sich auf ihre Vorschläge und Anliegen ein.

(4) Mikropolitik

Im Verständnis mancher Autoren (z.B. *Bosetzki* 1988; *Küpper & Ortmann* 1988; *Neuberger* 1995 u.a.) stellt die aktuelle Situation eines organisatorischen Gebildes eine »Kampf-Spiel-Arena« dar, d.h. etliche Autoren gehen grundsätzlich davon aus, dass Konflikte ein typischer Bestandteil von Organisationen darstellen. Unter dem Begriff »*Mikropolitik*« oder »*politische Prozesse*« werden »interesse-geleitete Auseinandersetzungen« (*Ehrensperger* 1985, 2) zwischen Organisationsmitgliedern thematisiert. Ein zentraler Konfliktherd in Organisationen zentriert sich ja prinzipiell um die Verteilung stets knapper Ressourcen. Dann wird um die Zuteilung von Räumen gekämpft, um zusätzliche Mitarbeiter oder um Sachmittel. Außerdem geht es um den Zugang zu wichtigen Informationen, um Aufstiegsmöglichkeiten oder um das Ausmaß der Verantwortung.

Den groben Rahmen für alle Verteilungskämpfe bildet die formale Organisationsstruktur. Es finden sich aber selbst im formalsten System Entscheidungsspielräume, die für die konkrete Verteilung von Ressourcen genutzt werden können. Und damit eröffnet sich ein weiträumiges Konfliktfeld. Zur Durchsetzung der jeweiligen Interessen, das heißt der eigenen Zugriffsmöglichkeiten auf die Ressourcen benötigen Organisationsmitglieder Machtmittel, die sie gegen andere Organisationsmitglieder einsetzen. Sie müssen sich Gehör verschaffen und ihren eigenen Anliegen Gewicht verleihen. Sie bilden dabei Koalitionen, entwickeln komplizierte Aushandlungsstrategien, Kompromisse und Taktiken. Dabei kommt es zu Parteibildungen, in deren Verlauf jede gegnerische Partei der anderen Legitimität abspricht und für sich allein beansprucht.

Die Gewinnchancen einer Partei bestimmen sich einerseits nach der formalen Machtposition, nach der Informationsmacht der Koalitionspartner, und andererseits nach Persönlichkeitsfaktoren. Gewinner ist, nach Meinung einschlägiger Autoren, wer besonders raffiniert und skrupellos spielen kann. Als Mitspieler kommen zunächst organisationsinterne Stelleninhaber in Frage, die etwa qua Linienposition über Entscheidungsbefugnisse verfügen. Sie werden oft sogar heiß umworben. Es kommen aber auch Mitarbeiter aus Stäben als Mitspieler in Frage, die im Rahmen von Entscheidungsvorbereitungen über eine Fülle an relevanten Informationen verfügen. Im Spielprozess sind aber vielfach auch externe Partner mit Machtbefugnissen wie etwa Vertreter von Interessenverbänden oder Trägervertreter gefragt.

Dieser Ansatz ist im Konfliktcoaching von zentraler Bedeutung. In jeder Organisation findet sich nämlich ein mehr oder weniger ausgeprägtes »Unterleben« mit einer gewissen Vielfalt an »heimlichen Spielregeln« (*Scott-Morgan* 1994). Dieses sollten Führungskräfte nicht nur durchschauen; im Sinne einer konstruktiven Organisationsgestaltung sollten sie dieses auch aktiv zu steuern lernen. Die Beschäftigung mit der Mikropolitik einer Organisation rückt immer dann in den Vordergrund eines Coachings, wenn sich die Machtverhältnisse im System der Führungskraft verändern. Dies geschieht zum Beispiel in Fällen, in denen die Firma von einer anderen übernommen wird oder wenn eine neue Hierarchie-Ebene implementiert wird. Als Faustregel lässt sich sagen: Immer wenn neue Entscheidungsinstanzen die Szene betreten, ändert sich die Mikropolitik.

(5) Der Prozess von Organisationen

Konflikte lassen sich aber vielfach auch aus dem *Prozess von Organisationen* erklären. Im Verständnis mancher Autoren durchlaufen Organisationen im Sinne einer Organismusmetapher (vgl. *Türk* 1989) einen Lebenszyklus, der durch spezifische Entwicklungsstadien mit dazugehörigen Konflikten und ihre Überwindung charakterisiert ist. Dabei werden meistens drei bis fünf Phasen beschrieben. *Quinn & Cameron* (1983) umreißen beispielsweise vier Phasen (ähnlich auch *Pümpin & Prange* 1991):

(1) eine Pionierphase,
(2) eine Kollektivitätsphase,
(3) eine Formalisierungsphase,
(4) eine Integrationsphase.

Das erste Stadium, die *Pionierphase*, ist eng mit einer Gründerfigur, also mit einem Pionier, verbunden (vgl. *Lievegoed* 1975; *Goerke* 1981 u.a.). Dieser führt die Mitarbeiter meistens direkt und improvisatorisch. Die Beziehungen im Mitarbeitersystem, aber auch zu Kunden oder Klienten sind in diesem Stadium direkt und familiär. Typische Krisenerscheinungen am Ende dieser Phase werden meistens durch das Größenwachstum, durch die Verbreiterung der Angebotspalette oder durch andere Variablen, die komplexitätserhöhend wirken, verursacht. Wenn sich also die Organisation vergrößert und die internen Abläufe dadurch automatisch komplexer werden, nimmt die Anonymität der Beziehungen nach innen und nach außen zu. In dieser Situation ist der Gründer mit seinem improvisatorischen Führungsstil in aller Regel überfordert. Es ergeben sich laufend Termin- und/oder Koordinationsprobleme.

Solche Krisenerscheinungen und die damit einhergehenden Konflikte leiten die nächste Phase ein, die *Kollektivitätsphase*. Der Gründer animiert nun alle Mitarbeiter zu noch mehr Engagement. Er appelliert an sie, ihren Beitrag noch besser, noch präziser und noch qualifizierter als bisher zu leisten. In diesem Stadium steht die Einsicht im Vordergrund, dass die Prozesse innerhalb des organisatorischen Systems nicht mehr allein durch den Pionier zu koordinieren sind, weshalb langjährige Mitarbeiter an Führungs- und Entscheidungsprozessen beteiligt werden. Dies geschieht allerdings zunächst weniger auf der Basis formaler Muster, sondern auf der Basis kollektiver Verpflichtungen und emotionaler Bindungen. In diesem Stadium ist die Kultur eines organisatorischen Systems meistens als sehr stark zu bezeichnen. Im weiteren Verlauf der Entwicklung einer Organisation zeigt sich aber, dass Gemeinschaftssinn und Enthusiasmus zur Bewältigung aller anfallenden Aufgaben auf Dauer nicht ausreichen. Die Beunruhigungen innerhalb des Systems mit den entsprechenden Alarmsignalen nach außen nehmen nun doch wieder zu.

Der Mehrzahl der Mitarbeiter wird jetzt deutlich, dass sie zur Bewältigung ihrer Aufgaben doch ein kompaktes Regelwerk benötigen. Das leitet die *Formalisierungsphase* ein. Jetzt erfolgt eine Umgestaltung der Organisation entsprechend ihrer Aufgabenkomplexität und -fülle. Es werden strukturelle Muster wie Arbeitsteilung und Hierarchie implementiert und man legt Regeln für den Ablauf der Tätigkeiten fest. Solche Entwicklungen leiten eine neuerliche Krise ein. Das Ende dieser Phase kündigt sich an, wenn die Organisation in zunehmenden Regulativen zu ersticken droht, die horizontale und vertikale Kommunikation nicht mehr spontan und reibungslos erfolgt, Konflikte über formale Regelungen sich häufen und alle Einzelaktionen schlecht koordiniert sind. Im Bedürfnis, alle Vorgänge schon vorab zu regeln, gehen dann die meisten Systeme zu weit.

Im Zuge solcher Entwicklungen gestalten sich die Beziehungen innerhalb des Systems und nach außen für die Betroffenen immer unbefriedigender. Die Mitarbeiter sind zunehmend demotiviert, und organisationsexterne Handlungspartner entwickeln Misstrauen gegenüber dem organisatorischen System. *Goerke* (1981) bezeichnet solche Krisenerscheinungen als »Spannungsphase«, womit er eine eigene, höchst konfliktträchtige Epoche meint.

Derartige Krisen, die aus der Überstrukturierung eines organisatorischen Systems resultieren, erfordern im Verständnis einschlägiger Autoren neuerliche Reorganisationsmaßnahmen. Sie leiten im Idealfall eine *Integrationsphase* ein. Zu Beginn solcher Umgestaltungen wird empfohlen, die Bedürfnisse von organisationsexternen und -internen Interaktikonspartnern möglichst sorgfältig zu ermitteln und dann für Reorganisationen im Sinne eines geplanten organisatorischen Wandels zu berücksichtigen. Die Veränderungsstrategie sollte dann deutlich auf die »Beziehungspflege« nach innen und nach außen ausgerichtet sein. Im Zuge solcher Change-Prozesse werden neue Formen der Öffentlichkeitsarbeit etabliert, neue Leitbilder konzipiert und Ähnliches.

Fürs Coaching erweisen sich Analysen von organisatorischen Prozessen als äußerst nützlich. Bei den Klienten ergeben sich nämlich häufig Aha-Erlebnisse, weil sie nun eine Vielzahl von innerorganisatorischen Konflikten als Ausdruck einer jeweiligen Entwicklungsepoche einordnen können. Auf der Basis solcher Analysen können Führungskräfte meistens auch relativ treffsicher entscheiden, wie die aktuelle organisatorische Situation sinnvoller als bisher zu gestalten ist.

Ursachen auf interaktiver Ebene

Nach dem Blick auf Konfliktursachen in Systemen der Arbeitswelt auf gesellschafts- und organisationstheoretischer Ebene geht es nun um Ursachen, die sich schwerpunktmäßig in den jeweiligen Interaktionen zwischen Menschen verorten lassen. Zwar bildet die Organisation mit ihren formalen und informellen Besonderheiten den Rahmen für alle zwischenmenschlichen Erscheinungen, diese lassen sich aber durchaus auch gesondert fokussieren. In vielen Coachingsituationen erbringt tatsächlich erst eine eingehende Rekonstruktion der spezifischen Arbeitsbeziehungen ein bündiges Verständnis für die Ursachen eines Konfliktes.

Als Diagnosestrategie empfehle ich auch hier eine gewisse Konzeptvielfalt zum Erfassen der in Frage stehenden Interaktion: Da bieten sich zum einen *psychoanalytische* Raster an, auf deren Hintergrund man Konflikte in Interaktionen untersuchen kann, die aus früheren Beziehungserfahrungen resultieren. Das sind dann vorrangig Übertragungen und narzisstische Projektionen. Außerdem lässt sich die je spezifische *Kommunikation* zwischen den Akteuren im Hinblick auf »Missverständnisse« (*Stiebel* 1997) und sogar im Hinblick auf entsprechende Pathologien beleuchten. Als weiteren Fokus sollte man *normative Divergenzen* im Sinne von »Meinungsverschiedenheiten« (ebd.) zwischen den Interaktionspartnern ermitteln.

(1) Psychoanalytische Konzepte

Mit Hilfe psychoanalytischer Konzepte lassen sich zunächst Konflikte erfassen, die als »*Übertragung*« eine Wiederauflage frühkindlicher Erfahrungen mit aktuellen Interaktionspartnern darstellen. Wenn sich z. B. ein neuer Mitarbeiter bei allen Gemeinschaftsaktionen im Team zurückgesetzt fühlt, wenn er immer wieder die Beachtung seines männlichen Vorgesetzten einfordert, aber doch unzufrieden bleibt, wenn er sie bekommt, handelt es sich häufig um eine »Vaterübertragung« (vgl. *Thomae & Kächele* 1988 u. a.). Dann wäre es denkbar, dass dem Mitarbeiter in seiner Kindheit niemals die ungeteilte Aufmerksamkeit des Vaters zuteil wurde, dass sich dieser immer viel umfassender einem älteren Bruder zugewandt hat und er selbst chronisch enttäuscht blieb. Auf der Basis unbewusster Erfahrungen versucht nun der Mitarbeiter, in der Interaktion mit dem Vorgesetzten endlich das zu erlangen, was er sich immer schon gewünscht hat, nämlich die maximale Aufmerksamkeit seines Vaters/Vorgesetzten. Auf dem Hintergrund seiner aktuell wiederbelebten kindlichen Gefühlswelt befürchtet er aber, die Aufmerksamkeit des Vaters/Vorgesetzten doch nicht in der gewünschten Weise zu erlangen. Aus diesem Grund trägt er seine Wünsche nach Nähe und Anerkennung eher verbissen, trotzig und leicht aggressiv vor. Das wiederum erzeugt bei dem Vorgesetzten eine Reaktion, die in der Psychoanalyse »*Gegenübertragung*« genannt wird. Das heißt, der Vorgesetzte fühlt sich (im Sinn einer durchaus normalen Reaktion) meistens nicht gerade animiert, mit dem Mitarbeiter zu sprechen, sondern er wird eher ärgerlich und meidet den Kontakt. Solche Interaktionen werden von Führungskräften im Allgemeinen als lästig erlebt, weil sie sich von solchen Mitarbeitern chronisch in eine Dominanzrolle gedrängt fühlen. Im Coaching berichten sie dann: »Der Neue ist anstrengend. Ich glaube, von dem müssen wir uns wieder trennen, der ist nicht selbstständig genug.«

Zu einem manifesten Konflikt können sich Übertragungen und Gegenübertragungen auswachsen, wenn der Vorgesetzte gleichfalls unverarbeitete Beziehungsmuster in die Interaktion mit dem Mitarbeiter hineinträgt.

So ist es denkbar, dass er als Kind unter einem jüngeren Bruder oder einer jüngeren Schwester gelitten hat, die von den Eltern grundsätzlich als schutzbedürftig definiert wurde. Um von den Eltern ebenso pfleglich behandelt zu werden, sah sich der Betreffende dann möglicherweise gezwungen, das jüngere Kind trotz massiver Hass- und Eifersuchtsgefühle ebenfalls zu beschützen, zu unterstützen und zu verhätscheln. In solchen Fällen bleibt eine ausgeprägte Ambivalenz zwischen Wut- und Schutzimpulsen zurück. Führungskräfte mit entsprechenden Biographien erleben in der Konfrontation mit unterstellten Mitarbeitern, die eine erhöhte Bedürftigkeit signalisieren, ganz unbewusst einen früh erworbenen inneren Zwang, »das Kleine« zu unterstützen. De facto können/wollen sie aber den Mitarbeiter weder wirklich fördern, geschweige denn ihn angemessen fordern. Sie sind auch kaum in der Lage, sich von ihm zu trennen, denn durch ihre unbewussten Impulse fühlen sie sich, wenn auch widerstrebend, verpflichtet zu helfen. Die Ambivalenz des Vorgesetzten führt dann dazu, dass der Mitarbeiter noch mehr agiert, bis der Vorgesetzte aus der Haut fährt und den Mitarbeiter anschreit. Im Sinne einer Schlüssel-Schloss-Dynamik entwickeln dann Führungskraft und unterstellter Mitarbeiter eine neurotische Interaktionsdynamik, die auf eine gesamte Organisation oder Abteilung ausstrahlen kann.

Wenn uns eine derartige Konfliktkonstellation im Coaching berichtet wird, muss die gesamte »Beziehungsgeschichte« zunächst sorgfältig rekonstruiert werden. Sodann ist die Führungskraft zu animieren, mit Hilfe eines imaginativen Rollentauschs (vgl. *Schreyögg* 1995) die Gefühle ihres Mitarbeiters ihr gegenüber so plastisch wie möglich zu erfassen, daran anschließend das eigene Erleben gegenüber dem Mitarbeiter. Auf die Frage, ob die Führungskraft schon Vergleichbares bei Menschen in früheren Begegnungen erlebt hat, weiß sie im Allgemeinen von einer ähnlichen Beziehungserfahrung zu berichten. Solche Rekonstruktionen erzeugen bei Coaching-Klienten oft schon eine Erleichterung, weil sie nämlich jetzt das Unpersönliche, also die »Verwechslung« mit früheren Kontaktpartnern begreifen. In einem zweiten Schritt geht es darum, die Unterschiede zwischen dem aktuellen und dem früheren Interaktionspartner so genau wie möglich kognitiv zu fassen. Daran anschließend lassen sich als dritter Schritt meistens Handlungsmuster erarbeiten, wie dem Mitarbeiter in Zukunft zu begegnen ist. Zu diesem Zweck wird der Coach dem Klienten ein kleines Rollentraining mit einem leeren Stuhl vorschlagen, auf dem der imaginierte Kontrahent sitzt. Zum Erstaunen vieler Klienten wirken nach solchen Coachingsitzungen nicht nur die neuen, nun eindeutigeren Handlungsstrategien verändernd auf die Beziehung, die neu gewonnene kognitive Klarheit der Führungskraft erzeugt auf geradezu geheimnisvolle Weise oft auch Verhaltensänderungen beim Mitarbeiter.

Ein anderes, ebenfalls häufig auftretendes Phänomen, das sich mit Hilfe psychoanalytischer Konzepte fassen lässt, wurde unter dem Begriff *»narzisstische Projektion«* besonders eingehend von *Horst Eberhard Richter* (1969) beschrieben. Hierbei handelt es sich nicht um die »Verwechslung« von einer aktuellen Person mit einer früheren, hier werden vielmehr eigene Persönlichkeitsanteile in einen anderen Menschen hinein phantasiert. Stellen wir uns einen Vorgesetzten vor, der als Kleinkind bei allzu großzügigen Großeltern aufgewachsen ist, in der Schule von seinen Lehrern dann aber laufend zu mehr Ordnung und Pünktlichkeit ermahnt wurde. Schließlich erwarb er unter Mühen die entsprechenden Tugenden wie Sorgfalt und Pünktlichkeit. Als Erwachsener achtet er nun betont strikt auf die Einhaltung von Terminen, von Absprachen usw. Jedes Mal, wenn ihm bei einem Kollegen oder Mitarbeiter auch nur annäherungsweise Züge von Unpünktlichkeit oder Nachlässigkeit begegnen, wird er übermäßig ungehalten und er reagiert übertrieben. Der Betreffende findet dann nämlich in seinem Interaktionspartner Persönlichkeitsanteile, die er an sich selbst ganz radikal bekämpfen musste.

Neben dieser »Verlagerung negativer Ich-Anteile« (ebd.) kann sich auch die Verlagerung von positiven Anteilen konfliktär auswirken. Viele ältere Vorgesetzte projizieren ein eigenes Idealbild in jüngere Mitarbeiter hinein, nach dem Motto: »Wenn wir eine andere Zeit gehabt hätten, wäre ich auch so ein toller Kerl geworden.« In Fällen, in denen sich das »verjüngte Idealbild« aber nun doch nicht so wie gewünscht verhält, stellt sich beim Vorgesetzten massive Enttäuschung ein: »Jetzt habe ich so große Stücke auf den gehalten – und nun das!«

Zu manifesten Konflikten entwickeln sich solche Verlagerungen von Selbstanteilen positiver wie negativer Art, wenn das Gegenüber auf dem Hintergrund eigener, unverarbeiteter biographischer Anteile heftig mit agiert. In Fällen, in denen Vorgesetzte negative Selbstanteile auf einen Mitarbeiter projizieren, dieser als Kind und Jugendlicher von seinen Eltern wenig Beachtung erhielt bzw. überwiegend abwertend behandelt wurde, kann es sich ergeben, dass der Mitarbeiter unbewusst laufend Fehler bei der Arbeit macht, um die Aufmerksamkeit des Vorgesetzten – nun wieder in einem negativen Sinn – zu erlangen.

So hatte ich vor einiger Zeit Gelegenheit, einen Fliesenlegermeister zu beobachten, der seinen Lehrling ständig lautstark und geradezu demonstrativ vor Kunden wegen oft minimalster Fehler ausschimpfte. Der Lehrling ließ sich in der Folge immer wieder Nachlässigkeiten zu Schulden kommen. Auf die Wutattacken seines Meisters schien nämlich der Lehrling keineswegs so zerknirscht zu reagieren, wie man annehmen könnte. Im Gegenteil, er wirkte jedes Mal geradezu befriedigt, wenn er das soeben Produzierte erneut erledigen musste. Der Meister geriet im Weiteren immer wieder so sehr außer sich vor Wut über den Lehrling, dass sich seine Angehörigen schon Sorgen um seine Gesundheit machten und ihm empfahlen, den Lehrvertrag mit dem Lehrling zu kündigen. Das wollte der Meister aber nun auf gar keinen Fall, weil eine derartige Trennung gegen alle seine Prinzipien verstoßen hätte. Die fortgesetzten Auseinandersetzungen zwischen Meister und Lehrling zogen aber noch eine Reihe anderer negativer Konsequenzen nach sich: Ein tüchtiger Geselle, der häufig von den Querelen tangiert war, entwickelte zunehmend Unmut über den aktuellen Zustand in der Firma. Und einige Kunden, die im Rahmen von Arbeiten in Privathaushalten die Interaktion zwischen Meister und Lehrling aus nächster Nähe miterleben mussten, fühlten sich zunehmend belästigt und zogen weitere Aufträge zurück. In dieser Situation sah sich der Meister nun doch genötigt, Veränderungen einzuleiten. Er stimmte in der Folgezeit einer Regelung zu, wonach überwiegend der Geselle mit dem Lehrling zusammenarbeitete. Und auf geradezu geheimnisvolle Weise machte der Lehrling jetzt weitaus weniger Fehler als früher.

(2) Kommunikationsprobleme

In vielen Fällen sind Konflikte in beruflichen Beziehungen als Kommunikationsprobleme zu bezeichnen. Manchmal handelt es sich lediglich um »Missverständnisse«, die durch Nachfragen sowie durch Präzisierungen der Aussagen zu bereinigen sind. In vielen anderen Fällen lassen sie sich aber keineswegs so einfach regulieren. Dann ist es vielfach sinnvoll, sie durch *kommunikationstherapeutische Ansätze* zu erfassen. Hier bieten sich zunächst klassische Ansätze an (*Watzlawik* et al. 1966; *Schultz v. Thun* 1981 u.a.). Sie begreifen jede Person als Sender und untersuchen dann, inwiefern ihre Kommunikationsakte im Hinblick auf die Inhalte, im Hinblick auf die begleitende Expression und im Hinblick auf die signalisierte Beziehung kongruent sind. Wenig kongruent würde zum Beispiel eine Mitarbeiterin kommunizieren, wenn sie ihren Chef mit strahlendem Lächeln um »Entlastung von kaum zu bewältigenden Aufgaben« bittet. Der Vorgesetzte wird ihren Appell sicher nicht sonderlich ernst nehmen, obwohl sie vielleicht schon eine Reihe psychosomatischer Symptome wie etwa Schlaflosigkeit entwickelt hat. Zu einem Konflikt kann sich eine derartige Situation auswachsen, wenn es der Mitarbeiterin dauerhaft nicht gelingt, ihrem Vorgesetzen deutlich zu machen, dass sie zu sehr belastet ist, und wenn der Vorgesetzte über keinerlei Sensibilität verfügt, die inhaltliche Aussage hinter dem strahlenden Lächeln ernst zu nehmen. Dann kann es passieren, dass eine hoch kompetente Mitarbeiterin durch Unachtsamkeit verschlissen wird.

Sehr griffig lassen sich viele Konflikte mit Hilfe der Transaktionsanalyse (vgl. *Berne* 1967; *Harris* 1973; *Hagehülsmann & Hagehülsmann* 1997) erfassen. *Berne* hatte postuliert, dass Kommunikationsakte von Menschen durch drei je unterschiedliche Seins- bzw. Ich-Ebenen bestimmt sind:

(1) eine sachliche Ebene, das Erwachsenen-Ich,

(2) eine kindhafte Ebene, das Kindheits-Ich,

(3) eine normenorientierte Ebene, das Eltern-Ich.

Je nach der aktuell im Vordergrund stehenden Ebene würde ein Mitarbeiter, der sich zu sehr belastet fühlt, seinem Vorgesetzten auch Unterschiedliches kommunizieren:

(1) Als Aussage auf der Erwachsenen-Ich-Ebene: »Meine Belastung ist im Moment zu hoch. Ich schlage vor, dass ich diese oder jene Aufgaben an eine andere Person oder eine andere Abteilung abgeben kann.«

(2) Als Aussage auf der Kindheits-Ich-Ebene klingt das so: »Es ist schrecklich, wie belastet ich bin, mein Familienleben leidet schon unter meiner Nervosität.«

(3) Und als Aussage auf der Eltern-Ich-Ebene würde ein Mitarbeiter sagen: »Dieses Ausmaß an Belastung ist nun langsam untragbar geworden. Das ist doch eine Frage des Managements!«

Im Sinne einer kommunikativen Verschränkung kann nun der Gesprächspartner komplementär antworten:

(A) Wenn Person A von der Kindheits-Ich-Ebene aus kommuniziert, wird Person B von der Eltern-Ich-Ebene antworten (z. B. »Das tut mir aber leid, dass Sie so belastet sind, da sollten wir gleich Abhilfe schaffen.«).

(B) Wenn Person A von der Erwachsenen-Ich-Ebene aus spricht, wird Person B ebenfalls von der Erwachsenen-Ich-Ebene aus kommunizieren (z. B. »Wir sollten dann auf der nächsten Konferenz die bisherige Aufgabenverteilung noch einmal zur Diskussion stellen.«).

Von »Kreuzungen« spricht man in diesem Ansatz, wenn die angesprochene Person nicht bereit ist, eine komplementäre Position einzunehmen. In solchen Fällen durchkreuzen sich nämlich die Erwartungen der Interaktionspartner an den jeweils Anderen. Stellen wir uns folgende Sequenz vor: Ein Mitarbeiter spricht, wie oben dargestellt, von der Eltern-Ich-Ebene aus zu dem Kindheits-Ich seines Vorgesetzten: »Dieses Ausmaß an Belastung ist nun langsam untragbar geworden. Das ist doch eine Frage des Managements!« Damit stellt sich der Mitarbeiter wie eine normativ orientierte Elternperson über seinen Vorgesetzten und tadelt ihn als Kindheits-Ich. Komplementär wäre die weitere Kommunikation, wenn sich der Vorgesetzte einem verzagten Kind vergleichbar für die Belastung, die er dem Mitarbeiter zumutet, entschuldigt. In solchen Fällen finden wir aber häufiger Kreuzungen, dass nämlich der Vorgesetzte gleichfalls von der Eltern-Ich-Ebene aus auf das Kind im Mitarbeiter herunter spricht: »Was fällt Ihnen überhaupt ein, so mit mir zu sprechen.« Aus gekreuzten Interaktionen entwickeln sich in der Regel kompakte Konflikte, die einen erheblichen Eskalationsgrad aufweisen können. Im günstigeren Fall, wenn der Vorgesetzte sehr reif ist, finden jetzt Aussprachen im Sinne von »Metakommunikation« statt (vgl. *Watzlawik* et al. 1966), in denen der Vorgesetzte von der

Erwachsenen-Ich-Ebene aus den Mitarbeiter bittet, bei Kontroversen grundsätzlich einen sachlicheren Ton anzuschlagen.

Andere von *Berne* (1967) beschriebene Phänomene sind »Spiele«. Hierbei handelt es sich um eine »fortlaufende Folge verdeckter Transaktionen«. Dabei wirkt die Interaktion äußerlich zunächst durchaus unkompliziert, das heißt, sie erscheint komplementär (*Hagehülsmann & Hagehülsmann* 1998). Unterschwellig tut sich aber kaum wahrnehmbar eine Kampf-Spiel-Arena auf, in der von beiden Interaktionspartnern agiert wird. So sagt ein Vorgesetzter zu einem notorisch zu spät kommenden Mitarbeiter: »Herr X, ich soll Sie wohl demnächst persönlich anrufen, damit Sie zum Dienst erscheinen« (a.a.O., 163). Die äußerlich sachliche Aussage (zwischen Erwachsenen-Ich und Erwachsenen-Ich) enthält aber eine verdeckte Transaktion vom Eltern-Ich des Vorgesetzten zum Kindheits-Ich des Mitarbeiters. Damit veralbert der Vorgesetzte seinen Mitarbeiter, was dieser vor allem in Anwesenheit von Kollegen als verletzend erleben wird. In vielen Fällen spielen sich solche Interaktionen geradezu chronisch ein. Beide Spieler »genießen« derartige Interaktionssequenzen vielleicht sogar, wobei ihnen dabei Transaktionsanalytiker wie *Hagehülsmann & Hagehülsmann* (1998) psychopathologische Motive unterstellen. Die Akteure spielen in solchen Fällen »Verfolger« und »Opfer«, was sich für das Klima einer Abteilung oder einer Organisation allerdings nicht günstig auswirkt. Die organisatorische Atmosphäre verschiebt sich dann nämlich immer deutlicher in Richtung Misstrauen.

(3) Normative Divergenzen

Eine weitere Quelle interaktiver Konflikte sind normative Divergenzen. Als »*Meinungsverschiedenheiten*« (*Stiebel* 1997) stellen sie Gegensätze in der Wertorientierung von Menschen dar. Wenn wir uns deutlich machen, dass Menschen aus unterschiedlichen Nationen, aus unterschiedlichen Branchen, unterschiedlichen Organisationskulturen, mit unterschiedlicher Sozialisation, mit unterschiedlicher Religion usw. jeweils äußerst unterschiedliche Normensysteme transportieren, dann scheint es geradezu unwahrscheinlich, dass multikulturelle Länder wie etwa Kanada durchaus gut funktionierende Gesellschaften darstellen und dass weltweit operierende Firmen wie *Hewlett Packard* so erfolgreich sind. Es lässt sich andererseits nicht leugnen, dass wir immer noch schwere Konflikte zwischen

Nationen erleben, die eine Vielzahl von Menschenleben fordern. Es lässt sich ebenfalls nicht leugnen, dass vielen Firmenfusionen wegen der Unverträglichkeit der Firmenkulturen keinerlei Erfolg beschieden ist.

Normative Divergenzen scheinen bis heute eine zentrale Quelle für schwerste Eskalationen zwischen Menschen unterschiedlicher Abstammung oder unterschiedlicher Sozialisation zu sein. Konfliktträchtig sind sie allerdings nur dann, wenn eine Gruppierung der anderen ihre Überlegenheit demonstriert oder wenn eine die andere auf ihre Seite zu bringen sucht. Erfolgreiche Bewältigungsstrategien für Pluralität finden wir am ehesten dort, wo man die Andersartigkeit der Anderen akzentuiert und dann respektiert. Auf diese Weise leben z. B. unterschiedlichste Bevölkerungsgruppen in Singapur in ihren jeweiligen eigenen Ortsteilen mit ihren Nachbarn anderen Ursprungs höchst harmonisch zusammen. Aus normativen Unterschieden resultieren also immer nur dann Konflikte, wenn eine Partei eine andere zur Übernahme ihrer Normen nötigt oder gar zwingt.

Ursachen auf individueller Ebene

Auf der individuellen Ebene finden wir eine schier unendliche Vielfalt potenzieller Konfliktursachen, die sich im Rahmen eines solchen Buches nur grob andeuten lassen. Sie wurden von zahlreichen Autoren thematisiert. Die Darstellungen reichen von kompakten Charaktertypologien auf der einen Seite bis hin zu spezifischen Sozialisationsbedingungen, die keineswegs alle als pathologisch einzustufen sind.

Im Zusammenhang mit Kommunikationsproblemen hatte ich schon eine Reihe problematischer Phänomene wie frühkindliche Mangelerfahrungen im Sozialkontakt angesprochen. Seit *Reich* (1933) wurden jeweils eine Reihe pathologischer Symptome zu so genannten Charaktertypen wie etwa dem »Hysteriker« oder dem »Zwangsneurotiker« zusammengefasst. Und diese Charaktertypen werden von manchen Autoren sogar als »Führungs-« oder »Organisationskulturtypologien« (*Kets de Vries & Miller* 1986; *Kets de Vries* 1992) thematisiert. Dann zeigen die Autoren, dass zum Beispiel ein zwangsneurotischer Chef in der gesamten Organisation eine ängstliche, paranoide Organisationskultur erzeugt. Umgekehrt lässt sich behaupten, dass eine Führungskraft, die psychisch einigermaßen gesund ist bzw. nur als »normal neurotisch« zu bezeichnen ist, für die Handhabung innerorganisatorischer Konflikte günstige Prognosen hat.

Als konfliktträchtig, aber keineswegs als pathologisch, erweisen sich auch manche Sozialisationsbedingungen. So zieht etwa das Aufwachsen als Einzelkind im Zeitalter der Teamarbeit (*Sennett* 1998) durchaus ein gewisses Konfliktpotenzial nach sich. Diese frühkindliche Erfahrung erweist sich nämlich als wenig günstige Voraussetzung für das Aufgehen in einer Gruppe. Konflikte bei der Projektarbeit, die immer ein hohes Maß an Bereitschaft zu kollektiven Leistungen erfordert, nehmen gar nicht selten von Einzelkindern ihren Ausgang. Auf dem Hintergrund der einschlägigen Literatur lässt sich als Faustregel formulieren: Je ähnlicher die aktuelle soziale Situation im Beruf der Situation in der Ursprungsfamilie ist, als desto befriedigender gestaltet sie sich für die Betreffenden, das heißt, als desto weniger konfliktträchtig wird sie von allen Beteiligten erlebt (*Toman* 1991). Eine Vorgesetzte oder ein Vorgesetzter wird beispielsweise die Position als Führungskraft voraussichtlich dann am erfolgreichsten ausfüllen, wenn er oder sie von Kindesbeinen an gewöhnt ist, jüngere Geschwister zu behüten und zu versorgen. Dabei wird eine männliche Führungskraft, die mit jüngeren Schwestern aufgewachsen ist, voraussichtlich erfolgreicher in der Führung von Frauen als von Männern sein. Das gilt allerdings nicht für Fälle, in denen der ältere Bruder immer wieder erleben musste, dass ihm die jüngeren Schwestern vorgezogen wurden. Dann wendet sich die kindliche Erfahrung ins Negative, und der Vorgesetzte neigt gelegentlich zu überschießend aggressiven Haltungen gegenüber seinen unterstellten Mitarbeiterinnen.

Zwar möchte ich an dieser Stelle noch einmal betonen, dass Konflikte immer multifaktoriell bedingt sind. Ein gutes »psychologisches Konfliktmanagement« (*Hugo-Becker & Becker* 1996) wird aber aller Voraussicht nach am ehesten von den Führungskräften zu realisieren sein, die psychisch einigermaßen ausgeglichen und durch ihre Sozialisation für Führungsaufgaben prädisponiert sind.

2.3 Diagnosen

Alle diese Überlegungen zur »Ursachenforschung« müssen nun in Diagnosen von konkreten Konfliktsituationen einfließen. Hierbei ist zunächst eine Analyse der Ist-Situation und eine Analyse des Prozesses relevant, sodann geht es um Fragestellungen zur »richtigen« Diagnosestrategie.

Vorfeldanalysen

Insbesondere bei akuten Konflikten wirken Führungskräfte oft hektisch, atemlos und ungeduldig. Trotzdem sollte der Coach auf einer sorgfältigen Rekonstruktion und Analyse bestehen. Gerade sie bewahren nämlich die Führungskraft vor unbedachtsamem Agieren. Im anderen Fall entstehen schnell Verstrickungen und Verschärfungen der Konfliktsituation. Vor jeder diagnostischen Aktivität empfehle ich aber noch, eine Reihe von Vorüberlegungen mit dem Coaching-Klienten anzustellen. Dazu gehören:

(1) Besonderheiten, die sich aus der Vorgesetztenrolle generell ergeben,

(2) Besonderheiten der persönlichen Rollenausgestaltung des jeweiligen Coaching-Klienten,

(3) Besonderheiten, die bei neuen Führungskräften relevant sind.

Viele Führungskräfte wollen von ihren Mitarbeitern als freundliche Moderatoren oder vielleicht sogar als großzügige Förderer gesehen werden. Die Übernahme der Rolle einer kritischen oder gar einer restriktiv anordnenden Instanz fällt ihnen oft schwer. Bei Konflikten lässt sich aber eine entsprechende Rollenausgestaltung mit der Anwendung entsprechender Handlungsmuster nicht immer umgehen. Aufgrund ihrer *formalen Position* hat jede Führungskraft verantwortlich dafür zu sorgen, dass in dem von ihr geleiteten System ein angemessener Umgang mit Konflikten üblich wird. Das gilt für die Handhabung gefährdender Konflikte auf der einen Seite, das gilt aber auch für das Handling extrem harmonistischer, Konflikt vermeidender Situationen auf der anderen. Anders aber als ein Berater, der die Verantwortung für das System immer in den Händen seiner Auftraggeber belassen muss und sie lediglich bei der Erfüllung ihrer Konflikt regulierenden Aufgaben unterstützt (*König & Volmer* 1993), hat eine Führungskraft aktiv und gelegentlich sogar durchaus restriktiv in konflikt-relevante Prozesse einzugreifen.

Schon die Initiative zur Regulation des Konfliktgeschehens muss von der Führungskraft ausgehen. Auch die Lösung eines Konflikts oder auch die Anregung zu einem höheren Konfliktniveau liegt in ihrer Verantwortung. Ein Vorgesetzter kann die Regulation nicht dem Belieben seiner Mitarbeiter überlassen, sondern er muss in vielen Fällen geradezu auf Lösungen drängen. Dementsprechend können sich unterstellte Mitarbeiter auch nicht frei entscheiden, ob sie über einen das System gefährdenden Konflikt mit dem Vorgesetzten konferieren oder nicht. Er muss solche Gespräche auf Grund seiner Position einfordern. So kann er auch nicht pauschal unparteiisch sein, denn er hat ja immer für das Wohl der Organisation oder der Abteilung Partei zu ergreifen.

Aus der formalen Position, in der er oder sie als Vorgesetzte/r zu den unterstellten Mitarbeitern steht, ergeben sich für ihn aber auch Begrenzungen von eventuell einzufordernden Gesprächsinhalten. So kann er oder sie nicht die Behandlung von Themen anmahnen, die den jeweiligen Mitarbeiter als Privatmenschen betreffen (*Kieser & Kubicek* 1983). Wenn es einem Mitarbeiter beliebt, kann er sich in der Kommunikation zu seinem Vorgesetzten ausschließlich auf berufliche Belange zurückziehen. Gespräche über private Konflikte zwischen Mitarbeitern, selbst wenn sie zu empfindlichen Störungen der Aufgabenerfüllung führen, können vom Vorgesetzten nicht eingefordert werden. Ein Vorgesetzter muss sich auf dienstliche Konfliktphänomene beschränken. Das ergibt sich gar nicht selten bei »missglückten« Liebesbeziehungen am Arbeitsplatz, wenn nämlich eine leidenschaftliche Beziehung nach einiger Zeit in gegenseitige Stigmatisierungen umkippt (*Schreyögg* 1994). Bei privaten Konflikten, die die jeweiligen Parteien nicht mit dem Vorgesetzten besprechen wollen, obwohl sie im Interesse der betrieblichen Funktionsfähigkeit einer Regulation bedürften, muss er sich notgedrungen auf formale Maßnahmen zur Deeskalation beschränken. So ist etwa bei Liebesbeziehungen, die sich konfliktär zugespitzt haben, daran zu denken, die Betreffenden in verschiedene Abteilungen zu versetzen und ihnen unterschiedliche Aufgabengebiete zu übertragen, sodass sie nicht kooperieren müssen.

Alle diese Aspekte, die sich aus der formalen Rolle von Vorgesetzten ergeben, müssen im Coaching schon bei der Auswahl der geeigneten Strategie zur Konfliktdiagnose angesprochen werden. Das erweist sich allerdings manchmal als problematisch, denn viele Führungskräfte, besonders aus dem sozialen Dienstleistungsbereich, beharren auf einer Vorgesetztenrolle als »*everybodies darling*«. Schon bei der Vorstellung, sie müssten restriktive Maßnahmen zur Konfliktregelung ergreifen, beschleicht sie ein schwer erträgliches Einsamkeitsgefühl. Hier ist es dann die Aufgabe des Coach, solche Gefühlsphänomene angemessen zu begleiten und zu Gunsten realistischer Haltungen zu verarbeiten zu helfen.

Der Erfolg von Interventionen im Zusammenhang mit Konflikten bestimmt sich aber in hohem Maße danach, wie die Führungskraft *als jeweilige Persönlichkeit ihre Vorgesetztenrolle* bislang ausgestaltet hat. Hier ist relevant, wie sie von den Mitarbeitern als »Chef« oder »Chefin« respektiert wird, in welcher Beziehung sie zu aktuellen Konfliktparteien stand und steht, ob sie selbst eine der Konfliktparteien repräsentiert und welche Beziehung sie zu ihren Kontrahenten hat. Die besten Chancen haben Interventionen von Führungskräften,

- die von ihren Mitarbeitern bisher in menschlicher wie fachlicher Hinsicht gut akzeptiert wurden,
- die ihre Rolle als Vorgesetzte wie selbstverständlich ausfüllen;
- die zu keiner der Konfliktparteien bislang intensive oder gar intime Kontakte unterhalten haben,
- die in den aktuellen Konflikt nicht verstrickt sind.

Alle diese Aspekte sollten im Coaching möglichst facettenreich rekonstruiert werden.

Für *neu ernannte Führungskräfte* stellt sich die Situation im Hinblick auf Konflikte grundsätzlich schwieriger dar. Das gilt für Fälle, in denen sie »konfliktäre Altlasten« vorfinden ebenso wie für Situationen, in denen sie einen »Innovationsstau« aufgrund »harmonistischer« Kulturmuster vorfinden. Ihre Rolle ist für die Mitarbeiter wie für sie selbst noch vage, sie hatten bislang noch keine Gelegenheit, sich in den Augen ihrer neuen Mitarbeiter zu bewähren. Dementsprechend verfügen sie auch noch über keine sozio-emotionale Hausmacht, die sie bei einer effektiven Konfliktregulierung tatkräftig unterstützen könnte. Falls sie aktuell ihre erste Führungsposition antreten, konnten sie diese Rolle auch noch nicht mit der

Selbstverständlichkeit einüben, die fürs Konfliktmanagement wünschenswert ist. So verfügen sie aller Voraussicht nach auch nicht über entsprechende Maßnahmen der Selbstregulation, die man in solchen Fällen benötigt.

Viele von ihnen treten ihre neue Position mit Enthusiasmus an, der aber dann angesichts konfliktärer Altlasten oder einer harmonistischen Erstarrung in Entmutigung umschlagen kann. Selbst wenn sie von einem Teil der Mitarbeiter als Hoffnungsträger begrüßt werden, wirken Maßnahmen der Konfliktregulierung im Sinne einer Eindämmung oder einer Stimulierung für den Mitarbeiterstab eher bedrohlich. In diesem Stadium besteht nämlich noch keine Vertrauensbasis zum neuen Leiter, sodass die jeweilige Aktion für die Mitarbeiter schwer einschätzbar ist. Wenn man sich allerdings deutlich macht, dass gerade an neue Führungskräfte von übergeordneten Instanzen und von unterstellten Mitarbeitern oft hohe Erwartungen im Hinblick auf innovative Entwicklungen oder auf eine Eskalationsreduktion gestellt werden, dann erscheint es notwendig, dass eine neue Führungskraft beherzt interveniert, wenn sie Missstände vorfindet. Anderenfalls verspielt sie schon bei Antritt der neuen Position ihre Autorität. Außerdem läuft sie Gefahr, einen indiskutablen Status quo zu zementieren. Wenn sie dagegen entschieden eingreift, stellen sich die oben beschriebenen Phänomene ein.

Demnach befinden sich neue Führungskräfte in Konfrontation mit konflikthaltigen Situationen in einem grundlegenden Dilemma: Um sich Respekt zu verschaffen, müssen sie die Konflikte möglichst schnell regulieren. Da aber ihre informelle Einflussbasis anfangs noch schwach ist, laufen sie Gefahr, Koalitionen gegen sich zu mobilisieren und schließlich noch selbst ins Zentrum der Konflikte zu geraten.

Angesichts derartiger Komplikationen ist es verständlich, dass gerade neue Führungskräfte gerne Coaching in Anspruch nehmen. Wie ich in einem nachfolgenden Kapitel ausführlich zeigen werde, sollten neu ernannte Führungskräfte, deren Anfangssituation sich sehr unterschiedlich gestalten kann, besonders sorgfältig beraten werden.

Diagnosen der konfliktären Ist-Situation

Zur Konfliktdiagnose in der jeweiligen Organisation empfiehlt es sich zunächst zu differenzieren, ob es sich um einen manifesten Konflikt handelt, der einer Regulierung bedarf, oder ob eine »ungesund konfliktfreie« Situation vorliegt. Wenn eine *Konfliktsituation reguliert werden* soll, empfiehlt es sich im Coaching, ein spezifisches Raster zur Diagnose (*Glasl* 1994) zu verwenden.

(1) Äußere Merkmale

Wegen ihrer oft schwer überschaubaren Komplexität sucht man Konflikte zunächst über äußere, eher offensichtliche Merkmale zu erfassen. Hier ermittelt man in einem ersten Schritt, inwieweit sich der *soziale Rahmen* schon ausgeweitet hat. Dabei interessiert, ob sich der Konflikt auf den mikrosozialen Rahmen, also auf einen Fight zwischen zwei Personen beschränkt, oder ob er als Konflikt im Meso-Rahmen bereits größere Personengruppen umfasst. Wenn er auf eine Dyade beschränkt ist, lässt er sich meistens leichter regulieren oder auch immunisieren. Ein Konflikt dieser Art hat jedenfalls selten gravierende Auswirkungen auf die Funktionsfähigkeit einer Organisation. Schwerwiegender stellt sich dagegen die Lage dar, wenn sich ein Konflikt zwischen zwei oder mehr Gruppen vollzieht. Dann bilden sich in der Regel Hauptakteure heraus, welche die Positionen der jeweiligen Partei besonders pointiert zum Ausdruck bringen. Sie fungieren als Sprachrohr ihrer Partei und werden von ihrer jeweiligen »Hintermannschaft« (*Glasl* 1994) aufmerksam beobachtet, ob sie auch ausreichend aggressiv und ausreichend entschieden die gemeinsame Sache vertreten. Durch solche gruppendynamischen Phänomene erweisen sich Konflikte im Meso-Rahmen automatisch als schwerer zu handhaben als solche im Mikrorahmen. Bei Konflikten im makrosozialen Rahmen (*Galtung* 1975) hat sich der Konflikt schon über die Grenzen einer organisatorischen Einheit hinaus ausgeweitet. Das finden wir bei Konflikten zwischen Abteilungen einer Organisation, mit denen dann die Personalabteilung, die Geschäftsleitung, später noch Rechtsanwälte oder die Presse befasst werden. In solche Konflikte sind dann viele Personen involviert, die oft nur aus vordergründiger Solidarität oder aus professionellen Gründen in den Konflikt einbezogen sind. Ihr persönliches Engagement für eine Konfliktpartei ist vielfach schwach oder unklar. In solchen Fällen kreisen um ein Zentrum von sich bekämpfenden Protagonisten und ihre Hintermannschaften zahlreiche Mitläufer oder Trittbrettfahrer, die nur noch vage die eigentliche Bedeutung des Konflikts erfassen. Dermaßen ausgeweitete Konflikte lassen sich nur sehr schwer eindämmen, weil immer wieder an irgendwelchen Rändern mehr oder weniger substanziell agierende Sympathisanten auftauchen.

Ein weiteres äußeres Merkmal von Konflikten ist ihre *inhaltliche Reichweite*. Konflikte mit geringer inhaltlicher Reichweite sind nach *Glasl* (1994) Reibungen. Dabei handelt es sich um oft wiederkehrende Missverständnisse oder Meinungsverschiedenheiten (*Stiebel* 1997). Eine bereits größere inhaltliche Reichweite haben Positionskämpfe. Dabei versuchen Organisationsmitglieder ihren formalen oder informellen Status aufzubessern. Solche Konflikte ranken sich typischerweise um Beförderungen. Wir finden sie aber auch als gruppendynamische Kämpfe, wenn es um Dominanz und Unterordnung in Arbeitsgruppen geht. Die größte inhaltliche Reichweite begegnet uns bei »Systemveränderungskonflikten«, in deren Verlauf sich Menschen um mehr oder weniger relevante Parameter eines Systems streiten. Dabei geht es dann um Fragen der Geschäftsordnung oder auch nur um eine Regelung, ob und wo in einer Firma geraucht werden darf.

Ein anderes äußeres Merkmal betrifft die Frage, ob Konflikte »formgebunden« oder »formlos« sind. Konflikte werden formgebunden ausgetragen, wenn sich die Akteure an die in der jeweiligen Organisation üblichen Kampf-Spiel-Muster halten. Formlose Konfliktaustragung finden wir demgegenüber dort, wo Akteure die sonst üblichen Muster überschreiten. So erfolgt eine formgebundene Konfliktaustragung im deutschen Parlament normalerweise durch Debattenreden. Wenn ein Politiker dagegen einem anderen eine ganze Tirade von Schimpfwörtern hinschleudert, ist das in diesem Sinn eine formlose Konfliktaustragung.

In Analogie zum kalten Krieg unterscheidet *Glasl* (1994) bei den äußeren Konfliktmerkmalen noch zwischen »heißen« und »kalten« Konflikten. Bei einem heißen Konflikt handelt es sich um einen, bei dem die Akteure erregt aufeinander einreden, bei einem kalten dagegen haben sie aufgehört, sich zu ereifern, sie verharren eher in einer zynischen Beobachterposition, aus der sie den Gegner aus ihrem Versteck belauern. Kalte Konflikte finden wir immer dort, wo eine Partei den Eindruck hat, dass sie das Spiel gegen die andere zwar verloren hat, sie aber aus einer chronischen Bestrafungslust heraus die gesamte Atmosphäre eines Systems mit Unlust und Verdrossenheit infiltriert. Anders als im Krieg lassen sich nach der Meinung von *Glasl* solche Situationen nur in der Weise auflockern, dass der kalte Konflikt vorübergehend in einen heißen transformiert wird. Dann muss die Konfliktsituation zunächst wieder stimuliert werden, damit ihre Basis für alle Beteiligten deutlich und damit bearbeitbar wird.

(2) Inhaltliche Merkmale

Erst im Anschluss an äußere Merkmale stößt man zu den inhaltlichen vor, um die konfliktäre Situation nun auch in ihren Tiefendimensionen besser zu verstehen. Dabei versucht man zunächst, die *Streitpunkte* zu ermitteln, d.h. die Themen oder Fragestellungen, um die gestritten wird. Das ist in vielen Fällen gar nicht so einfach, weil sich um ursprünglich periphere Reibungspunkte sehr schnell Fragen der äußeren Form ranken, ob man z.B. laut oder leise streiten darf. Daran schließen sich meistens Auseinandersetzungen um Themen, wer mit wem das Streiten angefangen hat und wie der gesamte Hergang zu interpretieren ist.

Des Weiteren sind die *jeweiligen Konfliktparteien* zu bestimmen. Auch das gestaltet sich oft keineswegs einfach, denn schon bei Konflikten im Mesorahmen sind oft viele Personen als Hintermannschaft beteiligt, die dem Konflikt an den Rändern durchaus ambivalent gegenüber stehen. Das trifft verständlicherweise noch mehr für Konflikte im Makrorahmen zu; denn hier gesellen sich ja viele Personen nur locker, aus vordergründigen Erwägungen zu einer jeweiligen Streitpartei.

Außerdem sollte eine Führungskraft zu erfassen suchen, in welchem Verhältnis die Streitparteien zueinander stehen, ob sie sich bereits feindlich ineinander verbissen haben oder ob sie noch gegenseitige Gesprächsbereitschaft bekunden. An solche Überlegungen schließen sich auch Fragen an, inwieweit die Streitparteien eine Beilegung des Konflikts noch für möglich halten. So sinkt die Wahrscheinlichkeit einer »einfachen« Konfliktregulation, wenn beide Parteien der Meinung sind, dass keine Annäherung mehr möglich ist.

(3) Harmonistische Konfliktvermeidung

Da Konflikte keineswegs nur zerstörerische, sondern auch eine hochgradig positive Bedeutung für die Entwicklung von Organisationen haben können, bedürfen auch »ungesund konfliktfreie« organisatorische Situationen einer sorgfältigen Analyse. Wir finden sie besonders häufig in Familienunternehmen (vgl. *Wimmer* et al. 1996), die sich schon in der Hand der zweiten oder dritten Generation befinden. Die Führungskräfte stehen noch unter dem Eindruck eines charismatischen Firmengründers, der das Unternehmen mit starker Hand aufgebaut und auf eine strikte Einhaltung seiner Direktiven geachtet hat. Sein Geist bleibt noch lange in der Firma präsent, sodass auch die unmittelbaren Nachfolger eifrig versuchen, sich an die von ihm ausgegebenen Direktiven zu halten. Sie enthalten meistens die implizite Aufforderung an alle Mitarbeiter, die basalen strategischen und operativen Vorgaben des Firmengründers nicht in Frage zu stellen. Das wiederum führt zu einem kollektiven Denkverbot oder zum »*Groupthink*« (*Janis* 1972), dass nämlich alle Organisationsmitglieder immer möglichst das Gleiche denken sollen.

Mangelnde Streitkultur finden wir allerdings auch in anderen Organisationstypen wie etwa in Schulen, deren Leiter kurz vor der Pensionierung steht. Wenn sich dieser im Verlauf der Jahre ein hohes fachliches Ansehen erworben hat, vermeiden es die Mitglieder des Kollegiums, ihm in seinen letzten Amtsjahren »Kummer zu machen«. Das heißt, sie entwickeln auf geradezu geheimnisvolle Weise die kollektive Überzeugung: »Wir vertragen uns alle gut«. Das führt in der Regel zu einem Aufschub aller Konflikte, mit denen sich dann im Sinne der »Aufarbeitung von Altlasten« die Nachfolger abplagen müssen.

In Analogie zum »Gruppendenken« wird neuerdings auch von »Kulturdenken« gesprochen (*Schreyögg, G.* 1999). Organisationen mit einer »starken« Kultur, also mit Mustern, die eine hohe Prägnanz und einen großen Verbreitungsgrad sowie eine große Verankerungstiefe im jeweiligen System aufweisen (*Sathe* 1985), ziehen eine Reihe negativer Effekte nach sich. Auch sie bedürfen der Analyse.

(1) So können sich Tendenzen zur Abschottung gegenüber der Umwelt zeigen. Kritik oder Warnsignale von außen werden überhört. Man pflegt lieber seine eingeschliffenen Traditionen und Rituale.

(2) Neue Orientierungsmuster werden abgelehnt, weil sie die Identität der Organisation bedrohen.

(3) Wenn eine Neuentscheidung doch die Innovationsbarrieren passieren sollte, taucht bei den Zentralfiguren, also den Kulturprotagonisten, Angst vor einem Autoritätsverlust auf, und das Neue wird denunziert.

(4) In solchen Systemen bleibt man auf traditionelle Erfolgsmuster fixiert. Nach dem Motto: »Was gestern gut war, kann heute nicht schlecht sein«, perpetuiert man immer nur die bislang bewährten Strategien.

In allen Fällen, in denen Organisationen ausgeprägt harmonistische Muster aufweisen, müssen Coach und Klient die Ursachen für diesen Umstand zu erkunden suchen. Erst dann lassen sich nämlich erfolgversprechende Gegenmaßnahmen einleiten.

Diagnose des Konfliktprozesses bzw. der Eskalation

Beim Vorliegen von Konflikten, die ein System bedrohen, muss im Anschluss an eine Inventarisierung des Ist-Zustandes in einem nächsten Schritt der bisherige Konfliktverlauf mit seinem aktuellen Eskalationsniveau erfasst werden. Dabei sollten sich Coach und Klient mit den relevantesten Eskalationsmechanismen und den potenziellen Eskalationsstadien befassen.

(1) Eskalationsmechanismen

Als »Eskalationsmechanismen« beschreibt *Glasl* (1994) fünf individuelle und soziale Phänomene, die geeignet sind, einen Konflikt zu verschärfen:

(1) Projektionen,
(2) Expansion von Streitfragen,
(3) Interpunktionsdivergenzen,
(4) Ausweitung des sozialen Rahmens,
(5) pessimistische Antizipationen.

Sie zu kennen und mit ihrer Hilfe Konflikte zu analysieren ist für Coach und Klient vor allem deshalb wichtig, weil sich durch sie erklären lässt, wie und warum Konflikte von einer sachlichen zu einer oft hoch emotionalisierten Ebene gelangen können.

(1) Bei »*Projektion*« handelt es sich um ein Konstrukt aus der Psychoanalyse. Es bezeichnet einen Abwehrmechanismus, bei dem eigene Strebungen oder Haltungen in andere hinein gedeutet werden. Besonders *Richter* (1967) hat unter dem Begriff »narzisstische Projektionen« eingehend beschrieben, wie Menschen eigene Persönlichkeitsanteile, die sie an sich selbst nicht akzeptieren können, in ihr Gegenüber hinein deuten. Dieser Mechanismus findet sich nicht nur in der Interaktion einzelner Menschen, sondern als kollektives Phänomen auch zwischen Gruppen und Organisationen. Projektionen führen bei den Projizierenden zwar vordergründig zur Entlastung, weil sie sich jetzt nicht mehr mit den eigenen unerwünschten Anteilen beschäftigen müssen; sie wurden ja nun in einen äußeren Feind verlagert. Auf die Dauer erinnern aber die Vorwürfe gegenüber den Anderen unbewusst doch wieder an die unerwünschten Selbstanteile. Das mündet in weitergehende, nun verschärft negative Projektionen. In den meisten Fällen ergibt sich allerdings auch durch diese neuerlichen Projektionen keine innere Befriedung. Dann kann es geschehen, dass die betreffenden Personen ihren negativen Affekten gegenüber der gegnerischen Partei freien Lauf lassen, woraus eine weitere Bereitschaft zu Eskalationen resultiert. Ein Eskalationsstopp lässt sich nur dann herbeiführen, wenn wenigsten eine der Parteien ihre Vorwürfe an die andere als Ausdruck von Projektionen interpretieren kann.

(2) Auf der Basis vielfältiger negativer Projektionen stellt sich auch eine *Expansion der Streitfragen* ein. Die Parteien lassen im Verlauf des Konflikts ihren Affekten immer haltloser freien Lauf, was die Entwicklung von drei Mechanismen befördert:

- Die Konfliktparteien werfen *relativ gezielt* immer mehr Streitpunkte in die Debatte, denn sie wollen ja ihre Gegner niederkämpfen. Dabei werden die eigenen Argumente als legitim apostrophiert, die der Gegner als illegitim.
- Beide Parteien argumentieren sich nun in eine umfassende Gegnerschaft hinein, sodass dann jedes Phänomen, das mit der gegnerischen Partei in

Beziehung steht, ebenfalls als Streitpunkt definiert wird. Nach *Glasl* (1994) handelt es sich dabei um eine *unbewusste Ansteckung anderer Themen*.

- Jetzt ist meistens ein Stadium erreicht, in dem die gegnerischen Parteien ihre Streitpunkte kaum noch überschauen können. Sie müssen dann notgedrungen die Komplexität reduzieren, was zu einer *Vereinfachung der gesamten Argumentationsmuster führt*. Das zieht aber nun auf der Meta-Ebene neue Streitpunkte nach sich, indem jetzt über Komplexität versus Simplizität der Argumentation gestritten wird.

(3) Einen weiteren Eskalationsmechanismus beschreibt *Glasl* (1994) als »*Interpunktionsdivergenzen*«. Der Begriff »Interpunktion« entstammt der Kommunikationstherapie (*Watzlawik* et al. 1969). Dort bezeichnet er ein interaktives Muster, bei dem jeder Partner eine eigene Interpretation von der Entstehung des Konflikts, seinen Ursachen, seiner Entwicklung usw. hat. Im Verlauf von Konflikten artikulieren die gegnerischen Parteien meistens ihre jeweiligen Interpretationen, was bei der anderen Partei in der Regel auf Dissens stößt und einen neuerlichen Streitpunkt bildet. Die Konfliktparteien beißen sich jetzt an ihren zunehmend verschärften Positionen fest und sind dann zu keiner argumentativen Öffnung mehr bereit. Auf diese Weise entstehen Pattsituationen mit folgender Dynamik: Der Konflikt startet bei sachlichen Gegensätzen; daraus ergibt sich Dissens über die Interpunktion, woraus neuerliche Kontroversen über eine potenzielle Konfliktlösung resultieren.

(4) Im Verlauf von Konflikten ergibt sich vielfach eine *Ausweitung des sozialen Rahmens*; es steigt die Wahrscheinlichkeit, dass immer mehr Personen in den Konflikt hineingezogen werden. Je länger ein Konflikt dauert, desto erbitterter wird er geführt und desto mehr Personen werden mit ihm befasst. Mit seiner sozialen Ausweitung nimmt die Möglichkeit, den Konflikt relativ problemlos beizulegen, immer mehr ab. Durch viele Beteiligte wird das Geschehen immer unberechenbarer. Die ursprünglichen Hauptkontrahenten versuchen, durch die Beteiligung anderer Personen oder Personengruppen ihre Operationsbasis zu erweitern. Sie rufen immer stärkere Hintermannschaften ins Leben, von denen sie sich mehr Ansehen und Einfluss auf das Geschehen erhoffen.

(5) Im weiteren Verlauf von Konflikten ergeben sich auch fast automatisch zunehmend *pessimistische Beurteilungen des Konfliktgeschehens*. Das wiederum führt in der Vorstellung der Beteiligten zur Verschärfung des Prozesses. Alle haben sich nämlich in eine feindliche Zwangslage hineinmanövriert, was Gefühle von Beklemmung nach sich zieht. Zur Befreiung versucht man, aus dieser Beklemmung mit Gewalt auszubrechen. Dies wiederum geschieht mit den Methoden, die schon bisher zur Verschärfung geführt haben, nun aber immer schneller und durchschlagender. Aus diesem Grund steigt auch der Stresspegel; jeder gerät nämlich durch den anderen unter Entscheidungsdruck. Es kommt zu einem Wettlauf um die günstigste Position, bei dem kein Partner mehr abwartet, sondern jeder sich nur noch die günstigste Position ergattern will. Jeder will beim nächsten Schlagabtausch mit der Nase vorn sein, weshalb man sich auch für den allerschwersten Schlag, der vorstellbar ist, rüstet. Derartige Vorbereitungen deutet wiederum die gegnerische Partei als Beweis, dass ihr Kontrahent zu allem entschlossen ist. So entsteht eine Überdosierung von Gewalt, die sich laufend aufschaukelt.

(2) Der Eskalationsprozess

Analysen von Konfliktverläufen und damit vom Eskalationsgrad sind für Führungskräfte von zentraler Bedeutung; denn je nachdem, in welches Stadium ein Konflikt bereits eingetreten ist, lässt er sich mehr oder weniger gut stoppen oder mehr oder weniger gut beilegen. Außerdem müssen sich die Strategien fürs Konfliktmanagement am jeweiligen Eskalationsgrad ausrichten.

Einschlägige Autoren (*Regnet* 1992; *Neuberger* 1994; *Glasl* 1994) sprechen von *Eskalationsstufen*, weil sie die Progression von Konflikten stufenweise, durch »Wendepunkte« markiert sehen. Bei einem Wendepunkt handelt es sich jeweils um eine Aktion, bei der von einer der Parteien neue, bisher noch nicht genutzte Kampfmittel auf der Basis neuer Normen und Standards angewandt werden. Ein Wendepunkt stellt jeweils einen *»point of no return«* dar, denn er macht die Beilegung des Konflikts unwahrscheinlicher, als die Beteiligten vor dem Wendepunkt noch antizipiert haben. *Glasl* (1994) differenziert neun Eskalationsstufen, die von *Neuberger* (1994) zu drei Hauptstufen zusammengefasst werden:

(A) Die erste Hauptphase startet mit harmlos erscheinenden *Reibereien* im Sinne von Missverständnissen oder inhaltlichen Meinungsverschiedenheiten. Sie kristallisieren sich um unterschiedliche Standorte und führen zur Aufspaltung in zwei oder drei Lager. Die zunehmend dogmatisch vorgetragenen Positionen ziehen eine *Polarisierung* der Beteiligten nach sich und münden in *Debatten,* bei denen sich die Kontrahenten nicht mehr im Dialog zu überzeugen suchen, sondern in welchen es um plakative Darstellungen der eigenen Standorte geht. Jetzt werden die *ersten strategischen Mittel* eingesetzt, um die Gegenseite, die zunehmend als Gegner erlebt wird, zu überrumpeln. Wenn eine der Parteien das Debattieren leid ist, beginnt sie im Sinne eines Wendepunktes mit demonstrativ zur Schau getragener Selbstsicherheit ihre Intentionen *in die Tat umzusetzen.* Dadurch erhöht sie meistens die Gruppenkohäsion im eigenen Lager, was mit der Entwicklung eines Feindbildes von der Gegenseite einher geht. Durch demonstrative Aktionen einer der Parteien weitet sich im Allgemeinen der soziale Konfliktrahmen aus. Deshalb werden jetzt auch Personen außerhalb des ursprünglichen Konfliktfeldes in dieses einbezogen.

(B) In der zweiten Hauptphase zentriert sich das Konfliktgeschehen auf das *äußere Ansehen der jeweiligen* Parteien. Zuerst kreisen alle Intentionen um den Erhalt und die Verbesserung des eigenen *Image.* Zu diesem Zweck versucht man vor allem, möglichst viele neue *Koalitionspartner* zu rekrutieren. Der Kontrahent wird nun immer deutlicher als »hässlicher« Gegner definiert, den es abzuwerten gilt. Er soll vor allem durch die neuen Mitstreiter und ihre *Reputation* in die Knie gezwungen werden. Im weiteren Verlauf dieser Imagekämpfe liegt es nahe, den Gegner immer deutlicher zu diffamieren. Als neuen Wendepunkt fügt man ihm entweder einen *Gesichtsverlust* zu oder man provoziert ihn so geschickt, dass er sich selbst demaskiert. Jetzt verschärfen sich die gegenseitigen Stigmatisierungen, was eine regelrechte »Rehabilitationssucht« nach sich zieht. Dadurch werden nun wieder neue Bühnen zur positiven *Selbstinszenierung* eröffnet. Die fortgesetzten beiderseitigen Stigmatisierungen können jetzt bei beiden Parteien Drohungen aller Art nach sich ziehen. Diese *Drohungen* entspringen auf beiden Seiten Ohnmachtsgefühlen, die aus der Angst resultieren, der Kampf sei trotz aller Anstrengung womöglich doch nicht zu gewinnen. Dadurch erhöht sich bei beiden Gegnern der soziale Stress. Nun werden Drohspiele entwickelt, die eines Publikums bedürfen. Dadurch wird die Kampf-Spiel-Arena immer größer und unübersichtlicher.

(C) Während am Ende der zweiten Hauptphase *Vernichtungsschläge* nur angedroht, aber nicht realisiert wurden, fallen in der dritten Hauptphase die Hemmungen, dem Kontrahenten ernstlich Schaden zuzufügen. Wenn die als Drohung in Aussicht gestellten Schädigungen in die Tat umgesetzt werden, überschreitet eine Partei einen ganz entscheidenden Wendepunkt. Dann wird nämlich ein Eskalationsstopp sehr unwahrscheinlich. Zuerst beschränken sich die *Schädigungen des Gegners* noch auf Bereiche, die bei den Drohungen am Ende der zweiten Eskalationshauptphase noch eine Rolle spielten. Sie werden von den gegnerischen Parteien zunächst »absichtslos« unterminiert oder ad absurdum geführt. Das Spezifikum solcher Aktionen besteht im *Überraschungseffekt,* was selbstverständlich die Bereitschaft zu *Vergeltungsschlägen* erhöht. Die Gegner können sich allerdings auch mit solchen Strategien in der Regel nicht dauerhaft zum gegenseitigen Einlenken zwingen. Nach einer Erholungspause greifen sie in der Regel nur zu verschärften Mitteln. Nun können sie versuchen, den Gegner an seiner empfindlichsten Stelle, an seinen Anhängern zu treffen. Dabei werden perfide Strategien zur Zersplitterung des gegnerischen Lagers angewandt, in deren Zuge breit angelegte *Diffamierungskampagnen* gegen den »harten Kern« des Gegners eine Rolle spielen. Die Eskalationen erreichen ihren Höhepunkt, wenn die Kontrahenten die Vernichtung des Gegners sogar um den Preis der *Selbstvernichtung* erzwingen wollen. Nun ist ein Stadium erreicht, in dem der Krieg aller gegen alle ausgebrochen ist. In derartige Untergangsszenarien sind vielfach mehrere Gruppierungen verstrickt, sodass die Freund-Feind-Linien sehr unübersichtlich sind.

Wegen der besonderen Bedeutung der Eskalationsstufen für die Handhabung von Konflikten stelle ich sie im Folgenden noch einzeln dar (vgl. *Glasl* 1994):

1. Stufe: Verhärtung. Die erste Stufe von Eskalationen startet äußerlich mit *belanglosen Reibereien und inhaltlichen Meinungsverschiedenheiten.* Die jeweiligen Positionen kristallisieren sich als unterschiedliche Standpunkte heraus, die aber bald eine gewisse Starrheit annehmen. Die Parteien beharren zunehmend auf ihren Ideen und Vorschlägen. Im weiteren Verlauf sind sie immer weniger bereit, sich von der Gegenseite beeinflussen zu lassen. In kooperierenden Arbeitsgruppen bilden sich nun spontan Flügel, in denen sich die Meinungen zunehmend polarisieren. Die Parteien verzerren dabei ihre Wahrnehmung von aktuell thematisierten Geschehnissen je nach ihrer Flügelzugehörigkeit. Es besteht die Neigung, Argumente der eigenen Gruppe als besonders positiv zu bewerten. Jetzt schälen sich auch schon prägnantere Rollen heraus, solche von Initiatoren, von Angreifern, von kritischen Nachfragern usw. Diese Rollen werden von den Rollenträgern selbst aktualisiert und von den Kontrahenten typisiert. Die bevorzugten Beeinflussungsmethoden sind in diesem Stadium aber noch rationaler Art wie Abwägen und Argumentieren. *Die Kontrahenten sind noch dem Dialog zugänglich.*

2. Stufe: Polarisation und Debatte. Der Wendepunkt im Übergang von der ersten zur zweiten Eskalationsstufe besteht darin, dass jetzt *Lager gebildet werden, die mit strategischen Mitteln verteidigt werden.* Wenn die Erstarrung zunimmt, verändert sich das Klima. Die Parteien nehmen nun rigorosere Haltungen ein. Sie scheuen nicht mehr vor harten verbalen Konfrontationen zurück und setzen jetzt auch gefühlsgeladene Mittel strategisch ein. Sie wollen damit ihrer Meinung bei der Gegenseite Geltung verschaffen. Die Interessen werden jetzt deutlich als konkurrierend erlebt. Die Interessensstandorte verhärten sich zusehends. Angestrebt wird jetzt immer weniger Konsens als das Herausstreichen der eigenen Position. So steht jetzt auch nicht mehr Kooperation im Vordergrund, sondern eine Polarisation in verschiedene Lager. Dadurch entsteht ein labiles Gleichgewicht zwischen den Parteien mit erhöhter Reizbarkeit. Innerhalb der Parteien entsteht ein leicht gesteigertes Selbstwertgefühl mit Anflügen von Überheblichkeit und Arroganz. Das dient vor allem der Irritation der Gegenseite. Man fixiert sich auf Standpunkte, die jetzt nicht mehr ausschließlich eine Frage der besseren Argumente, sondern Prestigeangelegenheiten sind. Durch die »besseren Argumente« versucht man das eigene Ansehen zu stärken. Neben den Argumenten geraten nun allerdings diese Prestigefragen zu neuen Streitpunkten. Beide Parteien sind jetzt etwas auf der Hut voreinander. Sie achten jedenfalls darauf, nicht mehr unbefangen miteinander zu reden. Sie verfolgen alle Aktivitäten der Gegenpartei mit etwas Misstrauen und rechnen jeweils damit, dass die Gegenpartei sachliche Argumente nur deshalb vorbringt, um ihre Position als die vorteilhaftere herauszustellen. Daraus ergeben sich demonstrative Dominanzkämpfe, die dazu dienen sollen, dem Gegner zu imponieren bzw. ihn einzuschüchtern. So wandeln sich alle Gespräche zu Debatten. Das wiederum führt auf beiden Seiten zu uneingestandenen Irritationen. Kollisionen werden jetzt nicht mehr vermieden, denn sie dienen ja dem Abbau vorher aufgebauter Spannungen. In diesem Stadium zeigen sich die *ersten Typisierungen der gegnerischen Partei.* Sie bestehen allerdings nur im Hinblick auf bestimmte Denk- oder Handlungsmuster, noch nicht im Hinblick auf Personen.

3. Stufe: Taten statt Worte. Der *point of no return* von der zweiten zur dritten Stufe ist durch einen *Übergang von verbalen Auseinandersetzungen auf die Handlungsebene* bestimmt. Jetzt gelangen die Parteien zunehmend zu der Überzeugung, dass der bisher verbal geführte Schlagabtausch nutzlos ist. Ihre Interaktionen sind nämlich in diesem Stadium durch das Gefühl dominiert, durch den Gegner blockiert zu werden. Die Konfrontationspartner werden sich bewusst, dass sie voneinander abhängig sind. Diese Abhängigkeit versuchen sie im »Handstreich« abzuschütteln. Das heißt, man will durch Aktionen den Widerstand des Gegners brechen. Die Parteien schaffen also Tatsachen und bringen dadurch den Gegner in Zugzwang. Solch ein Vorgehen beinhaltet immer eine aggressive Komponente. Die einzelnen Parteien stellen jetzt eine demonstrative Stärke und Selbstsicherheit zur Schau. Dadurch soll die Gegenseite eingeschüchtert werden. Damit geht auch eine gezielte Stärkung der inneren Kohäsion einher, was einen erheblichen Konformitätsdruck innerhalb der Parteien erzeugt. Dieser äußert sich in der Verwendung spezieller Begrifflichkeiten, in der Entwicklung von speziellen non-verbalen Verhaltensstilen usw. All das geht einher mit einer verstärkten Typisierung der Gegenseite auf der Basis negativer Projektionen. Man fühlt sich nicht in die Gegenseitige ein, sondern schottet sich gefühlsmäßig zunehmend von ihr ab. Die bisherige Gefühlsdisziplin, die man in den ersten Stufen geübt hatte, entlädt sich nun in Aktionen, die mit einem zumindest milden Kränkungspotenzial verbunden sind. Die Aktivitäten werden insgesamt vieldeutiger und temporeicher. *Der Konflikt dehnt sich jetzt auf einen breiteren sozialen Rahmen aus.*

4. Stufe: Sorge um Images und Koalitionen. Der Wendepunkt von der dritten zur vierten Stufe ist durch eine *sprunghafte Ausweitung der sozialen Konfliktarena* markiert. Während Sachfragen sehr in den Hintergrund rücken, dominieren nun die Beziehungen der Parteien fast den gesamten Konflikt. Die Einstellungen der Parteien zueinander nehmen immer rigorosere Züge an. Die gegenseitigen Typisierungen geraten immer schärfer. Die eigenen Positionen werden grundsätzlich als antithetische Positionen zu denen der gegnerischen Partei definiert, und alles, was die Gegenpartei denkt, fühlt und handelt, wird zunehmend negativ interpretiert. Die Beeinflussung des Gegners versucht man durch die Beeinflussung von Außenstehenden. Dabei soll die Glaubwürdigkeit des Gegners mehr oder weniger subtil unterminiert werden. In diesem Stadium gilt nämlich die Hauptsorge beider Parteien der eigenen Reputation. Man bemüht sich jedenfalls um ein günstiges Selbstbild, das bis zur Selbstglorifizierung reichen kann. Dafür werben beide Parteien ausführlich um Anhänger. Jetzt steht also die Unterstützung durch Außenstehende im Vordergrund. Die Image-Werbung erstreckt sich jetzt auch auf Nichtbeteiligte, die das glorifizierte Selbstbild bestätigen sollen. Dabei versucht man, Koalitionen als langfristige Bündnisse zu schließen, knüpft aber auch Allianzen im Sinne von pragmatisch gedachten Zusammenschlüssen gegen das feindliche Lager. Im Hinblick auf den Gegner nehmen negative Projektionen rapide zu. Das hat zur Folge, dass die Gegenpartei umfassend stigmatisiert wird. Stigmatisierungen erfolgen in diesem Stadium als kollektive Zuschreibungen. Die Gegner erscheinen nun Zerrbildern gleich nur noch als Mitglieder einer feindlichen Gruppe. Anlässlich von Begegnungen mit den »anderen« verstrickt man sich in Zirkelprozesse und selbsterfüllende Prophezeiungen. Die Parteien suchen jeweils nach Lücken im bisher etablierten Normengeflecht des Gegners. Dadurch wollen sie ihn »entlarven«. Es soll auf jeden Fall beim Gegner ein Unbehagen erzeugt werden. Die Parteien sprechen sich jeweils Entwicklungsmöglichkeiten ab, wodurch sich Streitpunkte über potenzielle Konfliktlösungen ergeben. Bei Befragungen durch Dritte werden jetzt *fast nur noch Stereotype reproduziert.*

5. Stufe: Gesichtsverluste. Der Wendepunkt von der vierten zur fünften Stufe ist dadurch markiert, dass eine Konfliktpartei *mutwillig einen öffentlichen Gesichtsverlust der anderen provoziert.* Es handelt sich dann um einen *point of no return*, der eine weitere Eskalation besonders beschleunigt. Ausgangssituation ist entweder, dass eine Partei die andere möglichst publikumswirksam bloßstellt oder eine Gelegenheit inszeniert, bei der die andere in die Enge getrieben sich selbst demaskiert. Beides sind dramatische Ereignisse von »Enthüllungen«, die von der bloßgestellten Partei bald mit entsprechenden Gegenreaktionen beantwortet werden. Daraus ergibt sich regelmäßig eine Totalisierung des Konflikts. Demaskierungen verschärfen nämlich gegenseitige Stigmatisierungen, die jetzt sogar in existenziellen »Verteufelungen« münden können. Bei realen Konfrontationen mit dem Gegner reichen sie oft bis zum physischen Ekel. Jede Partei entwickelt nun ein neues Deutungskonzept von der anderen. Alle früheren Aktivitäten der Gegenseite, auch wenn sie noch so positiv gemeint waren, werden nun in einem neuen, in einem negativen Licht interpretiert. Auch alle Informationen über die gegnerische Partei werden jetzt nur noch im Sinne eines negativistischen Deutungsmodells behandelt. In diesem Stadium entwickeln die Parteien eine regelrechte »Rehabilitationsssucht« und sind bereit, große Opfer zur Wiedergewinnung ihrer Reputation zu bringen. So etablieren sie jetzt oft völlig unvermutet neue Bühnen, was allerdings meistens nur die soziale Reichweite des Konflikts vergrößert. Manche der bisherigen Sympathisanten wenden sich allerdings nach derartigen Demaskierungsspielen angeekelt von den Hauptakteuren des Konflikts ab. Das führt in der Regel auch zu ihrer negativen Stigmatisierung. Das wiederum zieht eine hohe Ideologisierung des Konflikts nach sich, der jetzt ohnedies primär auf Werthaltungen zentriert ist. Der Gegenseite wird jedenfalls meistens eine negative Wertorientierung unterstellt, die der eigenen (natürlich positiven) weit unterlegen ist. Diese Vorgänge sind oft durch sektiererischen Eifer charakterisiert, der bis zur Mythenbildung reichen kann. In manchen Milieus werden in diesen Stadien sogar Degradierungs-Zeremonien abgehalten, die einer rituellen Zerstörung personaler Identität gleichkommen. Es handelt sich dann um strukturelle Gewalt (*Galtung* 1975), die einem generalisierten Hass entspringt. *Jetzt kreisen die Parteien nur noch um sich selbst und sind keinem Dialog mehr zugänglich.*

6. Stufe: Drohstrategien. Wenn der Konflikt einen *erhöhten Gewaltpegel* aufweist, erfolgt der Übergang in die sechste Eskalationsstufe im Allgemeinen relativ schnell. Der Wendepunkt besteht in der Androhung von »Vernichtungsmaßnahmen«, wenn diese oder jene Forderung nicht erfüllt wird. Mindestens eine der Parteien versucht durch Drohstrategien auf die andere Einfluss zu nehmen oder Entscheidungen der Gegenpartei zu erzwingen, um sie von einem Verharren auf ihren Positionen abzuschrecken. Da aber Drohungen in diesem Stadium oft nur Gegendrohungen provozieren, radikalisiert und beschleunigt sich der Konflikt weiter. Zwar spielten schon im bisherigen Eskalationsprozess Drohungen eine gewisse Rolle, jetzt werden sie aber manifest, inhaltlich prägnant, und sie werden vor allem strategisch platziert. Wie *Russett* (1963, zit. n. *Glasl* 1994) ausführt, können Drohungen in verschiedenen Ausprägungsgraden artikuliert werden:

- Die mildeste Variante manifestiert sich in *Drohgebärden*. Deren Funktion besteht darin, die Aufmerksamkeit auf sich und das eigene Anliegen zu lenken. Dadurch demonstriert man, dass man autonom genug ist, von anderen die Wahrung bestimmter Normen zu fordern.
- Mit einem *entschiedenen Aussprechen von Drohungen* legt sich der Drohende fest, dass bei Nichterfüllung seiner Forderungen eine feindliche Handlung erfolgt.
- Mit *radikal formulierten Drohungen* wird die bedrohte Partei ultimativ unter Druck gesetzt, eine bestimmte Entscheidung zu fällen. Diese Form der Drohung lässt beiden Parteien keinen Ausweg mehr. Oft werden sogar unerfüllbare Forderungen ausgesprochen, damit sich die drohende Partei zu einem schnellen Angriff legitimiert fühlt.

Drohende greifen im Allgemeinen zu immer extremeren Forderungen und dulden auch meistens keinen zeitlichen Aufschub. Damit wollen sie Unbeugsamkeit demonstrieren. Konzessionen meinen sie sich jetzt nicht mehr erlauben zu können, denn dadurch würden sie an Selbstrespekt einbüßen. Die drohende Partei denkt vorrangig daran, welche Bedeutung die Drohung für sie selbst hat. Die bedrohte Partei dagegen sieht nur noch die eventuellen Schäden, die sie bei Erfüllung oder Nicht-Erfüllung des von der gegnerischen Seite Geforderten zu erleiden hat. Drohungen spielen letztlich mit der Angst der Bedrohten. Die Drohenden wollen im Prinzip die gesamte Situation kontrollieren, also der Gegenseite ihre Spielregeln diktieren. Das führt bei den Bedrohten zu Gefühlen von Ohnmacht, die sich nicht selten zur besinnungslosen Wut steigern. Aus diesem Grund ziehen Drohungen immer eine Zunahme der Gewalt nach sich. In diesem Stadium ergibt sich für beide Parteien ein erhöhter Stress. Die Arena vergrößert sich weiter. Viele Drohspiele ereignen sich jetzt ohnedies im öffentlichen Raum, wodurch das Konfliktfeld noch unübersichtlicher und noch weniger steuerbar wird. Die Streitfragen nehmen zwar kaum mehr zu, gewinnen aber subjektiv immer mehr an Gewicht. Beide Parteien treiben sich zunehmend in die Enge. Sie haben immer weniger Zeit, ihre Entscheidungen in Ruhe abzuwägen. Jede Partei beobachtet aufmerksam das Verhalten der anderen. Dadurch verfestigen sich die Selbst- und Fremdbilder noch mehr. Einzelne Personen erscheinen nun lediglich als Repräsentanten bestimmter Positionen. Drohstrategien wirken allerdings nur so lange, als es den Beteiligten darum geht, ein noch größeres Gewaltpotenzial zu verhindern. Sie würden ja sonst die angedrohten Aktionen schon realisieren.

7. Stufe: Begrenzte Vernichtungsschläge. Der *point of no return* von der sechsten zur siebten Stufe manifestiert sich in *Aktionen, die von den Drohenden vorher in Aussicht gestellt wurden.* Damit ist ein Stadium begrenzter gegenseitiger Vernichtungsschläge erreicht. Mit diesem Wendepunkt wird das Sicherheitsgefühl der Parteien grundlegend erschüttert. Da sie sich jetzt alles zutrauen, hat jede Partei nur noch ihre eigene Existenzsicherung im Auge. Sie verlässt sich nur noch auf ihre eigene Wahrnehmung, sodass sie keine Perspektiven mehr von außen wahrnehmen kann. Die jeweiligen Feindbilder verändern sich nun abermals ganz entscheidend. Die gegnerischen Parteien nehmen sich nicht mehr als Menschen wahr, sondern nur noch als Objekte, die man beliebig manipulieren, notfalls sogar vernichten kann. Diese Perspektive dominiert bis zur neunten Eskalationsstufe. Der Gegner erscheint nur noch als behindernder Faktor, der durch dosierte Schläge in seiner Existenz erschüttert werden muss. Im siebenten Stadium können sich die Gegner schon keine Lösung mehr vorstellen, bei der die gegnerische Partei noch existiert. Die Schädigungsabsicht steht nun deutlich im Vordergrund. Bei den Parteien breitet sich eine regelrechte Zerstörungslust aus. Durch die Drohungen haben sich die Parteien gegenseitig zu Aktionen gezwungen, mit denen sie sich und dem Gegner beweisen wollen, dass sie immer noch Handlungsspielräume haben. Zur Durchsetzung der eigenen Ziele reichen sie aber nicht mehr aus. Das erzeugt Ohnmachtsgefühle, die eine regelrechte Schädigungslust nach sich ziehen. In diesem Stadium erfolgt die Schädigung allerdings noch nicht wahllos, sondern sie richtet sich primär auf die Sanktionsmacht des Gegners. Es handelt sich meistens um Überraschungsschläge. Sie sind in diesem Stadium noch nicht wahllos gegen alle Güter des Gegners gerichtet.

Sie sollen vielmehr seiner Entmachtung dienen. Die Gewaltanwendung findet also innerhalb spezifischer Grenzen statt. Im Speziellen zielen die Attacken auf die Methoden, Instrumente und spezifischen Ressourcen des Gegners. Sie richten sich häufig auch auf die Legalitätsbasis des feindlichen Systems. Die pessimistischen Antizipationen führen dazu, dass die Parteien ihr Vernichtungspotenzial stark überschätzen. Jeder Schlag zieht nämlich fast sofort eine Vergeltung nach sich. Und auch die Vergeltungsschläge werden in ihrer Wirkung meistens übertrieben potent eingestuft. Im Prinzip wirkt die Zerstörung von Gütern des Feindes jeweils mehr als ein symbolischer Akt. Nach jedem Zerstörungsakt verschärfen sich allerdings die Gegensätze. Jede Partei sammelt davor und danach ihre Kräfte für den nächsten Schlag. Der Feind soll fortdauernd ein Missbehagen erleben, denn in diesem Stadium geht es ja nicht mehr um das Erringen von Vorteilen. Der eigentliche Gewinn von Schädigungsakten besteht jetzt nämlich in der Schadenfreude. Das gesamte Geschehen wird von Machtstreben beherrscht. Daraus ergeben sich auch neue Streitfragen. Sie resultieren aus den eingesetzten Kampfmitteln. Die zweiseitige Kommunikation ist vollends zusammengebrochen. Die Normen richten sich an einem Quasi-Kriegsrecht aus. Jede Partei ist sich bewusst, dass sie nichts mehr gewinnen, sondern nur noch dem Gegner Schaden zufügen kann. Man handelt nach dem Motto: »Wenn ich schon Schaden ertragen muss, soll auch der Gegner Schaden erleiden.« Jetzt führt kein Weg mehr aus der Eskalation heraus. Durch die feindlichen Aktionen entsteht ein hoher Zeitdruck, der automatisch zur laufenden Verschärfung der Eskalation führt.

8. Stufe: Zersplitterung. Der Wendepunkt von der siebten zur achten Stufe besteht in *Angriffen auf die Macht- und Existenzgrundlagen des Gegners.* Personen, die auf einem exponierten Posten stehen, werden nun durch die gegnerische Partei von ihrer Basis abgedrängt. Autoren, die sich zur Eskalationsdynamik äußern, verwenden für dieses und das nächste Stadium fast ausschließlich militärisches Vokabular. *Kahn* (1965) etwa beschreibt die Intentionen in diesem Stadium als »Angriffe auf das zentrale Nervensystem des Feindes, auf seine Versorgungs- und Legitimierungslinien«. Jetzt werden hintergründige Strategien, also Listen zur Spaltung des gegnerischen Lagers angewandt. Es soll sich jetzt nicht mehr erholen. Oft ergibt sich dadurch innerhalb einer Partei ein massiver Widerstand gegen den harten Kern, sodass auch im Innenraum der Parteien die destruktiven Neigungen überhand nehmen. *Fromm* (1975) spricht in solchen Fällen von einer »nekrophilen Zerstörungslust«. Dabei sei allerdings angemerkt, dass die Gewaltanwendung in diesem Stadium noch keineswegs zügellos ist. Noch will nämlich jede Partei selbst überleben.

9. Stufe: Gemeinsam in den Abgrund. Der Wendepunkt zur neunten und letzten Eskalationsstufe besteht in der *Entscheidung, den Gegner sogar um den Preis der Selbstvernichtung zugrunde zu richten.* Den Parteien erscheinen nun die Kosten einer Umkehr weitaus größer als die Kosten der Vernichtung des Gegners. Jetzt beginnt ein Krieg aller gegen alle. Jetzt wird niemand mehr geschont, der im Umfeld des Gegners eine Rolle spielt. Die einzige Genugtuung, die den Kontrahenten jetzt noch bleibt, ist die, dass auch der Gegner in den Abgrund segelt.

Es sei schon an dieser Stelle bemerkt, dass Konflikte, die sich im Rahmen der ersten drei Eskalationsstufen bewegen, von Führungskräften relativ gut zu handhaben sind. Bei Konflikten ab der vierten und vor allem auf der siebten Stufe wird ein so hohes Maß an Destruktivität mobilisiert, dass ihre Beilegung einen erheblichen Aufwand erfordert. Aus diesem Grund lassen sich auch nur Konflikte der ersten drei Eskalationsstufen konstruktiv nutzen. So ist auch bei der Konflikstimulation (*Van de Vliert* 1997) darauf zu achten, dass der Konflikt im Rahmen der ersten drei Stufen bleibt.

Angesichts der beschriebenen Eskalationsprozesse, die zum Teil sehr zerstörerisch sind, möchte ich allerdings bemerken, dass sich viele Konflikte in Organisationen lange auf dem Niveau der ersten drei Stufen bewegen. Dann achten die Parteien meistens sorgsam darauf, keine neuen Wendepunkte zu überschreiten und dadurch weitere Eskalationen einzuleiten. In den unteren Stadien haben Konflikte ohnedies eher den Charakter organisatorischer »Spiele«, wie sie von *Crozier & Friedberg* (1979) beschrieben wurden. Wenn sie sich auf die vierte oder sogar auf die siebte Eskalationsstufe hin bewegen, weisen sie den Charakter »böser Spiele« auf, wie sie von *Hagehülsmann & Hagehülsmann* (1995) auf dem Hintergrund der Transaktionsanalyse oder auch von *Neuberger* (1994) auf der Basis der Mikropolitik in Organisationen beschrieben wurden.

Auf welcher Eskalationsstufe Konflikte innerhalb einer Organisation ausgetragen werden, bestimmt sich hochgradig nach den jeweiligen organisations- bzw. branchenspezifischen Kulturmustern. So erreichen zum

Beispiel viele Konflikte innerhalb polizeilicher Milieus Eskalationsstufen, auf denen Drohungen im Form von Schreiben durch Rechtsanwälte eine Rolle spielen. In der psycho-sozialen Szene begegnen uns dagegen eher gegenseitige Diffamierungskampagnen, die manchmal sehr breit angelegt sein können.

In der einschlägigen Literatur werden erhebliche Modifikationen von Konfliktverläufen durch Suchtmittel, wie etwa durch Alkohol, beschrieben (*Haselow & Meyer* 1997). Auf diese Weise erniedrigen sich Hemmschwellen, was ein rasches Überschreiten von Wendepunkten zur Folge hat. Hemmungen vor Eskalationen sind aber auch das Resultat von Sozialisation. Das heißt, schwach sozialisierte Menschen neigen zu rascheren Eskalationen. Autoren berichten auch Beziehungen zu national-kulturellen Eigenheiten, dass etwa Kurden bei Demonstrationen ein überaus hohes Eskalationstempo aufweisen, auf das die Polizeibeamten oft gar nicht vorbereitet sind (ebd.). Als grobe Faustregel kann man formulieren: Mitteleuropäer mit einem hohen Bildungsniveau lassen Konflikte langsamer eskalieren als Mitglieder südlicher Länder aus der Unterschicht.

Bei der Rekonstruktion von Konflikten kann der Coach zur methodischen Unterstützung den Klienten bitten, die aktuelle organisatorische Situation in ihrem jeweiligen Kontext mit Hilfe von Skizzen oder Bausteinen möglichst anschaulich darzustellen. Zu diesem Zweck lassen sich formale wie informelle Positionsinhaber oder einzelne Interessengruppen durch verschiedene Farben kenntlich machen. Es empfiehlt sich außerdem, anschließend einen inneren Rollentausch mit den jeweiligen Gruppen bzw. ihren Protagonisten durchzuführen. Dabei sollte man sich deren Interessenlage, Ziele, Bedürfnisse usw. einfühlend vergegenwärtigen (*Schreyögg* 1995).

Diagnosestrategien

Ein solches Vorgehen wirkt zunächst plausibel und eingängig, in der Realität lässt es sich aber vielfach nur unter Mühe realisieren. Wenn Führungskräfte einen Konflikt umfassend diagnostizieren wollen, benötigen sie in der Regel manifeste Informationen im Hinblick auf die Interessenlage der Streitparteien, im Hinblick auf die in Frage stehenden Streitpunkte usw. Für diesen Zweck bieten sich prinzipiell zwei Diagnosestrategien an, für die der Coach den Klienten zum Teil auch übend vorbereiten sollte: Die Führungskraft versucht mit den Streitparteien in ein offenes Gespräch über ihren Konflikt einzutreten oder sie versucht den Konflikt indirekt zu erschließen.

(1) Offene Gespräche mit Konfliktparteien

Offene Gespräche mit Konfliktparteien zu führen gilt in manchen Organisationskulturen als grundlegendes ethisches Postulat. Dabei wird aber verkannt, dass Menschen schon in relativ niedrigen Eskalationsstadien nur noch begrenzt zu Dialogen in der Lage sind. Stattdessen projizieren sie, deuten die Realität in ihrem spezifischen Sinne um und versuchen vor allem, die eigene Position als die allein gültige darzustellen. Deshalb geht eine Führungskraft, die mit den Parteien einen Konflikt offen anspricht, in vielen Fällen das Risiko ein, vorrangig Projektionen, opportunistische Realitätsumdeutungen usw. anhören zu müssen. Darüber hinaus läuft ein Vorgesetzter Gefahr, selbst in den Konflikt verstrickt zu werden, da er aufgrund seines formalen Status als Koalitionspartner meistens heiß umworben wird.

Der Coach muss der Führungskraft zu vermitteln suchen, dass jedes offene Gespräch mit den Konfliktparteien über ihren Konflikt diesen bereits in der einen oder anderen Weise modifiziert. Konfliktdiagnostische Gespräche durch den Vorgesetzten erhalten deshalb automatisch den Stellenwert von Interventionen, die immer sorgsam vorzubereiten sind.

Bei Konflikten auf der *Mikroebene*, also zwischen einzelnen Personen, lassen sich offene Befragungen noch relativ leicht durchführen. Wenn sich der Konflikt auf einem niedrigen Eskalationsniveau bewegt, kann die Führungskraft mit beiden Kontrahenten gleichzeitig verhandeln. In höheren Eskalationsstadien sollte sie aber, um weitere Verschärfungen in der aktuellen Situation zu vermeiden, die Personen nacheinander befragen und eventuell erst daran anschließend mit beiden gemeinsam konferieren. Allerdings ist auch bei Gesprächen auf einem niedrigen Eskalationsniveau eine maximale Wachsamkeit geboten, denn auch hier bestehen immer zumindest unterschwellig Koalitionsangebote an den Vorgesetzten.

Solche Gespräche lassen sich im Coaching durch einen imaginativen Rollentausch mit leeren Stühlen vorbereitend trainieren. Dabei werden die Klienten angeleitet, im Wechsel zuerst ihre eigene Position einzunehmen, dann die des Gesprächspartners, danach wieder die eigene usw. So entsteht ein fortlaufender fingierter Interaktionsprozess. Die Klienten können dann mit ihrer Gesprächsführung experimentieren und zuletzt die für sie treffendste, die sie in der Ernstsituation anwenden wollen, für sich herausarbeiten und üben (*Schreyögg* 1995).

Der Coach sollte mit der Führungskraft aber auch thematisieren, ob und inwieweit die aktuelle Konfliktdynamik der Interaktionspartner eventuell durch Divergenzen, die sehr Persönliches berühren, verursacht sein könnte. In solchen Fällen ist es ratsam, für eine erste Konfliktklärung, die auch Phänomene auf der privaten Ebene einbezieht, einen externen Coach heranzuziehen. Derartige Sequenzen werden in der Weise arrangiert, dass die Führungskraft die Streitpartner um ihr Einverständnis bittet, einen externen Coach zur Beratung heranzuziehen. Dieser sollte dann zuerst getrennte Gespräche mit den einzelnen Konfliktpartnern führen, damit sich jeder der beiden in Ruhe aussprechen kann. Wenn hier eine gewisse Klärung stattfinden konnte, werden in einem nächsten Schritt beide um ihr Einverständnis gebeten, das nächste Gespräch zu dritt, also mit den beiden Kontrahenten und dem externen Coach zu führen. In dieser Sequenz sollten dann »Reste« im Sinne gegenseitiger Kränkungen und Ähnliches besprochen werden, und es sollten unbedingt Möglichkeiten erarbeitet werden, wie unfruchtbare Kontroversen in Zukunft zu vermeiden sind. In einem dritten Schritt sollte noch ein Gespräch mit dem Vorgesetzen stattfinden, in dem auch dieser in die Zukunftspläne »eingeweiht« wird und wo auch dieser seine Vorstellungen einbringt.

Diagnostische Gespräche über Konflikte im *Mesorahmen*, also über solche, in die mehrere Personen verstrickt sind, erfordern seitens einer Führungskraft noch mehr Vorsicht. Als konfligierende Gruppen entwickeln Parteien meistens heftigere Emotionen als einzelne Personen. Gegnerische Kollektive sind oft schon bei Konflikten auf mittleren Eskalationsstufen nur noch begrenzt in der Lage, relevante Aspekte des Konflikts sachlich zu verhandeln. Dieses Phänomen lässt sich vor allem dann beobachten, wenn beide Parteien gleichzeitig befragt werden. Durch derartige Situationen wird oft sogar die Entwicklung neuer Streitpunkte evoziert, weil nun jede Partei ihr Ansehen beim Vorgesetzten zu verbessern und das der gegnerischen Partei zu schädigen sucht. Und innerhalb jeder Partei versuchen sich die Anhänger an »Linientreue« zu überbieten, indem sie durch feindliche Attacken ihrem Gegner (und sich selbst) Geschlossenheit demonstrieren wollen.

Angesichts solcher Szenarien starten viele Vorgesetzte den Versuch, mit jeweils nur einer Partei ins Gespräch zu kommen. Das erzeugt aber bei der Gegenseite in aller Regel Phantasien, dass sich die andere schon einen Vorteil verschafft hat. In der Folge bilden sich vielleicht noch erbittertere Kampfstrategien. Aussichtsreicher ist es, wenn der Coach die Führungskraft anleitet, je einen Hauptakteur der Parteien zu einem klärenden Gespräch zu bitten. In einer Dreier- und eventuell in einer Viererkonstellation ergeben sich nämlich seltener unkontrollierte emotionale Aufwallungen. Die Akteure müssen auch keinen sofortigen Gesichtsverlust bei ihren Hintermannschaften befürchten, wenn sie Konzessionen an die Gegenseite machen. Außerdem können Führungskräfte meistens Gesprächssituationen mit nur zwei oder drei Gesprächspartnern leichter strukturieren und auf ihre Angemessenheit hin kontrollieren. Selbstverständlich ist auch bei solchen Gesprächen äußerste Vorsicht im Hinblick auf potenzielle Koalitionsangebote angeraten. Deshalb sollten im Coaching auch solche Meetings durch imaginative Rollenspiele gut vorbereitet werden.

(2) Indirekte Wege der Konfliktdiagnose

Wegen der Risiken direkter Konfliktgespräche müssen Führungskräfte im Coaching vielfach auf indirekte Wege der Konfliktdiagnose vorbereitet werden. Dann sollte man sie animieren, alle ihre Beobachtungen und alles, was sie zufällig und gerüchteweise von der Sekretärin, vom Hausmeister, in der Buchhaltung, vom Pförtner beim Betriebsfest usw. gehört haben, auf der Basis ihrer Intuition wie ein Puzzle zusammenzusetzen. Zur Strukturierung hilft ein Raster, mit dem man zuerst individuelle Konfliktphänomene, dann interaktive und schließlich systemische sortiert. Auf dieser Basis gewinnt die Führungskraft zumindest eine vorläufige Konfliktdiagnose bzw. eine Reihe von Hypothesen. Dabei müssen allerdings beide, die Führungskraft wie der Coach, damit rechnen, Wahrnehmungsverzerrungen und vordergründigen Deutungen aufzusitzen. Aus diesem Grund ist im Coaching immer im Blick zu behalten, dass solche Diagnosen auf sehr vorläufigen Hypothesen basieren.

Eine *neue Führungskraft* wird im Allgemeinen noch mehr Schwierigkeiten bei der Erstellung einer Konfliktdiagnose haben. Hier ist schon aus Gründen der Praktikabilität die indirekte Diagnoseform oft die einzige Möglichkeit, den Konflikt immerhin annähernd einzukreisen. Im Verlauf direkter Gespräche besteht für eine neue Führungskraft noch mehr Gefahr als für eine schon länger amtierende, in unangemessene Bündnisse verstrickt zu werden. Gerade einem neuen Vorgesetzten gegenüber möchte sich ja jede Konfliktpartei im besten Lichte darstellen. Im Übrigen erhalten gerade »Aussprachen im großen Kreis« in Newcomer-Situationen schnell den Anstrich eines Tribunals, während dessen vielleicht nur alte Ressentiments aufgewärmt werden. Für neue Führungskräfte gestalten sich aber auch indirekte Konfliktdiagnosen schwierig. Sie verfügen in der Regel nicht über die notwendigen Erfahrungen mit der informellen Dynamik des jeweiligen Systems und mit seiner Kultur, die es ihnen erlauben würden, den konfliktären Ist-Zustand und den bisherigen Konfliktverlauf selbst zu rekonstruieren. Hier kann der Coach einen besonderen Beitrag leisten, indem er den Klienten an seinen Erfahrungen aus vergleichbaren Situationen partizipieren lässt. Er hilft dann dem Klienten, auf der Basis homologer sozialer Szenen das ihm Begegnende möglichst treffend zuzuordnen.

Außerdem sollte der Coach seinen Klienten unbedingt animieren, alle vorläufigen Konfliktdiagnosen durch Gespräche mit anderen formal designierten Instanzen des Systems wie Stellvertretern, Abteilungsleitern, aber auch Mitarbeitervertretern und Gleichstellungsbeauftragten anzureichern. Diese Instanzen sind übrigens auch immer zu befragen, wenn die Führungskraft selbst in die Konfliktdynamik verstrickt ist oder gar selbst ins Zentrum eines Konflikts geraten ist. Derartige Gespräche helfen ihnen ohnedies, ihre eigene Perspektivität zu erweitern und zu validieren. Solche Gespräche sind allerdings vorsichtshalber ebenfalls im Coaching vorzubereiten, denn es ist ja denkbar, dass die Instanzen, die befragt werden sollen, mikropolitisch in das aktuelle Geschehen verstrickt sind oder dass sie aus irgendeinem Grund der neuen Führungskraft gegenüber negativ oder skeptisch gegenüberstehen. So finden wir gar nicht selten Situationen, in denen sich Stellvertreter ebenfalls auf die Führungsposition beworben hatten, nicht designiert wurden und nun aus Enttäuschung den neuen Vorgesetzten laufend falsch informieren, ihn auflaufen lassen und Ähnliches.

Aus diesem Grund ist es, wie wir in einem nachfolgenden Kapitel ausführlich behandeln werden, von zentraler Bedeutung, dass eine neue Führungskraft schon vor und spätestens kurz nach Antritt ihrer neuen Position wesentliche Informationen über die zu leitende Abteilung von ihren Vorgesetzten einholt.

3. Coaching bei Konflikten

Im Zusammenhang mit Konflikten bietet Coaching (1) eine Unterstützung bei der *Konfliktprophylaxe* als generelle Maßnahme der Personalentwicklung. Das heißt, es unterstützt die Führungskraft bei der Realisierung von Handlungsmustern, die geeignet sind, unproduktive Konflikte zu vermeiden. (2) Es unterstützt Führungskräfte bei der *Bewältigung von Konflikten*, die für das System voraussichtlich störend oder sogar bedrohlich sind. (3) Außerdem kann Coaching auch umgekehrt Aktivitäten von Führungskräften fördern, die zu einer konstruktiven *Stimulierung von Konflikten* und damit zur Flexibilisierung einer Organisation führen. Im Idealfall gewinnt eine Führungskraft durchs Coaching Sicherheit bei der Steuerung unterschiedlichster Situationen, die mit Konflikten in Beziehung stehen.

3.1 Coaching zur Konfliktprophylaxe

Wenn der Coach als langfristiger Dialogpartner etwa zur Unterstützung einer neuen Führungskraft fungiert und ihm alle aktuell relevanten Aktionen und organisatorischen Prozesse vorgestellt werden, kann er am besten konfliktprophylaktisch wirken. In diesem Sinne ist der Coach in der Lage, präventive Haltungen und ein präventives Management zu fördern.

Präventive Haltungen

Der Coach sollte versuchen, seinen Klienten für die Einsicht zu gewinnen, dass zwei zunächst widersprüchlich erscheinende Handlungskomponenten von Führungskräften eine besonders günstige konfliktprophylaktische

Wirkung entfalten: eine gewisse *Gelassenheit gegenüber Konflikten* auf der einen Seite und *Wachsamkeit gegenüber potenziellen Konfliktherden* auf der anderen.

Gelassenheit von Führungskräften gegenüber Konflikten wirkt in einem System schon per se deeskalierend, weil Gelassenheit beruhigend auf die Mitarbeiter ausstrahlt. Die Führungskraft wirkt dann auch in krisenhaften Stadien der Organisation als stabilisierendes Element, weil ihr die Mitarbeiter bewusst und unbewusst die Bewältigung verschiedenster Krisen und Konflikte zutrauen. Man findet immer wieder Vorgesetzte, in deren Umfeld wenig aufgestaut wird, die sehr selbstverständlich mit kleinen und auch größeren Konflikten umgehen, die aber auch den Mitarbeitern genügend Raum lassen für einen »Schlagabtausch« ihnen gegenüber und auch untereinander. In solchen Fällen können sich am ehesten konstruktive Streitkulturen bilden. Im umgekehrten Fall, bei erhöhter Angst der Führungskraft vor Konflikten, hat die Bildung solcher Muster keine Chance. Dann gehen an die Mitarbeiter meistens vielfältige unterschwellige Signale zur Vermeidung von Konflikten.

Es lässt sich aber behaupten, dass gerade im Umfeld von konfliktscheuen Führungskräften die turbulentesten Konflikte blühen: Zum einen sind Mitarbeiter samt Führungskraft maximal *unvorbereitet für* die *Bewältigung plötzlich auftretender Konflikte*. Sie haben ja im Vorfeld keine gut funktionierende Streitkultur entwickelt. Zum anderen finden wir in solchen Fällen regelmäßig ein *Führungsvakuum*. Die formale Führungskraft »duckt« sich anlässlich jeder Situation, in der Dissens besteht, ängstlich zur Seite. Zur Kompensation des Führungsvakuums bilden sich fast automatisch starke informelle Führer heraus. Als formal nicht designierte Konfliktmoderatoren geraten sie aber leicht in Konkurrenz untereinander, was Konflikte nach sich zieht, die in solchen Fällen von der Führungskraft auch wieder nicht gesteuert werden können. Solche Erscheinungen ziehen eine generelle Instabilität in der Organisation nach sich.

Wenn Führungskräfte anlässlich von Konflikten übermäßig vorsichtig agieren, sollte sie der Coach gezielt auf konfliktäre Situationen vorbereiten. Hier lässt sich zunächst eine Liste von Angst erregenden Situationen erstellen und nach dem Ausmaß ihrer emotionalen Bedrängnis hierarchisieren. Im Sinne einer »systematischen Desensibilisierung« kann man den Coaching-Klienten sodann bitten, sich zuerst die am wenigsten beängstigende Situation vorzustellen und zu phantasieren, wie sie in ihr agieren würden. Anhand solcher Imaginationen (*Schreyögg* 1995) lässt sich dann erarbeiten, wie die Führungskraft handeln könnte. Danach bittet der Coach den Klienten, schon etwas »heiklere« Situationen zu imaginieren, diese werden in der gleichen Weise bearbeitet und so weiter. Im Zuge solcher Arbeitssequenzen fühlen sich Führungskräfte meistens zunehmend gut gerüstet, Kontroversen zwischen ihren Mitarbeitern auszuhalten oder sogar selbst anzuregen.

Trotz aller positiven Konfliktbereitschaft ist aber immer *Wachsamkeit* gegenüber potenziellen Konflikten angeraten. Das heißt, im Coaching sollten laufend mögliche Konfliktherde reflektiert werden. Erst wenn die Führungskraft in der Lage ist, Konflikte schon vor ihrem Entstehen zu antizipieren, kann sie ihnen entsprechend begegnen. Zu diesem Zweck ist vor allem das im vorangegangenen Kapitel beschriebene Raster zur Diagnose von Konflikten in Organisationen von zentraler Bedeutung. Es dient als grobe »innere Landkarte« für die Auseinandersetzung mit potenziellen Konfliktherden. Anhand kompetenter Konfliktdiagnosen wird meistens auch deutlich, dass die Basis von Konflikten entgegen der Meinung vieler Führungskräfte (*Regnet* 1992) viel seltener ausschließlich persönliche Spezifika der Konfliktparteien bilden als vielmehr eine Verschränkung von personellen und kontextuellen Faktoren. Bei Rekonstruktionen sind im Coaching jedenfalls immer auch nicht-personale Faktoren in Verbindung mit den personalen in Betracht zu ziehen.

Ein prägnantes *Beispiel* für die Kombination personaler und nicht-personaler Faktoren als Konfliktpotenzial ist die Situation von Führungskräften bei Fusionen, insbesondere bei »feindlichen Übernahmen«. Als feindliche Übernahme bezeichnet man eine Situation, in der eine Aktiengesellschaft versucht, die Aktienmehrheit einer anderen, bislang konkurrierenden Firma, zu erwerben, um sie sich in ihren Unternehmensrahmen »einzuverleiben«. In solchen Fällen versuchen die Manager der Firma, die übernommen werden soll, zuerst mit großem Einsatz die Aktionäre zu bewegen, ihre Anteile nicht an die andere Firma zu verkaufen; denn die Führungskräfte wollen natürlich ihre Autonomie behalten und sich nicht eine neue Strategie, eine neue Leitung usw. von der anderen Firma überstülpen lassen. Oft sind aber alle Abwehrmaßnahmen nutzlos, und die Firma wird wie im Falle von Mannesmann und Vodafone von der angreifenden Firma, hier von Vodafone, übernommen. Wenn dieser Fall eintritt, müssen vor allem die Topmanager der unterlegenen Firma von einer

Stunde auf die andere eine konziliante Haltung gegenüber dem neuen Führungskader einnehmen. Anderenfalls würden sie sofort ihre Position verlieren. Die überlegene Firma erwartet nämlich im Interesse der Aktionäre sofort eine maximale Loyalität gegenüber dem neuen Topmanagement, in unserem Fall gegenüber dem von Vodafone. Diese emotional hochgradig aufwühlende Situation werden natürlich nur Führungskräfte meistern, die über eine sehr gut entwickelte emotionale Selbstregulation und eine relativ unneurotische Persönlichkeit verfügen.

Präventives Management

Eine ganz entscheidende Konfliktprävention von Führungskräften ist bewusstes Management. Und bei diesem sollte sie der Coach konsequent unterstützen. Konflikte blühen nämlich besonders dann auf, wenn an der Spitze ein administratives Vakuum besteht. Umgekehrt sind viele potenzielle Konflikte in Organisationen durch qualifiziertes Management innovativ zu wenden. Das ist aber nur dann zu erwarten, wenn die Führungskräfte möglichst viele Organisationsmitglieder – natürlich in reflektierter Weise – am Managementprozess beteiligen. Für die Steuerung eines Systems liegt zwar formal die Letztverantwortung bei der jeweiligen Führungskraft, sie sollte aber jeweils prüfen, inwieweit sich andere Organisationsmitglieder einbeziehen lassen. Als Steuerungs- bzw. Managementaufgaben gelten traditionell: Planung, Organisieren, Personaleinsatz, Führung und Kontrolle (*Steinmann & Schreyögg*, G. 2000).

(1) Konfliktprophylaxe durch qualifizierte Planung

Bei der Planung handelt es sich um Reflexionen, was erreicht werden soll und wie es am sinnvollsten zu erreichen ist. Im Vordergrund steht die Entwicklung von Zielvorstellungen, ihre Selektion und die Festlegung von Zielen mit den entsprechenden Handlungsrichtlinien, Verfahrensweisen usw. Planung besteht also in der Entwicklung von Handlungsorientierungen. Man differenziert dabei die *strategische* von der *operativen* Planung. Während strategische Planung den grundlegenden Orientierungsrahmen für alle organisatorischen Entscheidungen festlegt, dient operative Planung der Gewinnung von Orientierungsmustern für das konkrete Handeln.

Dieser Managementfunktion kommt in Organisationen zunehmende Bedeutung zu. Während in früheren Zeiten operative Planungsaufgaben dominierten, gewinnt derzeit die strategische Planung immer mehr an Gewicht. Nicht zuletzt aufgrund des erhöhten Konkurrenzdrucks müssen sich Systeme konzeptionell präzisieren und eine Identität entwickeln, die sich von vergleichbaren Systemen abhebt. So empfiehlt es sich, dass der Coach den Klienten anleitet, vor der Planung konkreter Handlungsschritte erst Phasen umfassender Zielreflexionen einzubauen wie etwa die Erarbeitung von Leitbildern. Strategische Arbeit im Sinne von Leitbildarbeit mit einem Führungskader bietet auch den Vorteil, dass divergierende Intentionen der Mitarbeiter in einem institutionalisierten Rahmen zur Sprache kommen und auf diese Weise dem Dialog im System zugänglich werden.

Darüber hinaus empfiehlt es sich, Führungskräfte zu animieren, auch alle relevanten operativen Planungsschritte jeweils unter Mitbeteiligung der Mitarbeiter zu entwickeln. Die Führungskraft fungiert dabei im Idealfall als Koordinationsinstanz, die alle diesbezüglichen Aktivitäten sorgsam begleitet. Im umgekehrten Fall, bei unzureichender, zu kurz gegriffener oder bei »selbstherrlicher« Planung, die ausschließlich durch die Führungskraft erfolgt, besteht meistens die Notwendigkeit vielfältiger Nachbesserungen. Dann müssen später doch noch Mitarbeiter beansprucht werden. Diese sind aber jetzt, da sie an der ursprünglichen Planung nicht beteiligt waren, nur schwach motiviert, nachträglich auftretende Planungsfehler zu kompensieren. Außerdem erzeugt unzureichende Planung einen späteren Handlungsdruck, der konfliktäre Reaktionen begünstigt.

(2) Konfliktprophylaxe durch qualifiziertes Organisieren

Beim Organisieren geht es um die Umsetzung von Zielen im jeweiligen Handlungsgefüge eines Systems. So müssen Führungskräfte für ihr System Aufgabenverteilungen veranlassen. Reflektiertes Organisieren erfüllt deshalb konfliktprophylaktische Funktionen, weil viele Konfliktherde durch kluge strukturelle Regelungen umgangen oder gemildert werden können.

Auch diese Funktion sollten Führungskräfte unter maximaler Beteiligung der Mitarbeiter wahrnehmen. Auf diese Weise erhalten sie nämlich einen vertieften Einblick in deren Interessenlage und können mit ihnen entsprechende Dialoge führen. Im anderen Fall, bei zu wenig durchdachter Aufgabenverteilung, entwickeln unterstellte Mitarbeiter vielfach Unmut gegenüber den Vorgesetzten. Außerdem geraten sie leicht in Konflikte untereinander, indem sie sich etwa gegenseitig verdächtigen, »alles an sich zu reißen« oder sich eine »Vorzugsstellung erschleichen« zu wollen.

(3) Konfliktprophylaxe durch qualifizierten Personaleinsatz

Die Managementfunktion »Personal« umfasst alle Aktivitäten der Führungskraft, um einen qualifizierten und engagierten Personalbestand zu gewinnen, zu sichern und zu erhalten.

Schon bei der Personalgewinnung und -auswahl empfiehlt sich maximale Sorgfalt. Wenn sich nämlich Mitarbeiter in der Probezeit als unqualifiziert oder inkompetent erweisen und ihnen gekündigt werden muss, hat das immer negative Konsequenzen. Sie sind zum einen materieller Art, weil Neubesetzung und Einarbeitung immer mit einem gewissen finanziellen Aufwand verbunden sind. Entlassungen, auch solche in der Probezeit, haben aber auch immaterielle Konsequenzen. Sie fördern nämlich nicht gerade das Betriebsklima. Auch in Fällen, in denen sie mehr als berechtigt scheinen, schaffen sie beim übrigen Personal immer zumindest unterschwellige Beunruhigungen. Außerdem schwächt eine missglückte Personalauswahl das Ansehen der Führungskraft bei ihren nächsten Vorgesetzten.

Nun bestehen zwar in manchen Organisationen, wie z.B. in Verwaltungssystemen, enge Grenzen für die Personalauswahl. Führungskräfte verfügen aber meistens über die Möglichkeit, die Mitarbeiter entsprechend ihren jeweiligen Potenzialen einzusetzen. Durch einen sorgsamen Personaleinsatz fühlen sich Mitarbeiter immer in ihren spezifischen Potenzialen gewürdigt. Dadurch entwickeln sie auch eher die Bereitschaft, ihr Bestes zu geben. Wenn der Personaleinsatz nicht sorgfältig genug erfolgt, können daraus wieder vielfältige Konflikte resultieren.

(4) Konfliktprophylaxe durch qualifizierte Führung

In die Rubrik »Führung« fällt ein Aufgabenbereich, der als »Führung im engeren Sinn« zu bezeichnen ist. Dieser Aufgabenbereich, die Veranlassung der Arbeitsausführung und ihre zielgerechte Steuerung im organisatorischen Alltag, wird im Coaching besonders oft thematisiert. Zur erfolgreichen Beeinflussung stützt sich der Führer auf Machtpotenziale wie seinen formalen Status als Vorgesetzter, auf seine positiven wie negativen Sanktionspotenziale, auf sein Expertentum und/oder seine persönliche Ausstrahlung (*French & Raven* 1959). Dabei ist allerdings anzumerken, dass Führungskräfte in unterschiedlichen Organisationstypen über unterschiedlich viele Sanktionspotenziale gegenüber ihren Mitarbeitern verfügen. Sie nehmen aber als Vorgesetzte immerhin eine formale Vorrangstellung ein, die sie im Idealfall durch eine entsprechende *»expert power«* und eine gute menschliche Ausstrahlung ergänzen. Führung erfordert einerseits Entschiedenheit, die Mitarbeiter im Sinne der Organisationsziele beeinflussen zu wollen. Sie erfordert andererseits die Bereitschaft, nicht zu starr an einmal getroffenen Entscheidungen festzuhalten, mit den Mitarbeitern in Aushandlungsprozesse zu treten und sich manches Mal auch eines Besseren belehren zu lassen. Qualifizierte Führung bedeutet auch, sich mit den Mitarbeitern auf einen gemeinsamen Weg zu begeben.

Dieser Managementfunktion sollte im Coaching besondere Aufmerksamkeit gelten, denn zu unklare oder zu rigide Führungshaltungen sind zentrale Ursachen für die Entstehung organisatorischer Konflikte. So sollte der Coach seinen Klienten unterstützen, ausgedehnte Debatten von Mitarbeitern bei Konferenzen, die sich nur um periphere Fragestellungen ranken, freundlich aber bestimmt zu unterbinden. Wie zu Beginn dieses Kapitels schon angedeutet, ergeben sich die schärfsten Eskalationen nämlich dann, wenn Vorgesetzte zu zaghaft oder zu ängstlich führen und die Mitarbeiter niemals einen Machteingriff zu befürchten haben. Solche Phänomene lassen sich vor allem dann beobachten, wenn Vorgesetzte ihre positionsbedingte Einsamkeit nicht akzeptieren und immer allseits beliebt sein wollen.

Im Coaching muss aber umgekehrt auch deutlich werden, dass viele, vor allem unterschwellige Konflikte aus einer zu rigiden Führungshaltung resultieren. Wenn Mitarbeiter den Eindruck haben, dass die Führungskraft nie bereit ist, von einmal gefassten Prinzipien abzuweichen, werden sie die Kommunikation mit ihr aller Voraussicht nach auf ein Minimum beschränken. In der Folgezeit entwickeln sie hinter dem Rücken des Vorgesetzten oft feindliche Koalitionen. Wie *Lauterburg* (2000) anmerkt, finden wir heute in Unternehmen viele überforderte Manager, die oft zu entnervt sind, um qualifiziert zu führen. Das heißt, sie nehmen sich keine Zeit, den Mitarbeitern aufmerksam zuzuhören und mit ihnen diffizile Fragestellungen auszudiskutieren.

(5) Konfliktprophylaxe durch qualifizierte Kontrolle

Auch die Kontrollfunktion sollte im Coaching sorgfältig behandelt werden, denn sie stellt für viele Vorgesetzte ein besonders heikles Thema dar. Viele von ihnen befürchten nämlich, dass sie durch Kontrollen Konflikte erst provozieren. Es verhält sich indes genau umgekehrt: Konflikte entstehen fast noch häufiger, wenn Vorgesetzte ihre Kontrollfunktion vernachlässigen.

In jeder Organisation haben Vorgesetzte zu kontrollieren, ob die Mitarbeiter ihre Aufgaben im Sinne der organisatorischen Zielsetzungen wahrnehmen. Sie haben außerdem die Aufgabe, diejenigen Mitarbeiter, die sich nicht entsprechend verhalten, zur Rechenschaft zu ziehen. Das erzeugt bei vielen Vorgesetzten ausgeprägte Ängste. Sie befürchten ihre bislang aufgebaute Belohnungsmacht oder ihre Macht durch Persönlichkeit wieder einzubüßen, wenn sie die Leistung der Mitarbeiter genauer unter die Lupe nehmen. Mangelnde Kontrolle erzeugt aber in formalen Systemen grundsätzlich ein destruktives Klima: Diejenigen, die ihre Arbeit sorgfältig versehen, ärgern sich über die, die das nicht tun und dabei völlig ungeschoren bleiben. Anstatt sich über den Vorgesetzten zu mokieren, der seine Kontrollfunktion ungenügend wahrnimmt, wendet sich der Unmut meistens gegen den entsprechenden Kollegen. Das wird in der Regel nicht offen artikuliert, weil man befürchtet, unkollegial zu wirken.

In solchen Fällen sehnen gerade die Mitarbeiter, die ihre Aufgaben sorgfältig versehen, oft eine entschiedene Sanktionierung durch den Vorgesetzten herbei. Wenn diese dauerhaft ausbleibt, mündet die Situation in einen verdeckten Konflikt mit dem betreffenden Kollegen und im weiteren Verlauf auch mit der Leitung. Im Übrigen wird auf diese Weise die Arbeitsmoral eines gesamten Systems unterminiert. Wenn Führungskräfte ihre Kontrollfunktion angemessen wahrnehmen, fördert das nicht nur eine generell konstruktive Haltung zur Arbeit, es trägt dem Vorgesetzten im Allgemeinen auch Respekt ein.

Diesen Zusammenhang erfassen Führungskräfte ganz unmittelbar, wenn sie einen inneren Rollentausch mit einem ihrer besonders zuverlässigen Mitarbeiter machen. In dessen Rolle können sie dann auch die Enttäuschung über sich selbst als Vorgesetzten erleben, der eventuell »alles durchgehen lässt«. Durch diese Methodik können sie aber auch das Gegenteilige erleben, wie sie nämlich von den Mitarbeitern respektiert werden, wenn sie eine eindeutige, wenn notwendig sogar eine restriktive Haltung eingenommen haben.

3.2 Coaching zur Konfliktbewältigung

In Fällen, in denen sich ein Konflikt ergeben hat, der die Funktionsfähigkeit des Systems zu mindern droht, muss der Coach die Führungskraft unterstützen, die jeweils passende Strategie zur Konfliktbearbeitung auszuwählen und ihre Anwendung vorzubereiten. Welche Konfliktbewältigungsstrategie im jeweiligen Fall am aussichtsreichsten ist, bestimmt sich einerseits nach dem *Eskalationsgrad* des Konfliktes und andererseits nach *Besonderheiten der Vorgesetztenrolle.*

In der Literatur zum Konfliktmanagement (*Rüttinger* 1977; *Beck & Schwarz* 1995; *Glasl* 1998 u.a.) findet sich eine Reihe potenzieller Maßnahmen zur Konfliktbehandlung. Ihr Einsatz wird in der Regel entsprechend der jeweiligen Eskalationsstufe empfohlen:

(1) Für die ersten drei Eskalationsstufen dient nach Meinung der Autoren die »*Moderation*«,

(2) für mittlere Stadien, d.h. die vierte Stufe, die »*Prozessbegleitung*«,

(3) bei Tendenzen zur fünften und sechsten Stufe die »*soziotherapeutische Prozessbegleitung*« mit je unterschiedlich tiefgreifenden psychodynamischen Interventionsstrategien.

(4) Für die höchsten Eskalationsstadien werden nur noch »*Vermittlungsaktivitäten*«, d.h. Mediation,

(5) und als letzte Möglichkeit »*Machteingriffe*« *durch formale Instanzen* als wirkungsvoll beschrieben.

Bei allen diesen Empfehlungen ist aber zu bedenken, dass sie sich primär an *externe Berater* richten, die als »Organisationsentwickler« oder »Teamsupervisor« von einer Führungskraft den Auftrag erhalten, in der von ihr geleiteten Organisation oder Abteilung einen Konflikt zu stoppen oder zu »bändigen«. Selbst in Fällen, in denen Autoren im Vorwort oder sogar im Untertitel dem Leser ausdrücklich verheißen, dass sie »Führungskräfte als Konfliktmanager« (*Sperling & Wasseveld* 2000; *Schwarz* 1998; *Glasl* 1994 u. a.) ansprechen wollen, reduzieren sich die Ausführungen im Verlauf der Texte auf Handlungsmuster, die letztlich doch nur für externe Berater zutreffend sind. Das ist meines Erachtens ein Indikator dafür, dass Autoren, die sich zum Konfliktmanagement äußern, bislang zu wenig mit der Rollendifferenz zwischen »Führung« und »Beratung« beschäftigt sind. Ich möchte aber schon an dieser Stelle betonen, dass sich gerade bei Konflikten die *Spielregeln für Beratung* ganz gravierend von denen für *Vorgesetzten-Untergebenen-Relationen* unterscheiden:

(1) Beratung startet immer bei Fragestellungen oder Problemlagen, die der zu Beratende von sich aus einbringt. Sie bilden den Ausgangspunkt für alle Beratungsdialoge. In Führungszusammenhängen muss dagegen, insbesondere bei das System bedrohenden Konflikten, die *Initiative für die Themenauswahl* vom Vorgesetzten ausgehen.

(2) In der Beratung bleibt der zu Beratende für die *Lösung eines Konfliktes* immer selbst verantwortlich. Berater haben ihm lediglich ihre gesamte Kompetenz als Unterstützungsmaßnahmen zur Verfügung zu stellen. In einer Vorgesetzten-Mitarbeiter-Relation bleibt dagegen der Vorgesetzte für die Lösung eines Konfliktes immer selbst verantwortlich; denn bei ihm liegt ja die Letztverantwortung für die Funktionsfähigkeit des Systems.

(3) Ein Berater kann auch nicht darauf drängen, dass ein zu Beratender mit ihm kommuniziert. Ein Vorgesetzter verfügt aber innerhalb des formalen organisatorischen Rahmens über *Machtmittel*, um einen Mitarbeiter zu zwingen, dass er mit ihm über systeminterne Konflikte spricht.

(4) Es sei aber andererseits daran erinnert, dass Vorgesetzte ihre Mitarbeiter *nicht zwingen* können und sie auch nicht unbedingt animieren sollten, mit ihnen über *private Belange* zu reden, selbst wenn der Eindruck besteht, dass Privates ins Berufliche hinein ragt; denn ein Mitarbeiter verkauft einer Organisation lediglich seine Arbeitskraft, nicht jedoch sein psychisches Innenleben.

Zur Präzisierung aller weiteren Überlegungen stelle ich im folgenden *Exkurs* die klassischen Strategien des »Konfliktmanagements durch externe Berater« dar. Dann wird die »Konflikteindämmung durch Vorgesetzte«, wie sie im Coaching behandelt wird, noch deutlicher abgrenzbar.

Exkurs: Konfliktmanagement durch externe Berater

(1) Moderation ist für Konflikte geeignet, die sich in der ersten Eskalationshauptstufe bewegen. In diesen Stadien ist meistens noch darauf zu vertrauen, dass die Konfliktparteien ihre Konflikte selbst bewältigen können und wollen. Moderation bezeichnet nämlich eine Strategie, die in erster Linie als »Hilfe zur Selbsthilfe« zu bezeichnen ist. Moderieren beschränkt sich im Wesentlichen aufs Strukturieren von Gesprächen. Als *Ziele* beschreibt *Glasl* (1994):

- Abklären von Sichtweisen, Aufgaben, Funktionen sowie vom Ablauf und von Planungsfragen,
- Förderung des Kommunikationsflusses,
- Anregung zu eigenen Bewältigungsstrategien und insgesamt zum Finden eigener Wege.

Die Interventionen sind schwerpunktmäßig auf unterschiedliche Wahrnehmungen und unterschiedliche Streitfragen bezogen. Methodisch wird bei der Moderation mit Visualisierung gearbeitet, also mit Moderationskarten, mit Flipcharts, mit Schreib- und Magnettafeln. Wenn Verfestigungen drohen, kommen Rückzugsstrategien zur Anwendung, wie das Aufschieben von Besprechungen und zwischenzeitliche Analysen in Kleingruppen oder auch Methoden der Selbstbeobachtung, damit die Konfliktparteien eine Außensicht ihrer Standpunkte erwerben. Bei der Moderation werden auch unterschiedliche Phänomene der nonverbalen Kommunikation thematisiert. Dies geschieht durch »Blitzlichter« oder durch Unterbrechungen des gruppalen Dialogs mit anschließenden Sequenzen zur Metakommunikation.

Entsprechend den frühen Konfliktstadien, in denen Moderation überhaupt angemessen ist, akzeptieren die Parteien die Rolle des externen Moderators im Allgemeinen recht gut.

(2) *Prozessbegleitung* greift tiefer ins Geschehen ein und richtet sich auf bereits länger fixierte Sichtweisen, Einstellungen, Ziele und Verhaltensmuster. Dementsprechend eignet sie sich zur Behandlung von Konflikten auf der vierten Eskalationsstufe mit Tendenzen zur dritten und fünften. Dann kann sie bei der aktiven Lösung von Konflikten unterstützen und ihre Lösung fördern. Sie richtet sich weniger auf inhaltliche Streitfragen, sondern auf die Interaktionen der Parteien. Dabei ist oft ein betont direktives Vorgehen nötig, das allerdings möglichst frei von Bewertungen sein sollte. Die *Ziele* der Prozessbegleitung:

- Die Parteien zu befähigen, ihre akuten Probleme, die bislang zu Konflikten geführt haben, aus eigener Kraft zu lösen.
- Es sollen aber auch Folgen, die aus den psycho-sozialen Konfliktmechanismen in den Sichtweisen oder Einstellungen resultieren, beseitigt oder gemildert werden.
- Während der Prozessbegleitung sollten die Konfliktmechanismen außer Kraft gesetzt sein, was zur Erholung der Parteien dient.
- Die Parteien erwerben sich durch die Prozessbegleitung Wissen und Fähigkeiten, wie sie in Zukunft ihre Konflikte weitgehend selbstständig lösen können.
- Idealerweise lernen die Parteien durch die Prozessbegleitung auch, Verantwortung für den bisherigen Konfliktverlauf zu übernehmen.

Im Gegensatz zur Moderation, die sich vorrangig an faktischen Themen ausrichtet, liegen die *Interventionsschwerpunkte* der Prozessbegleitung auf der Subjektebene. Bei diesen Interventionsstrategien geht es also um Modifikationen psychischer Phänomene wie Wahrnehmungen, Einstellungen, Intentionen, Verhalten. Es geht allerdings auch um die Entwicklung empathischer Fähigkeiten, damit die Beziehung zwischen den Parteien verbessert wird, sie also wieder Vertrauen zueinander aufbauen und ihre erstarrten Positionen verlassen können. Besonders bei heißen Konflikten sind oft relativ breit angelegte Interventionsstrategien notwendig. Den Konfliktparteien wird geholfen, sich über ihre Emotionen wie auch über ihre Motive zur Konfliktaustragung klar zu werden.

Die *Akzeptanz* von Prozessbegleitung durch externe Berater bestimmt sich nach dem Eskalationsgrad. Sie ist auf der dritten Stufe gut, auf der vierten und fünften Stufe nimmt sie erheblich ab. Dementsprechend steigen auch die Barrieren gegenüber der Prozessbegleitung, d.h. es ist mit einem gewissen Widerstand zu rechnen. Berater müssen sich oft erhebliche Mühe geben, die Konfliktparteien für eine gemeinsame Arbeit zu gewinnen. Es wird ihnen umso eher gelingen, je mehr sie das Distanzbedürfnis zwischen den Parteien akzeptieren. Von zentraler Bedeutung ist die Empathie des Beraters, mit der er die subjektive Seite der jeweiligen Parteien erfasst. Mindestens ebenso bedeutsam aber ist, dass er sorgfältig auf Symmetrie in den Beziehungen zu den Parteien achtet. Wenn er alles das berücksichtigt, hat er die Chance, für beide Parteien zu einem konstruktiven Modell in Sachen Konfliktregelung zu werden. Das Ziel besteht im Etablieren einer vertrauensvollen Atmosphäre, in der auch Vertrauen zwischen den Parteien wachsen kann.

(3) Soziotherapeutische Prozessbegleitung ist therapeutisch vertiefend. Sie eignet sich vor allem für die fünfte Eskalationsstufe, auf der bereits erhebliche Fixierungen in den Selbst- und Fremdbildern eingeschliffen sind. Im Gegensatz zur »einfachen« Prozessbegleitung richtet sich diese Interventionsstrategie auf die Auflösung sozialer Pathologien. Damit sind nicht krankhafte Symptome Einzelner gemeint, sondern pathologische Verzerrungen von kollektiven Rollen- und Kulturmustern. Sie bestehen in unbewussten Blockaden und krankhaft fixierten Einstellungen. Ihre Bearbeitung erfordert vom Berater eine intensive persönlichkeitsnahe Arbeit. Deshalb operiert er hier als Quasi-Therapeut. Dabei erwarten die Konfliktparteien viel Schutz von ihm vor Kränkung durch die andere Partei und insgesamt die Sicherung einer möglichst angstfreien Atmosphäre. Ziele der soziotherapeutischen Prozessbegleitung:

- Durchbrechen festgefahrener Situationen und Abbau der sie bedingenden psycho-sozialen Blockaden,
- Abbau von Angstgefühlen,
- Wiedererlangen eines Sinnbezuges in einer als hoffnungslos erlebten Konfliktsituation,
- Konsolidierung der Identität der jeweiligen Konfliktparteien.

Die *Interventionen* sind schwerpunktmäßig auf die *Subjektsphäre*, also auf die Beziehungen der Konfliktparteien gerichtet. Dabei geht es um Klärungen und Korrekturen der gegenseitigen Wahrnehmungen, aber auch um Veränderungen von Gefühlen und Einstellungen zu der jeweils anderen Partei. Der Abbau von Angst voreinander spielt hier eine ganz entscheidende Rolle. Dafür eignet sich Soziodrama-Arbeit mit Imaginationen, verschiedenen Varianten des Rollenspiels und gestalttherapeutische Arbeit mit dem leeren Stuhl. Die Angst muss erlebt, ausagiert und externalisiert werden. Zur Angstmilderung sind auch alle Methoden zur inneren Distanzierung geeignet, wie etwa das Aufbauen von Szenen mit kleinen Figuren oder Bausteinen mit nachfolgender Analyse (*Schreyögg* 1995). Vielfach sind auch methodische Maßnahmen nützlich, mit denen historische Wurzeln der aktuellen Konfliktsituation aktualisiert werden können, wie etwa mit der Panoramatechnik (*Petzold & Heinl* 1983; *Berdel-Mantz & Mantz* 1996). Das sind kreative Arbeitsformen, bei denen die Klienten auf einem großen Bogen Papier z. B. den Konfliktprozess mit Malstiften darstellen. Über alle diese Visualisierungen sollte dann die verbale Auseinandersetzung gefördert werden. Wichtig ist es außerdem, Diskrepanzen zwischen verbalen und nonverbalen Botschaften aufzudecken. Bei dieser Strategie sollte allerdings auch an Verhaltensänderungen gearbeitet werden. Dabei sind Regeln zu etablieren und ihre Einhaltung zu überwachen.

Die *Akzeptanz des Beraters* ist bei diesen Interventionsstrategien von besonderer Bedeutung, denn die Basis seiner Arbeit ist hier das Vertrauen. Er benötigt außerdem den Glauben der Parteien an ihre Selbstheilungskräfte. Der Berater wird bei dieser Strategie allerdings einer Reihe von Bewährungsproben ausgesetzt. Solche besteht er am besten, wenn er auf die Einhaltung von Regeln achtet und zur Not auch auf ihre Einhaltung drängt.

(4) *Vermittlung bzw. Mediation als Interventionsstrategie* wird für die sechste bis siebente Eskalationsstufe empfohlen (*Glasl* 1994). Die Parteien sehen jetzt nämlich keine Möglichkeit mehr, den Konflikt durch gemeinschaftliche Auseinandersetzungen beizulegen. Sie begreifen ihre Interaktionen nun fast ausschließlich als gegensätzlich und unvereinbar. Gleichzeitig erleben sie ihre gegenseitige Abhängigkeit sehr schmerzlich und dadurch die Notwendigkeit eines Eskalationsstopps. In solchen Fällen kann ein Vermittler beauftragt werden, sich auf regulierbare Fakten zu beschränken und mit den einzelnen Parteien eine Abgrenzung der Einflussgebiete zu erarbeiten. Dementsprechend ist der Vermittler sehr direktiv orientiert, also er artikuliert auch seine Vorstellungen und setzt Druckmittel ein. Er ist nicht mehr auf die Streitpunkte der Parteien bezogen und

nicht mehr auf die Verbesserung ihrer Beziehungen. Er führt vielmehr mit jeder Partei getrennte Verhandlungen und vermittelt dann zwischen den Parteien. Dabei benötigt er Kenntnisse über Strategien und Taktiken, muss aber selbst jeweils unparteiisch bleiben. Die *Ziele* der Vermittlung:

- Kommunikationsbarrieren für eine effektive Beendigung und Regelung des Konfliktes zu reduzieren.
- Die Parteien anzuleiten, ihre Werteverschiebungen zu erkennen und entsprechende Werturteile in der Zukunft zu vermeiden.
- Außerdem sollen die Parteien Verhandlungstechniken erlernen, mit denen sie weitere Eskalationen vermeiden können.
- Idealerweise einigen sich die Parteien auf eine Kontrolle regulierbarer Faktoren und schaffen eine Basis für die gegenseitige Duldung und Koexistenz.

Die *Interventionsschwerpunkte von Vermittlung* bzw. *Mediation* richten sich auf die selektive Informationsübermittlung von Wahrnehmungen und Einstellungen. Im Zuge von Verhandlungen mit der einen wie mit der anderen Partei versucht der Vermittler, schrittweise die Konzessionsbereitschaft der Parteien zu erhöhen, sodass sie sich jeweils kleine Vertrauensvorschüsse geben. Er versucht außerdem, die Sichtweisen der Parteien im Hinblick auf den Konfliktverlauf weniger durch emotional aufdeckende Interventionen als durch eine rationale Konfrontation mit den Konsequenzen weiterer Eskalationen zu modifizieren. Im Sinne verhaltensmodifizierender Interventionen versucht der Vermittler, eskalierendes Verhalten zu begrenzen, zu kanalisieren und dadurch zu regulieren. Er versucht auch, strittige Themen auf diejenigen Gebiete einzugrenzen, die für beide Parteien besprechbar sind. Dies geschieht in der Regel durch eine Reihung der Streitpunkte, bei der weniger emotionsgeladene im Vordergrund stehen. Daraus versucht der Vermittler einen vorläufigen Konsens über die Streitpunkte zu entwickeln und damit eine Transformation der Streitpunkte in aktuell verhandelbare Themen. Ein Vermittler wird zwar nicht in den Innenraum der jeweiligen Parteien intervenieren, er kann aber versuchen, das Umfeld günstig zu beeinflussen. So wird er Koalitionspartner für seine Interventionen im sozialen Umfeld zu gewinnen suchen.

Gerade bei Vermittlungsaktivitäten ist eine maximale *Akzeptanz* des externen Beraters von zentraler Bedeutung. Voraussichtlich werden beide Parteien versuchen, den Vermittler auf ihre Seite zu ziehen. Dadurch gerät er laufend in prekäre Situationen. Wenn er seinen Auftrag ernstlich erfüllen will, ist es aber notwendig, dass er vollkommen unparteiisch bleibt. Nur dann geben ihm die Parteien den Vertrauensvorschuss, den er für seine Arbeit braucht. Natürlich wird er nur schrittweise vorankommen, aber gerade kleine Teilerfolge garantieren ihm seine weitere Akzeptanz. Er wird allerdings immer wieder deutlich machen müssen, dass im Falle von Nichteinigung eine formale Machtinstanz mit Machteingriffen in den Konflikt eingreifen muss. Und in diesem Fall büßen beide Parteien ihre Unabhängigkeit ein. Gerade dieses Argument verhilft Vermittlern häufig, die notwendige Akzeptanz einzufordern.

Konflikteindämmung durch Führungskräfte

Für Führungskrafte stellt sich die Konfliktregulierung anders als für einen externen Berater dar: Als Vorgesetzte können sie einerseits *nicht so tief in die Subjektebene* eingreifen, weil ja der Mitarbeiter dem Betrieb nur seine Arbeitskraft, nicht aber sein Innenleben zur Verfügung stellt. Gleichzeitig ist es aber die Aufgabe von Führungskräften, einen das System bedrohenden Konflikt zu regeln, ja aufgrund ihrer Position müssen sie sogar auf eine *Konfliktlösung drängen.* Im Gegensatz zu einem externen Berater haben sie allerdings auch ein gewisses *formales Machtpotenzial*, Konfliktlösungen zu erzwingen, also *durchzusetzen.*

In frühen Stadien von Konflikten, also auf der ersten bis dritten Stufe, können sie Formen der *Moderation* einsetzen. Dabei sind allerdings immer nur modifizierte Varianten anzuwenden, die mit ihrer Rolle als Vorgesetzter kompatibel sind. Bei schärferen Eskalationen von der vierten bis zur sechsten Stufe wären externe Berater zu engagieren. Solch ein Vorgehen hat aber einen entscheidenden Schönheitsfehler, dass sich nämlich die Führungskraft in den Augen ihrer Mitarbeiter selbst depotenziert. Empfehlenswert ist das Engagement externer Berater nur dann,

- wenn die Führungskraft in den Konflikt selbst involviert ist,
- wenn sie vermutet, dass bei einem Konflikt zwischen Mitarbeitern private Belange eine Rolle spielen,
- wenn sich eine feindliche Front zwischen zwei Teilen der Organisation entwickelt hat, die sich bislang nicht auflösen ließ.

In den meisten anderen Fällen sollte aber die Führungskraft, da sie ja über eine formale Machtbasis verfügt, Konflikte durch gezielte *Machteingriffe* regulieren. Dabei sei allerdings schon an dieser Stelle betont, dass der Terminus »Machteingriff« für die Mehrzahl der Fälle, für die er Anwendung findet, bei weitem zu martialisch ist. Wie wir im Weiteren noch sehen werden, sind darunter auch durchaus »harmlose« Aktivitäten wie etwa die Entwicklung neuer Positionsabgrenzungen oder neuer Aufgabenverteilungen zu verstehen.

(1) Moderation

Der Begriff »Moderation« hat in der aktuellen Führungsdebatte eine zweifache Bedeutung: als *generelle Führungshaltung* und wie im hier unterlegten Verständnis als *Methode der Konfliktregulation.*

Moderation als generelle Führungshaltung wird vielfach bei der Leitung von Teams (z.B. *Redel* 1987) empfohlen. Sie bezeichnet eine sehr offene, eher partnerschaftliche Führung, die nicht nur sachliche Funktionen wie das Zurückführen der Teammitglieder auf ein aktuelles Thema bei Abschweifungen oder die Leitung von aufgabenbezogenen Diskussionen beinhaltet. Moderation umfasst im Verständnis dieser Autoren außerdem eine sozio-emotionale Dimension. Das heißt, der Führer/Moderator soll die Kohäsion der Arbeitsgruppe fördern und ihre soziale Struktur entwickeln helfen, indem er etwa an die Einhaltung vorab beschlossener Verhaltensregeln erinnert (ebd.). In der Managementliteratur zeichnet sich insgesamt der Trend ab, Moderation als Führungsstrategie immer dann zu empfehlen, wenn es um die Führung von fachlich spezialisierten und relativ autonom tätigen Mitarbeitern geht.

Eine besondere Bedeutung moderierender Führungshaltungen wird bei der Leitung von Projektteams (*Erb & Zumbühl* 1991) propagiert. Bei diesen Teams handelt es sich um kooperierende Arbeitsgruppen, die aus mehreren Spezialisten mit unterschiedlichen Kompetenzen bestehen und von einem »Projektleiter« zu einem gut kooperierenden Ganzen zusammengeschweißt werden sollen. Das Ziel der Arbeitsgruppe besteht in der Kreation eines neuartigen Produktes. Die Aufgabe des Projektleiters stellt sich häufig äußerst kompliziert dar, weil seine Führungsaufgabe immer nur eine vorübergehende ist, eben nur für die Laufzeit des Projektes. Außerdem hat er, wie heute in der Internet-Branche üblich, Fachleute zu führen, die oft ausgeprägte Individualisten, ja vielleicht sogar Stars sind. Diese müssen aber nun laufend miteinander kooperieren, um gemeinschaftlich Höchstleistungen zu erbringen. Für diese Integrationsfunktion benötigt der Projektleiter eine dreifache Qualifikation:

- *Feldspezifische Fachkompetenzen* zur Förderung der fachlichen Belange (z.B. aus der Informatik, aus dem Marketing oder den Ingenieurwissenschaften),
- *Methodenkompetenzen* zur Förderung der Arbeitsgruppe (z.B. aus der Gruppendynamik oder aus der Organisationsentwicklung),
- *soziale Kompetenzen* zur angemessenen Platzierung von Fach- und Methodenkompetenzen (z.B. für den Umgang mit Widerständen oder zur Förderung der Motivation) (*Erb & Zumbühl* 1991).

Bis Mitte der 80er Jahre dominierte das »administrative Projektmanagement«. Man beschäftigte sich mit Fragen, wie ein Projektteam zu verwalten und in einer Organisation formal zu verankern ist. Später wurde aber zunehmend die psycho-soziale Dimension thematisiert, über welche Formen der Gesprächsführung die Projektleitung verfügen sollte oder wie Gruppenmitglieder an relevanten Entscheidungen zu beteiligen sind (*Hansel & Lomnitz* 1989). Zu Beginn der 90er Jahre wurden dann auch Komplikationen in der Projektleitung verhandelt, sodass heute etliche Autoren Supervision und Coaching zur Unterstützung von Projektleitung und Projektteams empfehlen (vgl. *Rauschtenberger & Hansel* 1993). So ist es ausgesprochen sinnvoll, wenn sich ein Projektmanager für seine Leitungsfunktion regelmäßig coachen lässt. In Fällen, in denen ein Projektteam neu etabliert wird, kann es auch sinnvoll sein, Spezialisten mit dem Teambuilding zu beauftragen. Und in Fällen, in denen ein Projektteam auseinander zu brechen droht, ist es oftmals ebenfalls günstig, für einen begrenzten Zeitraum einen externen Konfliktmanager zu bemühen.

Moderation als Konfliktbewältigungsstrategie wird dagegen in der Beratungsliteratur thematisiert. Dazu liegt eine Reihe von Publikationen aus dem deutschen Sprachraum vor (*Besemer* 1993; *Klebert et al.* 1994; *Redlich* 1997 u.a.), und unter dem Stichwort »*Negotiation*« (d.h. »*Verhandeln*«) finden wir thematisch ähnlich orientierte Schriften von amerikanischen Autoren (*Fisher et al.* 1981; *Fisher & Brown* 1988; *Putnam* 1997 u.a.). Beide Autorengruppen vertreten im Hinblick auf die Haltung bei der Konfliktmoderation ähnliche Positionen. Die Amerikaner unterscheiden sich allerdings von den deutschen Autoren insofern, als sie ihre Bemühungen etwas deutlicher auf das »sachbezogene Verhandeln« richten. Ihre Empfehlungen, die zum Teil an hochrangigen politischen Ereignissen mit den entsprechenden Persönlichkeiten entwickelt wurden, sind strikt darauf gerichtet, durch reflektierte Kommunikation mit der gegnerischen Partei unkontrollierte emotionale Eskalationen zu vermeiden. Die deutsche Autorengruppe kalkuliert dagegen etwas eher gewisse emotionale Konfliktpotenziale und ihre Handhabung ein. Hier finden sich eher Anregungen für die Bewältigung emotionaler »Aufwallungen«, etwa durch verstärkte Ritualisierung von Gesprächssituationen. Es empfiehlt sich, die Anregungen beider Autorengruppen in Kombination zu nutzen. Für die Anwendung im Coaching ist allerdings zu bedenken, dass sich auch diese Autoren meistens nur an externe Berater richten. Deshalb müssen alle ihre Empfehlungen, wenn sie zur Unterstützung von Führungskräften dienen sollen, immer entsprechend modifiziert werden.

Konfliktmoderation stellt im Prinzip das »tägliche Brot« einer modernen Führungskraft dar. Wenn sie nämlich die Intentionen »organisatorischer Lernfähigkeit« ernst nimmt, wird sie fast schon unbewusst organisationskulturelle Muster fördern, die kleine oder größere Kontroversen zur laufenden Fortentwicklung des Systems einschließen. Damit alle diese Erscheinungen in die Etablierung einer konstruktiven Streitkultur münden, sollte der Coach die Führungskraft zunächst mit einigen *Grundsätzen* der Moderation und des Verhandelns vertraut machen:

(1) Für eine Führungskraft ist idealerweise *klar entschieden*, dass sie im Fall konfliktärer Interaktionen die Dialogprozesse in ihrem Machtbereich beherzt handhaben wird. Das heißt dann zunächst, dass sie den Gesprächsrahmen und den Gesprächsprozess bestimmt. Für Auseinandersetzungen über inhaltliche Details sollte sie ihren Mitarbeitern jedoch breiten Raum geben.

(2) Sie sollte außerdem als *»Hüterin der guten Sitten«* fungieren, d.h. für einen Gesprächsverlauf eintreten, bei dem möglichst niemand gekränkt wird. Und sie sollte darauf achten, dass Konflikte die *Sachebene möglichst nicht verlassen* und sich zu emotionalen Eskalationen auswachsen.

(3) Sie selbst sollte sich möglichst *nicht zu emotionalen Ausbrüchen* verlei-

ten lassen, selbst wenn die Mitarbeiter hier und da ihr gegenüber »Dampf ablassen«.

(4) Die Führungskraft kann das Geschehen am ehesten auf der Sachebene halten, wenn sie im Vorfeld von Sitzungen, die voraussichtlich Kontroversen bergen, *sich selbst so ehrlich* wie möglich eingesteht, welche Interessen sie mit dem zu verhandelnden Thema verbindet. Dann ist sie nämlich vor Verstrickungen besser gefeit. Falls sie sich doch zu verstricken droht, ist es besser, sie beauftragt ihren Stellvertreter mit der Konfliktmoderation.

(5) Im Prozess der Auseinandersetzungen sollte sie auch alle Gesprächspartner animieren, ihre *Interessen* zu *artikulieren und nicht »Standpunkte«, »Positionen« oder »Meinungen«* zu *verkünden.* Kämpfe um Standpunkte führen nämlich nur zu ihrer weiteren Verfestigung und zur gegenseitigen Blockade.

(6) Bei allen Diskussionen zu strittigen Themen sollte die Führungskraft bedenken, dass es *nicht »die« richtige Lösung* gibt, sondern immer eine ganze Reihe von Wahlmöglichkeiten, über die sich mit allen beteiligten Dialogpartnern verhandeln lässt.

(7) Um unfruchtbare Kontroversen zu vermeiden, sollte die Führungskraft in einer »*milde ritualisierten*« Weise, ohne nun gleich rigide zu agieren, einige *Kommunikations- und Verfahrensregeln* bei Sitzungen einführen, wie etwa: »es redet bitte immer nur einer« oder »sprechen Sie bitte lieber in der Ich- als in der Man-Form«.

(8) Eine Faustregel lautet auch, *sich Zeit zu nehmen.* Es handelt sich nämlich um eine ganz zentrale Tugend, wenn die Führungskraft ruhig zuhört und insgesamt einen ausreichend breiten zeitlichen Raum gibt, dass sich die Mitarbeiter gegenseitig zuhören können. Auf diese Weise fungiert sie auch als Modell für »gepflegte« Streitgespräche.

(9) In diesen Zusammenhang gehört übrigens auch die Anregung, bei festgefahrenen Diskussionen lieber noch einmal auseinander zu gehen, also sich gemeinschaftlich eine *Aus-Zeit* zu nehmen, statt ein Ergebnis übers Knie zu brechen.

(10) Der *zeitliche Rahmen*, innerhalb dessen verhandelt werden kann, sollte für alle Beteiligten möglichst *klar abgesteckt* sein und dann selbstverständlich auch *eingehalten* werden. Ungut sind Sequenzen, in denen

alle Beteiligten noch »schnell, schnell« ihre Statements zum Besten geben wollen.

(11) Außerdem sollte die Führungskraft jede Sitzung, die der Konfliktmoderation dient, schon vorab in *einzelne Abschnitte* (auch *zeitlicher Art*) vorstrukturieren, zum Beispiel: »Nach einer ersten Diskussion in der Großgruppe möchte ich Ihnen für eine viertel Stunde Diskussionen in Dreiergruppen vorschlagen.«

(12) Bei nachfolgenden Treffen sollte die Führungskraft *Ergebnisse abfragen*, sich also danach erkundigen, was aus der kürzlich diskutierten Thematik geworden ist. Im anderen Fall bleiben die Treffen zu unverbindlich.

(13) Bei allen Aktivitäten, die Kontroversen zum Inhalt haben, sollte die Führungskraft bedenken, dass nicht nur das *Ergebnis* einer Sitzung, sondern auch der *Prozess* der Veranstaltung wichtig ist. Denn zum einen lässt sich erst im Verlauf eines Prozesses eine Kontroverse für eine Organisation oder für eine Abteilung konstruktiv nutzen. Zum anderen lässt sich erst über eine *Vielzahl solcher Sitzungen* eine *positive Streitkultur* etablieren.

(14) Eine letzte Grundregel sollte der Coach der Führungskraft mitgeben: »Versuchen Sie in *menschlicher Hinsicht* so *positiv* wie möglich zu allen Disputanten zu sein; eine solche Haltung seitens Vorgesetzter strahlt auf die gesamte Gesprächsatmosphäre ab. Achten Sie darauf, dass in der Sache hart, im Menschlichen aber weich verhandelt wird.«

Einschlägige Autoren (z.B. *Redlich* 1997, *Fisher et al.* 1981) empfehlen grundsätzlich für die Leitung von kontroversen Diskussion, also für die Moderation oder die Verhandlung, verschiedene Phasen vorzusehen:

(1) eine Anwärm- bzw. Beziehungsphase,

(2) eine Phase der Themensammlung und Klärung des weiteren Vorgehens,

(3) eine Analysephase, bei der die Sichtweisen von Kontrahenten sortiert werden,

(4) eine Verhandlungsphase,

(5) eine Beschlussphase.

(1) Den Auftakt sollte bei allen Moderationen, auch bei solchen, die Vorgesetzte mit ihrem Mitarbeiterstab durchführen, eine *Anwärmphase* bilden. In dieser werden grundlegende emotionale Bereitschaften der Mitarbeiter aktiviert. So ist es sinnvoll, dass die Führungskraft mit allen an der Sitzung Beteiligten zumindest Blickkontakt aufnimmt, wenn möglich sogar schon vor Betreten des Sitzungsraumes mit den Anwesenden einige freundliche Worte wechselt, sie per Handschlag begrüßt usw. Die Atmosphäre wird erheblich bereichert, wenn Getränke und eventuell Brötchen oder ähnliches auf den Tischen bereitgestellt werden.

(2) Das nächste Stadium besteht im *Sammeln von Konfliktthemen* und in *Vereinbarungen des weiteren Vorgehens.* Diese Phase sollte angemessen offen, aber doch nicht chaotisch sein. Es empfiehlt sich, dieses Stadium relativ ritualisiert zu eröffnen.

(A) Zuerst findet ein Sammeln von Tagesordnungspunkten statt, die den bereits vorab vereinbarten hinzugefügt werden. Die Führungskraft sollte allerdings darauf achten, dass sich die Arbeitsgruppe nie zu viele Themen zur Bearbeitung vornimmt, sondern für den jeweiligen Termin eine realistische Auswahl trifft.

(B) Wenn die Tagesordnungspunkte und die Abfolge ihrer Behandlung geklärt sind, kann Punkt für Punkt bearbeitet werden. Für die Sammlung lassen sich Floskeln verwenden wie: »Jetzt geht es ums Sammeln von Ideen und Fragestellungen«. Oft ist es sinnvoll, Gruppen mit gegensätzlichen Positionen für eine viertel oder halbe Stunde in getrennte Räume zu bitten und anschließend ein oder zwei Personen über die Ergebnisse der Kleingruppe berichten zu lassen. Im anderen Fall entsteht schnell Chaos im Plenum. Für die Sammlung von Themen sollte die Führungskraft offene Fragen stellen, also solche, die man nicht mit »ja« oder mit »nein« beantworten kann. Wenn nur eine Alternative erfragt wird oder nur die Meinung der Mitarbeiter im Hinblick auf einen Punkt, kommt keine Diskussion in Gang. Problematisch sind aber auch zu offene Fragen wie zum Beispiel: »Was wollen wir zu diesem Thema diskutieren?«. Zu manchen Fragestellungen kann die Führungskraft ihre Mitarbeiter auch bitten, schon vorher Statements auf ein Blatt zu notieren und sie vorher einzureichen. Dann lassen sich die Äußerungen der

Mitarbeiter schon im Vorfeld sichten, und auf der Sitzung selbst kann die Diskussion sofort starten. In dieses Stadium passen auch allerlei Methoden zur lockeren Ideenfindung, wie etwa ein Brainstorming, bei dem es um die beurteilungsfreie Sammlung von Ideen geht.

(C) Die Statements sollten nun visualisiert werden. Das kann bei komplexen Themenstellungen entweder per Kartenabfrage oder bei einfacheren mit Hilfe eines Flipcharts geschehen.

(D) Im Anschluss an die Sammlung muss nun allerdings entschieden werden, was weiterhin mit der Sammlung geschehen soll und wie weiter zu verfahren ist. Die Führungskraft sollte hierzu einen Vorschlag (für die Analysephase) parat haben, für den sie die Mitarbeiter um Zustimmung bittet.

(3) In der *Analysephase* dringen nun alle Beteiligten tiefer in die jeweiligen Themen ein. Dieses Stadium erfordert von der Führungskraft methodische Kompetenzen im Bereich der Gesprächsführung, denn jetzt muss sie möglichst viele offene Fragen stellen, sie muss Aussagen der Disputanten zum Teil paraphrasieren oder verbalisieren, um sich zu vergewissern, ob sie von ihr richtig verstanden wurden, oder auch zur Präzisierung für alle Sitzungsteilnehmer.

(A) Zunächst geht es um die *Ermittlung subjektiver Phänomene*, die jeder Disputant mit einem Thema verbindet, also um Vorstellungen, Emotionen und um Antizipationen der Konfliktpartner. In diesem Zusammenhang ist es nicht nur wichtig, dass die Teilnehmer ihre eigenen Vorstellungen, Emotionen und Gedanken artikulieren, sondern auch die der anderen in einem inneren Rollentausch zu erfassen suchen.

(B) Nun ist die jeweilige Thematik so weit präzisiert, dass sich die *Stoßrichtung der weiteren gemeinsamen Arbeit* ermitteln lässt, ob nämlich (a) »*Problemlösungsbedarf*« besteht (ein Problem sollte gelöst werden, man weiß aber noch nicht wie) oder (b) »*Klärungsbedarf*« (die Sichtweisen der Disputanten über ein Problem divergieren noch) oder (c) »*Verhandlungsbedarf*« (die Teilnehmer verfolgen unterschiedliche Ziele).

(C) Und bei allen drei Stoßrichtungen kann es (a) um einen *Sachkonflikt* etwa um die Auseinandersetzung über ein knappes Gut gehen, wie zum Beispiel bei der Verteilung von Räumen. In solchen Fällen ist immer Verhandeln als weitere Strategie angesagt. Handelt es sich dagegen (b) um einen *Beziehungskonflikt,* d.h. um einen Streit über soziale Normen, etwa der Art: »Wer hat richtig, wer hat falsch gehandelt?«, »Wer hat sich akzeptabel oder inakzeptabel verhalten?« usw., ist allerdings äußerste Wachsamkeit geboten: Wenn nämlich die Führungskraft hinter einem Thema ein Beziehungsproblem zwischen zwei Personen »wittert«, sollte sie den laufenden Prozess unterbrechen und lieber ein Gespräch unter vier oder eventuell unter sechs Augen vorschlagen. Im anderen Fall besteht die Gefahr, dass sich das Diskussionsforum zu einer emotionalisierten Kampf-Spiel-Arena mit weiteren Eskalationen wandelt. Das gilt besonders für Fälle, in denen sich eine beziehungsorientierte Fronthaltung zwischen zwei Gruppen erwarten lässt. Dann ist es sinnvoller, die aktuelle Sitzung abzubrechen und mit den Parteien gesondert zu tagen.

(4) In der *Verhandlungsphase* geht es nun darum, (A) die Sichtweisen der Disputanten zu klären oder (B) ein Problem zu lösen oder (C) eine gemeinsame Zielorientierung zu erarbeiten. Bei allen drei Stoßrichtungen besteht das Ziel im Finden eines Konsens, der im minimalsten Fall darin besteht, dass man einen Dissens feststellt. In diesem Stadium sollen festgefahrene Positionen in Bewegung gebracht und Regeln für die weitere Zusammenarbeit ausgehandelt werden. Jetzt ist es wichtig, dass die Führungskraft alle eingangs genannten Prinzipien zur Konfliktregulation besonders ernst nimmt, damit eine Verständigung der Mitarbeiter zustande kommt.

(A) Am einfachsten gestalten sich meistens *Klärungen.* Dann passiert es natürlich, dass die Sichtweisen der Disputanten auch am Ende der Diskussion noch unterschiedlich sind. Die Divergenzen können für die Organisation entweder unbedeutend sein, weshalb sie dann nicht weiter diskutiert werden, oder aus ihnen lässt sich eine positive Entwicklung in der Weise »basteln«, dass die Kontrahenten bei nachfolgenden Sitzungen über die Fortentwicklung ihrer jeweiligen Sichtweisen berichten, und vor allem darüber, welche zukünftigen Handlungskonsequenzen daraus zu ziehen sind. Im Hinblick auf die konkreten Handlungsstrategien wird dann allerdings die Führungskraft das letzte Wort zu reden haben.

(B) Für die *Lösung von Problemen*, für die es unterschiedliche Einschätzungen gibt, kann man gemeinsam mit den Mitarbeitern unterschiedliche in die Zukunft gerichtete Szenarien entwickeln und daran anschließend gemeinsam entscheiden, welche Problemlösung die aussichtsreichste ist.

(C) Am schwierigsten sind Situationen zu bewältigen, in denen die Teilnehmer unterschiedliche Ziele verfolgen. Dann besteht *Verhandlungsbedarf*. Hierbei geht es häufig um strategische Fragestellungen, dass etwa eine Abteilung für eine Erweiterung der Angebotspalette einer Firma plädiert und eine andere Abteilung für eine Vertiefung im Sinne höherwertiger Produkte. Auch hier wird nach einem mehr oder weniger langwierigen Diskussionsprozess die jeweilige Führungskraft die Letztentscheidung treffen.

(5) Zum Abschluss werden in der *Beschlussphase* die Ergebnisse präzisiert und die weitere Vorgehensweise festgelegt. Außerdem ist noch zu überlegen, was mit den in der Sitzung fehlenden Mitgliedern zu tun ist. Nach *Redlich* (1997) handelt es sich hier um eine »Bringschuld« und nicht um eine »Holschuld«. Das heißt, im Interesse der Gesamtorganisation sollten die anwesenden Organisationsmitglieder die nicht Anwesenden später von sich aus informieren. So sollte am Ende einer solchen Sitzung auch festgelegt werden, wer wen über was informiert.

Aus der Beschreibung des Moderationsprozesses ergibt es sich fast von selbst, dass die Führungskraft für ihre ersten derartigen Versuche gut vorbereitet sein sollte. Da ist es nützlich, wenn sie schon im Vorfeld etwa in Seminaren einige Methodenkompetenzen im Bereich der *Gesprächsführung* erwirbt, und wenn sie über Grundkenntnisse im Bereich der *Kommunikation* verfügt. Im Coaching lässt sich dann »Feinarbeit« leisten, indem die Klienten *gezielt* auf eine jeweilige *Sitzung vorbereitet* werden. Dann wird etwa der Coaching-Klient gebeten, die voraussichtliche Situation zu imaginieren und mit Hilfe von Materialien, Bausteinen oder kleinen Figuren darzustellen. Daran anschließend lässt sich die Moderationssituation in allen ihren Phasen und mit möglichst vielen Eventualitäten vorab phantasieren. Jetzt ist zu ermitteln, an welchen Punkten die Führungskraft voraussichtlich Unsicherheiten erleben wird. Zu ihrer Unterstützung lassen sich die Unsicherheitspunkte zunächst akzentuieren und detailliert thematisieren. Daran anschließend finden sich meistens in der Vergangenheit des Coaching-Klienten vergleichbare Situationen, die er schon gut gemeistert hat. Auf der Basis der Analyse gelungener Situationen kann der Klient meistens schon an seine früheren Erfolge anknüpfen. In manchen anderen Fällen, wenn er noch ausgeprägte Unsicherheiten artikuliert, sollte er durch den Coach unterstützt werden, die zukünftige Konfliktmoderation wenn möglich hinaus zu schieben, sodass im Coaching noch umfassender an seinen Unsicherheiten gearbeitet werden kann.

(2) Machteingriffe

In den vorhergehenden Abschnitten wurde schon deutlich, dass Führungskräfte als Strategien zur Konfliktbewältigung in niedrigen Stadien der Eskalation die Moderation, auf höheren Stufen aber Machteingriffe realisieren sollten. Dabei handelt es sich um Strategien, die nur formal designierte Vorgesetzte anwenden können. Sie mobilisieren dabei diejenigen ihrer formalen wie informellen Einflusspotenziale, die voraussichtlich einen Eskalationstopp herbeiführen. Für Berater kommt diese Interventionsform nicht in Betracht, denn sie setzt eine eindeutig institutionalisierte Position innerhalb eines Systems mit formalen Einflusspotenzialen voraus.

Nun wirkt der Terminus »Machteingriff« für die meisten Menschen ziemlich martialisch, weil sie vielleicht gleich an die Ausübung massivster Gewaltanwendung durch Vorgesetzte denken, wie etwa an Abmahnungen oder gar an Entlassungen. Bei solchen Interventionen handelt es sich tatsächlich um Machteingriffe, viele Aktivitäten dieser Art haben aber einen weitaus »harmloseren« Charakter. Im Prinzip handelt es sich um einen Interventionstyp, den die Führungskraft aufgrund ihrer Position ganz allein verantworten muss, bei dem sie jedenfalls die Mitarbeiter nicht an Entscheidungen beteiligt.

Machteingriffe sollen zunächst der Realisierung des Organisationszweckes dienen, dass nämlich Ziele des Systems möglichst funktionsgerecht realisiert werden können. Als »paternalistische Machteingriffe« wirken sie sich aber vielfach auch günstig für die Mitarbeiter aus. So können neue Funktionszuweisungen für Mitarbeiter, die sich wegen irgendwelcher Kompetenzüberschreitungen ständig gestritten hatten, oft erstmals Ruhe in eine Abteilung bringen. In solchen Fällen beseitigt die Führungskraft durch einen Machteingriff wahrscheinlich einen chronischen und für die Beteiligten vielfach auch schmerzlichen Konfliktherd. Da es sich bei der Applikation von Machteingriffen immer um mehr oder weniger undemokratische »Alleingänge« handelt, die eine Reihe von unvorhergesehenen Konsequenzen nach sich ziehen können, sollten Führungskräfte, besonders wenn sie ihre Position erst neu übernommen haben, vor Machteingriffen sehr sorgfältig beraten werden.

Machteingriffe zielen zunächst darauf, einen Konflikt unter Kontrolle zu bringen, ihn zwangsweise auf die Sachebene zu reduzieren und alle potenziellen Folgen des Konfliktes zu begrenzen. Diese Interventionsstrategie erfordert von der Führungskraft eine (zumindest innerlich) distanzierte Haltung. Sie ist gezwungen, sich über die Gefühle und Vorstellungen der Konfliktparteien hinwegzusetzen; das heißt, sie muss im Prinzip rigoros handeln. Dadurch ist sie auch gezwungen, sich über ihre eigenen Emotionen und Wahrnehmungen hinwegzusetzen. Machteingriffe stellen letztlich ein Extrem asymmetrischer Interaktionen dar. Deshalb erzeugen sie vielfach Vertrauenskrisen. Sie bewirken vor allem oft eine Schwächung der emotionalen Interaktionsbasis zwischen Vorgesetzten und den jeweiligen Mitarbeitern, die von dem Machteingriff unmittelbar betroffen sind. Machteingriffe werden nämlich von den Mitarbeitern häufig als Bestrafungsaktion bewertet, es sei denn, sie erleben die Konsequenzen ganz unmittelbar positiv, wie es häufig im Falle von Kompetenzklärungen geschieht. Aber selbst in solchen Fällen ist keineswegs sichergestellt, dass die unmittelbar beteiligten »Streithälse« nach dem Machteingriff ausschließlich zufrieden sind. Es ist nämlich möglich, dass eine oder beide Parteien sogar ein gewisses masochistisches Vergnügen an ihren Kontroversen gefunden hatten.

Wegen der tendenziellen Unberechenbarkeit der Konsequenzen von Machteingriffen sind sie sehr sorgfältig zu planen. Ihr Wirkungsgrad bestimmt sich nämlich nach dem Ausmaß, in dem sie thematisch und personell präzise platziert werden. Hier ist genau zu überlegen, welches Verhalten von wem unterbunden werden soll. So ist es etwa angesichts einer völlig unkoordinierten Präsentation eines Amtes am Tag der offenen Tür, die sich aufgrund von Querelen zwischen zwei Abteilungen besonders ungünstig gestaltete und dann viele Beschwerden seitens übergeordneter Instanzen nach sich zog, nicht sinnvoll, nun gleich alle derartigen Aktivitäten zu untersagen. Hier ist es sicher sinnvoller, den Verantwortlichen strikte Auflagen für solche Events zu machen. Eine besonders ungünstige Wirkung haben »Rundumschläge« von Vorgesetzten auf der Basis heftiger emotionaler Aufwallungen. Von ihnen fühlt sich jeder – und letztlich niemand angesprochen. In solchen Fällen erhalten die »Getadelten« auch keine Anregungen oder Anweisungen, was sie in Zukunft besser tun oder lassen sollen.

Vor Machteingriffen sollte der Coach die Führungskraft bitten zu untersuchen, über welche Machtpotenziale sie im Hinblick auf den aktuellen Fall überhaupt verfügt. In diese Analyse müssen auch Fragen nach der bisherigen Beziehung zwischen Führungskraft und den Hauptakteuren einfließen. Außerdem ist die Führungskraft darauf vorzubereiten, dass sich ihre Mitarbeiterbeziehungen durch den Machteingriff voraussichtlich verändern werden. Und schließlich muss sie wissen, dass mit dieser Intervention auch eine persönliche Verunsicherung für sie selbst als Machtinstanz einhergehen kann. Denn jetzt »outet« sie sich möglicherweise gegenüber ihren Mitarbeitern erstmalig als »böse Frau« oder als »böser Mann«, wohingegen sie doch vorher vielleicht lieber *»everybodies darling«* sein wollte. Die Führungskraft ist auf jeden Fall auch darin vorzubereiten, dass ihr derartige Interventionen vor allem eine klare Haltung im Umgang mit Macht abverlangen. Über diese Haltung wird sie umso eher verfügen, je mehr menschliche Unterstützung sie vom Coach, aber natürlich auch von ihrem privaten Umfeld erhält.

Besonders eine neue Führungskraft sollte bei gravierenden Machteingriffen einen Coach bemühen. Dieser kann ihr bei allen vorausgehenden Reflexionen Unterstützung geben, sie durch Rollentrainings auf den konkreten Machteingriff vorbereiten und ihr anschließend helfen, ihre innere Stabilität zu wahren.

3.3 Coaching zur Konfliktstimulation

Die Förderung von Konflikten im Sinne von »Konfliktstimulation« wurde erst seit einigen Jahren umfassender thematisiert. Zwar hatten schon in den 50er und 60er Jahren Autoren wie *Coser* (1956) oder *Dahrendorf* (1961) darauf hingewiesen, dass Konflikte durchaus konstruktive Wirkungen in Organisationen haben können, systematische Forschungen zu diesem Themenbereich finden wir aber erst in den letzten Jahren (vgl. *De Dreu & Van de Vliert* 1997). Positive Wirkungen durch bewusst herbeigeführte Konflikte lassen sich zunächst ganz generell für *jede moderne Organisation* postulieren. Sie lassen sich aber besonders für Organisationen empfehlen, die schon ein gewisses Maß an *Erstarrung* aufweisen und dann durch konfliktäre Aktionen wieder »aufgemöbelt« werden sollen. Im Sinne »*institutionalisierter Konfliktstimulation*« finden wir aber auch Abteilungen mit einem innovativen Auftrag, deren Mitglieder Konflikte in der Organisation geradezu »anzetteln« müssen, um ihren Auftrag zu erfüllen. Hierbei handelt es sich beispielsweise um Abteilungen für die Gleichstellung von Frauen oder um Arbeitsgruppen, die einen spezifischen innovativen Auftrag wahrnehmen sollen.

Leistungssteigerung durch Konflikte in Organisationen

Einige Autoren (*Amazon & Schweiger* 1997; *Baron* 1997 u.a.) postulieren, dass sich *Konflikte in allen Organisationen* leistungssteigernd auswirken können. Das ließe sich besonders dort beobachten, wo einzelne Abteilungen einer Firma miteinander konkurrieren. In solchen Fällen ergibt sich in aller Regel innerhalb der einzelnen Gruppe eine erhebliche Leistungsdynamik. Da Unternehmen heute zunehmend dezentralisiert und deshalb immer häufiger in relativ autonom operierende Abteilungen segmentiert sind, finden wir im organisatorischen Ensemble meistens zahlreiche konkurrierende Untergruppen. *Bornstein & Erev* (1997) behaupten, dass hier eine doppelte Konkurrenz besteht: Es findet einerseits innerhalb der Ingroups ein erheblicher – durchaus konstruktiver – Wettstreit statt, wer nämlich von den Mitgliedern den Kampf mit der Außengruppe am dynamischsten austrägt. Außerdem rivalisieren alle mit den Mitgliedern der Außengruppe.

Rivalität mit einer Außengruppe fördert, wie man seit den Gruppenexperimenten von *Sherif* weiß, die Kohäsion innerhalb einer Gruppe. Daraus wiederum resultiert eine gesteigerte Kooperationsfähigkeit, die, wie *Carnevale & Probst* (1997) empirisch belegen konnten, die innovativen und kreativen Potenziale einer Gruppe erheblich steigern kann. Die Autoren zeigen gleichzeitig, dass die Kreativität und Innovationsbereitschaft einer Gruppe sinkt, wenn sie nicht mit einer anderen rivalisieren kann. Die empirischen Befunde von *Turner & Pratkanis* (1997) legen allerdings nahe, dass sich solche Effekte nur in den Gruppen einstellen, die bereits konfliktfreudig sind, die also bereits über eine gute Streitkultur verfügen. Unter Bezugnahme auf *Janis*, der schon in den 60er Jahren vor dem so genannten »*Groupthink*« warnte, einer übermäßig hohen Gruppenkohäsion mit dem Zwang zum uniformen Denken und Handeln, zeigen die Autoren, dass in solchen Fällen jeder Konflikt unterdrückt wird. Das führt vor allem zu einer geringen Qualität von Entscheidungen. Jeder wartet nämlich auf ein Statement des anderen, niemand traut sich, aus dem bisherigen konsensuellen Ensemble auszuscheren und zu rufen: »Ich habe eine neue Idee, die ist besser als alles Bisherige«. Im Fall von *Groupthink* besteht dagegen eine stillschweigende kollektive Übereinkunft, lieber am Altbewährten festzuhalten. Dieser Mangel an Konfliktbereitschaft wurde auch für starke Unternehmenskulturen postuliert (*Schreyögg*, G. 1987). Auch hier lässt sich regelmäßig ein hoher Zwang zur Konformität beobachten, wodurch das Austragen von Konflikten erschwert ist. Solche Firmen gehen nach einiger Zeit an ihrer Konfliktvermeidung zugrunde.

Auf dem Hintergrund aller dieser Forschungsergebnisse ist zu vermuten, dass Konflikte in Organisationen durchaus die Effizienz und Effektivität steigern können. Aus diesem Grund lohnt es sich für Führungskräfte, im Coaching entsprechende Maßnahmen zu erarbeiten. Hier lässt sich eine Reihe von Maßnahmen empfehlen:

(1) Konfliktstimulierende Maßnahmen beginnen schon mit der *Personalauswahl*. Wenn Führungskräfte immer nur Mitarbeiter eines Typs (z. B. nur einer spezifischen Berufs- oder Altersgruppe, mit einem bestimmten beruflichen Hintergrund) rekrutieren, besteht die Gefahr, dass sie das System in Richtung Homogenität und eventuell sogar Uniformität steuern. Zur Belebung der internen Diskussion lässt sich geradezu program-

matisch schon bei der Personalplanung eine gewisse Vielfalt fördern, dass etwa Mitarbeiter mit unterschiedlicher Vorbildung und einem unterschiedlichen Erfahrungshintergrund eingestellt werden. Idealerweise schafft die Führungskraft ein »mittleres Maß an Pluralität«, also eine Vielfalt, die das System einerseits »verdauen« kann und die es andererseits belebt.

(2) Eine andere Maßnahme zur Konfliktstimulation ist die *Förderung von Gruppen- bzw. Abteilungsrivalitäten*. Hierzu lassen sich Qualitätszirkel veranstalten, die prämiert werden. Oder es werden Preise ausgesetzt für die Erledigung bestimmter Aufgaben, die abteilungsweise bewältigt werden müssen.

(3) Die *Konfliktbereitschaft in Arbeitsgruppen* bzw. in Abteilungen lässt sich am ehesten über Rituale bei Sitzungen fördern. Hier bewähren sich Anordnungen nach dem Motto: »Vor jeder Integration muss eine Differenzierung erfolgen« (*Fisher* 1997). Dafür ist es sinnvoll, eine Arbeitsgruppe, die aktuell tagt, zu teilen. Dann vertritt eine Gruppe ein bestimmtes Argumentationsmuster, während die andere in einem Nebenraum ein gegenteiliges entwickelt. Zum Abschluss werden beide Gruppen gebeten, ihre Positionen vorzutragen und der jeweiligen Gegenseite schmackhaft zu machen. Durch eine nachfolgende Verhandlungssequenz kann dann oft eine Integration der Standorte erarbeitet werden. Solche Arbeitsformen haben den Charakter von Wettspielen. Die Führungskraft muss allerdings darauf achten, dass der spielerische Charakter erhalten bleibt.

(4) Das gelingt ihr am ehesten dann, wenn sie die *Konflikte auf der Sachebene* hält. In einer affektiv aufgeladenen Situation im Sinne von Feindlichkeit wirken sich nämlich Konflikte nicht mehr konstruktiv, sondern nur noch hemmend aus (*De Dreu* 1997). So sollte die Führungskraft unbedingt darauf achten, dass alle Auseinandersetzungen auf die ersten drei Eskalationsstufen begrenzt bleiben. Im Idealfall bewegen sie sich in eher spielerischen Formen auf den ersten beiden Stufen, die ohnedies primär sachorientiert sind.

(5) Das heißt aber nun nicht, dass eine konstruktive Konfliktstimulation im Idealfall emotionslos ist. Im Gegenteil, wie *Tjosfeld* (1997) zeigen kann, entwickelt sich gerade dann eine gute Streitkultur, wenn die innerorganisatorische Kommunikation für die Organisationsmitglieder im Allge-

meinen befriedigend ist. »*Konstruktive Kontroversen*« benötigen nämlich eine gute *affektive Basis*. Wie übrigens *Baron* (1997) hervorhebt, entwickeln sich in Diskussionen ohne Emotionen zu viele Stereotype, weil dann nämlich alle Gesprächspartner Statements ohne innere Beteiligung von sich geben. Aus diesen Gründen sollte der Coach die Führungskraft animieren, bei Diskussionen auf der einen Seite emotionale Lebendigkeit und erlebnishafte Beteiligung zu fördern, auf der anderen Seite aber humorvolle Leichtigkeit.

(6) Die Führungskraft sollte auch immer versuchen, Sitzungsthemen, die prinzipiell konfliktträchtig sind, zur Entwicklung einer lebendigen Streitkultur zu nutzen. Das gilt beispielsweise für die *Zuteilung von Ressourcen* wie etwa die Vergabe von Sachmitteln. Hier sind stets *Verhandlungsprozesse* zu praktizieren, wie sie im Zusammenhang mit der Moderation beschrieben wurden. *Putnam* (1997) konnte empirisch belegen, dass solche Prozesse für Arbeitsgruppen sehr konstruktiv sind. Sie fördern generell die Kommunikationsfähigkeit, sie helfen, Missverständnisse zu klären, und sie tragen zu einem umfassenden Informationsaustausch bei.

(7) Bei allen diesen Maßnahmen ist aber die *Führungskraft selbst* der entscheidende Faktor. Aufgrund ihrer Position hat sie immer eine Modellfunktion. Deshalb sollte sie der Coach tatkräftig unterstützen, entsprechende Haltungen zu kultivieren, insbesondere offen und tolerant für unterschiedliche, eben auch strittige Standpunkte zu agieren.

Konfliktvermeidende Erstarrung und Innovation

Eine absolute Notwendigkeit stellt die Förderung von Konflikten in Organisationen dar, die an ihrer konfliktvermeidenden Erstarrung unterzugehen drohen, bei denen also ein generelles *Innovations-* oder gar *Sanierungsmanagement* notwendig wird.

Solche Phänomene begegnen uns häufig bei Familienbetrieben in der Hand der zweiten oder dritten Generation. Hier ist die pionierhafte Frische eines umtriebigen Unternehmensgründers schon längst verflogen, und die Nachfolger mühen und plagen sich, ihr Erbe »über Wasser zu halten«. Wie wir in einem späteren Kapitel noch genauer sehen werden, handelt es sich dabei oft um Familien, die sich einer Festung gleich gegen die Umwelt abschotten und in ihrem Innenraum ein übergroßes Maß an *Groupthink* etabliert haben. Das harmonistische Sinnsystem der Unternehmerfamilie strahlt aber in der Regel auf die Gesamtorganisation ab, sodass nach einiger Zeit keinerlei Konflikt mehr ausgetragen wird. Wo sich aber keine Konfliktbereitschaft entwickelt hat, gibt es keine divergierenden Meinungen, wo keine divergierenden Meinungen existieren, können auch keine Innovationen wachsen – die Organisation erstarrt.

Wenn solche Firmen aufgekauft oder per Fusion übernommen werden, ist es notwendig, eine Streitkultur zu etablieren, in der langsam wieder Neues, vielleicht auch Unbotmäßiges, aber nicht immer nur das »traditionell Bewährte« gedacht und getan wird. In der Regel müssen dann neue Führungskräfte engagiert werden, um »das Schiff wieder flott zu kriegen«; denn die Mitglieder der früheren »Führungsriege« waren ja Protagonisten der alten, harmonistischen Kultur. Für die neue Führungsmannschaft ist es aber auch keine leichte Aufgabe, einen solchen kulturellen Wandlungsprozess auf den Weg zu bringen, wenn nämlich die Mitarbeiter eine »konfliktfreie Routine« eingespielt hatten. Und die garantierte ihnen eine maximale psychische Entlastung. Sie mussten sich nicht mehr anstrengen, weil sie ja in keiner Weise durch Innovationen »belästigt« wurden.

Führungskräfte sollten hier, wie oben beschrieben, einerseits ein Programm zur Förderung einer Streitkultur etablieren, andererseits müssen sie aber ein gutes Feeling für die bisher bestehende Organisationskultur entwickeln. Denn sonst mobilisieren sie einen kaum zu bewältigenden Änderungswiderstand, der viele Innovationsversuche zunichte machen kann. So empfiehlt es sich, alles Bewahrenswerte, also vor allem die funktionalen Reste der Kultur zu pflegen, das nicht Bewährte aber zielstrebig zu beseitigen. So ist es sinnvoll, emotional bedeutsame Rituale der alten Kultur wie Weihnachtsfeiern oder Firmenjubiläen in ihrer früher praktizierten Form fortzuführen. Unmäßig ausgedehnte Sitzungen mit opulenten »Kaffeeorgien« sollte man dagegen straffen.

Wer einem verkrusteten System durch die Etablierung einer Streitkultur zu mehr organisatorischer Lernfähigkeit verhelfen will, benötigt auf jeden Fall gute Nerven; denn er wird immer wieder mit offenen oder verdeckten Formen von Veränderungswiderstand konfrontiert. Das erfordert im Prinzip eine variable Haltung zwischen Moderation und Machteingriffen, also zwischen offenen, in Teilen durchaus permissiven Führungshaltungen auf der einen Seite und strikten Anweisungen auf der anderen. Die dafür notwendige Flexibilität lässt sich durch Coaching leichter erwerben oder bewahren.

Institutionalisierte Konfliktstimulatoren

Einen geradezu institutionalisierten Stellenwert hat Konfliktstimulation bei all den Positionen oder Abteilungen, die schon aufgrund der Stellenbeschreibung einen innovativen Auftrag wahrzunehmen haben: Das gilt regelmäßig für »Gleichstellungsbeauftragte« oder für »Beauftragte zur Qualitätssicherung und zur Förderung von Innovationen«. Sie lassen sich als *»institutionalisierte Konfliktstimulatoren«* bezeichnen. Gerade für sie ist Coaching eine wichtige Form der Unterstützung. Im Vollzug ihrer Aufgabenerfüllung sind sie mit vielfältigen organisatorischen Widerständen konfrontiert, die sie aber jeweils im Sinne ihrer Zielsetzungen zu nutzen haben. Person und Position sind automatisch in der jeweiligen Organisation umstritten, und deshalb benötigen sie vielfältige Copingstrategien.

Es handelt sich hier regelmäßig um Personen oder Personengruppen, die innerhalb eines Systems den Auftrag haben, in genau dieses System verändernd hinein zu wirken. So sollen etwa Beauftragte für die Gleichstellung von Mann und Frau in Unternehmen (*Edding* 2000) oder Kommunen (*Schreyögg, F.* 1998) in genau diesem Unternehmen und in genau dieser Kommune verändernde Wirkungen in der Weise entfalten, dass die Frauen im Hinblick auf den Einstellungsmodus oder die Bezahlung Männern gleichgestellt werden. Oder »Beauftragte für Qualitätssicherung und Innovationen« in Privatkliniken haben dafür Sorge zu tragen, dass Ärzte und Pfleger in einem jeweiligen Krankenhaus nicht mehr unreflektiert »ihren alten Stiefel« praktizieren, sondern in ihrem Handeln der Tatsache Rechnung tragen, dass es sich bei den Patienten um Kunden handelt, von deren Besuch und deren Beurteilung der Bestand der Klinik abhängig ist.

Idealerweise suchen die Betreffenden schon vor Antritt ihrer Stelle einen Coach auf, mit dem sie die Bedingungen, unter denen sie die Stelle antreten, diskutieren können. Die Erfolgsaussichten bestimmen sich nämlich in hohem Maße nach den formalen Voraussetzungen der Position. So sollte sie möglichst weit oben in der Hierarchie angesiedelt sein. Das heißt, die Gleichstellungsbeauftragte einer Kommune sollte nur noch dem Bürgermeister unterstellt sein. Wenn sie nämlich in die Personalabteilung integriert und dadurch dem Personalchef unterstellt ist, wird es für sie fast unmöglich, Strategien der Personalauswahl oder der Beförderung zu kritisieren und Alternativen zum Bisherigen zu fordern. Und für die Qualitätsbeauftragte einer Klinik wird es schwierig, Innovationen im ärztlichen Bereich anzuregen, wenn sie dem Chefarzt unterstellt ist. Diese Position sollte im Organigramm unbedingt über dem Chefarzt, im Fall von Privatkliniken also unmittelbar bei der Geschäftsführung angesiedelt sein.

Ein anderer Punkt betrifft Voraussetzungen, die Positionsinhaber selbst erfüllen sollten. Unabhängig von persönlichen Qualifikationen wie Standfestigkeit oder Wendigkeit können sie dann am meisten in Bewegung bringen, wenn sie über eine qualifizierte Vorbildung verfügen, die ihnen nicht nur breite und tiefe Argumentationsmöglichkeiten eröffnet, sondern die ihnen auch in den Augen ihrer Interaktionspartner ein gutes Standing ermöglicht. Anderenfalls sollte ihnen von der Übernahme einer solchen Position abgeraten werden. Denn auf Stellen dieses Typs müssen selbst Minimalerfolge oft durch nervenaufreibende und zähe Verhandlungen erkauft werden, die sich prinzipiell leichter gestalten, wenn der oder die Betreffende wenigstens auf einen gewissen fachlichen Respekt seitens ihrer Interaktionspartner rechnen kann. Wie das folgende Beispiel zeigt, müssen häufig relativ komplexe Konflikte ausgelöst werden:

In einer Kommune bestand eine Beförderungspraxis, bei der lediglich die Dienstjahre als relevantes Kriterium eine Rolle spielten. An diesem Punkt intervenierte nun die Gleichstellungsbeauftragte mit dem Argument, dass Frauen aufgrund von Schwangerschaften mit nachfolgenden Mutterschutzzeiten niemals gleich viele Dienstjahre aufzuweisen hätten wie die Männer. Zu Beginn ihrer diesbezüglichen Aktivitäten, die sich zu diesem Thema über Jahre hinzogen, versuchte sie durch Gespräche mit der Personalverwaltung und der Personalvertretung zu erreichen, dass die Beförderungspraxis geändert wird. Ihr Ziel war, dass die Qualifikation einer jeweiligen Mitarbeiterin oder eines jeweiligen Mitarbeiters zum primären Beförderungsmerkmal erklärt wird. Auf diesem Weg musste sie sich nun zuerst mit Widerständen der Personalverwaltung herumschlagen. Diese wusste nämlich das bisherige Verfahren als »einfaches Procedere« zu schätzen und vor allem als »so objektiv«. Beförderungen nach der Qualifikation auszusprechen lehnten alle Zuständigen zunächst als »viel zu subjektiv« ab. Außerdem hätte man ja nun vor jeder Beförderung eingehende Auswahlgespräche zu führen. Das lag aber außerhalb ihres Erfahrungsschatzes. Außerdem verfügten sie bislang über keinerlei diesbezügliche Kompetenzen.

Nach langem Drängen erreichte die Gleichstellungsbeauftragte dann aber doch, dass zuerst einige (»zur Probe«), dann immer mehr Auswahlgespräche geführt wurden. Da die Qualität dieser Gespräche verständlicherweise anfangs niedrig war, regte sie entsprechende Beschulungen an, was sie nach einiger Zeit auch durchsetzen konnte. Neben den Kontroversen mit der Personalabteilung musste sie auch noch die Personalräte für das neue Verfahren gewinnen. Auch die waren zunächst skeptisch gegenüber dem neuen, doch »so subjektiven Vorgehen«, aber es gelang ihr im Laufe der Jahre, auch diese Gruppierung zu gewinnen.

Um ihr Ziel, eine veränderte Beförderungspraxis in der Kommune, zu erreichen, musste die Gleichstellungsbeauftragte mindestens einen dreifachen Konflikt anzetteln: (1) Zuerst hatte sie sich mit der Personalabteilung anzulegen, indem sie deren bisheriges Verfahren als ungerecht entlarvte. (2) Danach, als schon entsprechende Gespräche stattfanden, musste sie die Mitarbeiter mit der geringen Qualität ihrer Gesprächsführung konfrontieren, woraufhin diese dann erst entsprechende Fortbildungen besuchten. Während dieser zum Teil hoch brisanten Prozesse, mit denen immer wieder sogar der Bürgermeister befasst war, musste die Gleichstellungsbeauftragte (3) auch noch mit den Personalräten kämpfen, d.h. sie mit der Tatsache konfrontieren, dass sie im Hinblick auf die Beförderungen bislang viel zu wenig für die Frauen in der Kommunalverwaltung getan hatten.

Solche »Kaskaden von Konfliktstimulationen« stehen die Positionsinhaber/innen leichter durch, wenn sie, wie hier, über langjährige Führungserfahrung und eine solide sozialwissenschaftliche Ausbildung verfügen. Leichter gestaltet sich ihre Aufgabe noch, wenn sie Führungskraft in einer Stabsabteilung für die Gleichstellung oder für Innovationen sind. Dann können sie alle Innovationsprojekte, die sie in Angriff nehmen wollen, laufend mit ihren Mitarbeiterinnen besprechen. Leider handelt es sich bei den meisten dieser Positionen um »Einzelkämpfer-Stellen«. Dann erhält Coaching einen besonderen Stellenwert zur Stabilisierung der Betreffenden.

Coaching hat hier aber nur eine stabilisierende Funktion. Es dient in solchen Fällen auch dazu, die Positionsinhaber bei der Wahl der aktuell »richtigen« Strategie zu unterstützen. So kann es im Beispiel kommunaler Gleichstellungsbeauftragter sinnvoll sein, die Positionsinhaberin zu unterstützen, einen guten Kontakt zur Presse oder zu bestimmten Segmenten der örtlichen High Society zu pflegen. In Kommunen lassen sich nämlich viele Dinge erst dann bewegen, wenn der Konflikt aus der Organisation hinaus in den Windschatten von organisationsexternen »Größen«, also in einen sozialen Makrorahmen gestellt wurde. Ein solches Vorgehen wäre für die Qualitätsbeauftragte eines privaten Klinikverbundes dagegen völlig kontraproduktiv. Es würde den Ruf der Einrichtung auf Jahre hinaus schädigen. Die hier relevantesten Instanzen bleiben der Geschäftsführer und eventuell sogar die Eigentümer. Wenn sich diese gegen ein Innovationsprojekt stellen, hat es eben keinerlei Chance, realisiert zu werden.

Im Coaching empfiehlt es sich, die gesamte Machtstruktur eines Systems mit seiner jeweiligen Mikropolitik zu untersuchen. Außerdem ist eine Analyse der Organisationskultur von zentraler Bedeutung, weil die Konfliktstimulation nämlich am ehesten dann von Erfolg gekrönt ist, wenn sie »formgebunden« (*Glasl* 1994) stattfindet, also mit Hilfe von Handlungsmustern, die in der jeweiligen Organisation zur Konfliktaustragung üblich sind. Der Coach sollte seinen Klienten außerdem für alle Verhandlungsaktivitäten gut vorbereiten. Hierbei erweisen sich die im Zusammenhang mit der Moderation beschriebenen Maximen, wie etwa »hart in der Sache, aber immer freundlich zu den Menschen«, als äußerst relevant. Der Klient sollte durch den Coach jeweils soweit vorbereitet werden, dass er die wichtigsten Verhandlungsstrategien sicher beherrscht.

Selbstverständlich sollte der Coaching-Klient auch im Sinne »emotionaler Intelligenz« (*Goleman* 1995) vorbereitet werden, damit er lernt, bei Nebensächlichkeiten zu verlieren, vor wichtigen Instanzen möglichst die Beherrschung zu wahren, vorübergehend auszuhalten, dass er zum »Prellbock« oder »Watschenbaum« wird, und dass er vielleicht manche Aggression abbekommt, die eigentlich an einen anderen Adressaten gerichtet werden sollte. Bei Rekonstruktionen der gesamten Konfliktsituation zeigt sich meistens auch, dass generelle Ressentiments eine Rolle spielen. Im Fall von Gleichstellungsbeauftragten werden oft ganz allgemeine Widerstände gegen den Feminismus mobilisiert; und im Falle von Innovatoren in Kliniken besteht oft die Befürchtung, dass plötzlich die gesamte Schulmedizin auf den Prüfstand stünde. Auch auf solche Erscheinungen sollten Klientinnen und Klienten durchs Coaching vorbereitet werden.

Teil II

Coaching bei speziellen Konfliktkonstellationen

Jeder, der sich mit Konflikten in Organisationen befasst, wird feststellen, dass Konflikte in einer schier unendlichen Vielfalt anzutreffen sind. Dementsprechend findet sich auch eine unendliche Vielfalt von Anlässen fürs Konfliktcoaching. Angesichts dieser Variationsbreite erweist sich der Anspruch, eine universelle Systematik für das Coaching von Konflikten zu präsentieren, die jeden denkbaren Konflikt mit der entsprechenden Bearbeitung abdecken könnte, als Illusion. Für die Beschreibung des Coachings spezieller Konfliktkonstellationen beziehe ich mich deshalb in erster Linie auf meine eigene berufliche Erfahrung als Coach und auf Erfahrungen, die ich als Ausbilderin von Coaches gesammelt habe. Auf dieser Basis lassen sich dann, wie ich denke, durchaus einige grundlegende Konfliktpotenziale umreißen, derentwegen Menschen einen Coach konsultieren.

Zunächst einmal resultieren viele Konflikte, die Führungskräfte zu bewältigen haben, aus dem jeweiligen *Organisationstyp*, in dem sie tätig sind. Das heißt, je nachdem, ob sie in einem Unternehmen, in einer Behörde oder in einem sozialen Dienstleistungssystem arbeiten, sind sie heute nicht nur mit unterschiedlichen Anforderungen konfrontiert, sondern auch mit unterschiedlichen Konfliktpotenzialen. Das 4. Kapitel befasst sich mit der Analyse dieser Unterschiede und ihrer Bewältigung.

Im 5. Kapitel geht es um einen besonders häufigen Anlass, bei dem Menschen Konfliktcoaching in Anspruch nehmen, nämlich um die *Situation als neue Führungskraft*. Je nachdem, wie sie zu ihrer neuen Position gelangt ist, was vor ihrem Erscheinen im System geschah oder welchen spezifischen organisatorischen Auftrag sie erhält, alles das bestimmt hochgradig ein »Anfangskonfliktpotenzial«, das es mit Hilfe des Coach möglichst erfolgreich zu handhaben gilt.

Im 6. Kapitel beschäftigen wir uns mit dem Coaching eines noch etwas spezielleren Konflikttyps, und zwar mit der Beratung von Führungskräften, die mit *charismatischen Konstellationen* zu tun haben oder die irgendwie von solchen betroffen sind. Hierbei handelt es sich um doppeldeutige Phänomene, weil sie einerseits einen besonderen Erfolg verheißen, andererseits aber ein besonderes Konfliktpotenzial in sich bergen.

Im 7. Kapitel geht es um Konflikttypen, die in sozialen Dienstleistungssystemen, aber auch in Vereinen und Verbänden anzutreffen sind. Hier beschäftigen wir uns mit dem Konfliktcoaching von Führungskräften, die *zwischen Haupt- und Ehrenamt* tätig sind. Dabei geht es einerseits um Managementaufgaben, die Geschäftsführer mit ehrenamtlichen Vorständen abzustimmen haben, und andererseits um »Ehrenamtsmanagement« gegenüber ehrenamtlichen Helfern.

Im 8. Kapitel thematisiere ich typische *Konflikte aus Familienunternehmen* mit ihrem jeweiligen Beratungsbedarf. Dabei geht es um soziologische, wirtschaftliche und psychologische Quellen von Konflikten. Sie lassen häufig ein Coaching für Firmeninhaber und ihre angestellten Manager sinnvoll erscheinen. Noch häufiger melden aber die Nachfolger von Familienunternehmern Coachingbedarf an.

Im 9. Kapitel werden die Leser mit einem gesellschaftspolitisch brisanten Thema konfrontiert, nämlich mit Konflikten, die sich aus der *Transformation von der Plan- zur Marktwirtschaft* ergeben. Es zeigt sich, dass Unterschiede zwischen Ost und West zwar vielfach eher verleugnet werden, dass aus ihnen aber eine Fülle von Irritationen bis hin zu schwerwiegenden Eskalationen resultieren. Und auch für diese Belange sollte man ein sorgfältiges Konfliktcoaching praktizieren.

Im abschließenden Kapitel geht es um ein universelles Thema, nämlich um Konfliktpotenziale, die einen Bezug zur Genderdebatte aufweisen. Genauer gesagt, in diesem Kapitel verhandle ich Konfliktcoaching, bei dem *Mann-Frau-Themen* eine besondere Rolle spielen. Hier geht es nicht nur um die Bedeutung, die der Beruf für Männer wie für Frauen hat, sondern um die Führung von Frauen, von Männern, von geschlechtlich gemischten Gruppen. Außerdem geht es um Konfliktpotenziale, die sich aus Liebesbeziehungen in der Arbeit ergeben.

Diese Kapitel können jeweils als in sich geschlossene Teile rezipiert werden. Dabei wird jedes durch ein für den jeweiligen Konfliktbereich typisches Fallbeispiel eröffnet; sodann rolle ich die Thematik in einer möglichst umfassenden Weise auf. Am Ende finden sich entsprechende Empfehlungen fürs Coaching.

4. Konfliktcoaching für Führungskräfte aus Behörden, Wirtschaftsbetrieben, sozialen Dienstleistungssystemen

Johannes Kraul war als Student der Biologie und Psychologie in einem Pharmakonzern tätig. Er arbeitete in einem Labor, das ein neues Medikament gegen Allergien entwickelte. Als er sein Doppelstudium beendet hatte und nun eine Festanstellung in der Firma als Biologe angeboten bekam, ging er zunächst darauf ein, fand aber nach einem Jahr, dass sein Einkommen in keinem angemessenen Verhältnis zu der monotonen Plackerei im Labor stand und vor allem im Vergleich zu den ständig steigenden Aktienkursen des Unternehmens. Jetzt besann er sich auf die andere Seite seiner Kompetenzen, nämlich auf seinen Abschluss als Diplompsychologe. Nach einiger Zeit erhielt er die Assistentenposition des Personalchefs in einem kommunalen Verkehrsverbund. Die ersten Monate in seiner neuen Tätigkeit fand er ausgesprochen spannend, weil er nun Assessment Center und Beurteilungsverfahren konzipierte und hier und da auch an Auswahlgesprächen von hochrangigen Führungskräften teilnahm. Nachdem er ein halbes Jahr in der neuen Firma verbracht hatte, erging die Weisung »von oben«, dass nun privatisiert werden müsse. Die Kommunen wollten nämlich die permanente finanzielle Last für den Verkehrsverbund nicht länger allein tragen. Und zum Zwecke der Privatisierung musste der Verbund flexibler, kundenorientierter und effektiver werden. Selbstverständlich sollte auch Personal abgebaut werden. Jetzt war die Personalabteilung umfassend gefordert, Konzepte für die Beschulung der Mitarbeiter im Innen- und Außendienst zu entwickeln und durchzuführen und zudem Pläne zum Personalabbau zu entwerfen.

Ab jetzt begann eine zermürbende Zeit für Johannes Kraul. Nicht nur, dass alle seine Konzepte und die seines Chefs von der Personalvertretung auf Schärfste untersucht und häufig revidiert werden mussten, im Verlauf der Fortbildungsmaßnahmen begegnete ihm eine solche Unlust bei der Belegschaft, dass er sich in den Veranstaltungen völlig erschöpfte. Im ersten Jahr dachte er, dass es sich nur um eine schwierige Übergangsphase handele, in deren Verlauf der behördenähnliche Verkehrsverbund aber durchaus in einen flüssigeren Zustand überführt werden könne. Als nach zwei Jahren der Personalchef frustriert kündigte und ihm von der Firmenleitung dessen Position kommissarisch übertragen wurde, konnte er sich noch nicht einmal über diese Beförderung freuen. Ab jetzt fühlte er sich immer deutlicher als eine Maus, die sich gegen einen Fels stemmen soll.

Im Verlauf eines weiteren Jahres bewarb er sich auf die Position des Personalchefs in einem kirchlichen Werk. Nachdem er unter anderem aufgrund seiner langjährigen Tätigkeit in der kirchlichen Jugendarbeit tatsächlich für die Stelle rekrutiert wurde, atmete er erst einmal auf. Die Mitarbeiter, die in Alten- und Behindertenheimen tätig waren, schienen ihm engagiert und konzentriert bei ihrer Arbeit. Hier hatte er sich auch nicht ständig mit irgendwelchen Gewerkschaftsvertretern herumzuschlagen, sondern nur vereinzelt mit freundlich agierenden »Mitarbeitervertretern«. Das erste Jahr seiner Arbeit schien ihm wie ein Honeymoon – bis eines Tages Folgendes passierte: An einen seiner Vorgesetzten, einen Theologen, hatte sich die junge Pflegedienstleiterin eines Altenheimes mit der dringenden Bitte gewandt, ihren Vorgesetzten, den Leiter des Heimes, abzumahnen, weil er trotz wiederholter Bitten um Unterlassung laufend anzügliche Witze in der Gegenwart von Mitarbeiterinnen erzählte. Der Theologe hatte daraufhin den Heimleiter tatsächlich abgemahnt und dem Personalchef nur eine Aktennotiz über den Vorfall zukommen lassen. Jetzt fühlte sich Johannes Kraul wie vor den Kopf geschlagen. Er war ja wie selbstverständlich davon ausgegangen, dass so ein Ereignis in seinen Zuständigkeitsbereich als Personalchef fällt. Sein Vorgesetzter hatte also einen völlig indiskutablen »Durchgriff« vorgenommen. Johannes Kraul erfasste erst in einer nachfolgenden Coachingsitzung, dass ein Theologe, der mit derartigen Themen befasst wird, sich primär als Seelsorger und weniger als formaler Vorgesetzter angesprochen fühlt. Und als solcher hatte er eben sofort gehandelt. Johannes begann aber jetzt auch immer deutlicher zu verstehen, dass jeder Organisationstyp in jedem Milieu seine ganz spezifischen Konfliktpotenziale aufweist.

In diesem Kapitel soll deutlich werden, dass sich der Coach auf gravierende Unterschiede in Organisationen einstellen muss. Keine ist wie die andere. Wir finden in ihnen unterschiedliche Ziele mit je unterschiedlichen Berufsgruppen. Diese verfügen über unterschiedliche Vorbildungen mit einer je unterschiedlichen Horizontstruktur. Entsprechend den organisatorischen Zielen, den in ihnen tätigen Berufsgruppen sowie anderer Unterschiede finden wir heute auch ein je unterschiedliches Konfliktpotenzial, das Coaching zu beantworten hat.

Obschon sich an dieser Stelle nur Trends markieren lassen, sollen in einem ersten Schritt Organisationen im Sinne einer groben Typisierung in Behörden, Wirtschaftsunternehmen und soziale Dienstleistungssysteme unterteilt und mit ihren je spezifischen Kulturmustern und Problemfeldern charakterisiert werden. Sodann werde ich einige wesentliche Herausforderungen an Führungskräfte, die in den letzten Jahren prägend waren, in den jeweiligen Organisationstypen umreißen. Daran anschließend gebe ich einige für den jeweiligen Organisationstyp spezifische Empfehlungen fürs Coaching.

4.1 Grundtypen von Organisationen

Unter »Organisationen« versteht man »*soziale Gebilde*, die dauerhaft ein *Ziel* verfolgen und eine *formale Struktur* aufweisen, mit deren Hilfe die Aktivitäten der Mitglieder auf das verfolgte Ziel ausgerichtet werden sollen« (*Kieser & Kubicek* 1983, 1). Mit solchen und ähnlichen Definitionen lassen sich Organisationen einerseits als »relativ dauerhafte soziale Gebilde« (*Presthus* 1966, zit.n. *Schanz* 1992) von naturhaften organismischen Phänomenen abgrenzen, und mit ihrem »Ziel« sowie ihrer »formalen Struktur« sind sie andererseits von anderen sozialen Systemen wie etwa Familien oder Freizeitgruppen zu differenzieren. Ihr Spezifikum besteht im Vergleich zu anderen Sozialsystemen in ihrer »Organisiertheit«, d.h. in ihren geplanten Zielsetzungen, die »zumindest ihrer Intention nach rational gestaltet sind« (*Mayntz* 1963, 36) und auf die eine mehr oder weniger ausgeprägte formale Struktur abgestimmt wird.

Die grundlegende Konstituente einer jeden Organisation ist ihr *Ziel*. Deshalb bietet es sich an, Organisationen nach ihren Zielen zu typisieren. Eine nunmehr klassische Unterteilung professioneller Organisationen, die bereits Renate *Mayntz* (1963, 59) vorgeschlagen hat, sieht eine Differenzierung in drei Typen vor:

(1) Ein Zieltyp umfasst Organisationen, die Außenwirkungen erzeugen und dabei das Zusammenleben der Menschen fördern und regeln sollen. Das sind *Behörden*.

(2) Ein zweiter Zieltyp umfasst Organisationen, deren Ziel darin besteht, wirtschaftlich relevante Leistungen zu erbringen. Das sind *Wirtschaftsunternehmen.*

(3) Ein dritter Zieltyp umfasst Organisationen, deren Zielerreichung auf die Veränderung von Personen gerichtet ist. Das sind *soziale Dienstleistungssysteme* wie Schulen, Krankenhäuser oder etwa psycho-soziale Beratungsstellen.

4.2 Organisationsmuster und Konfliktpotenziale in Behörden, Wirtschaftsbetrieben, sozialen Dienstleistungssystemen

Für einen Coach ist es günstig, wenn er bereits vor der ersten Begegnung mit seinem Klienten eine zumindest vage Vorstellung über dessen Kontext hat. Die drei grundlegenden Organisationstypen Behörden, Wirtschaftsbetriebe und soziale Dienstleistungssysteme weisen besonders in ihren Kulturen und in ihrem jeweiligen Konfliktpotenzial erhebliche Differenzen auf.

Behörden

(1) Äußere Struktur

Die deutsche Behördenorganisation wird in ihrer *äußeren Struktur* durch das Grundgesetz von 1949 und durch Verfassungen der einzelnen Bundesländer festgelegt. Der gesamte Aufbau hat aber auch bestimmte historische Entwicklungen mit unterschiedlichen Ergänzungen durchlaufen, sodass er einigermaßen unübersichtlich ist. Das Grundschema der Verwaltungsgliederung der Bundesrepublik Deutschland sieht drei Ebenen vor:

(1) die Verwaltung des Bundes,

(2) die Verwaltung der Länder,

(3) die Selbstverwaltung.

Die Verwaltung des Bundes umfasst:

- die obersten Bundesbehörden,
- die Bundesverwaltung mit einem eigenen Behördenunterbau,
- die Bundesoberbehörden,
- die unselbstständigen Bundesanstalten,
- die bundesunmittelbaren Körperschaften und Anstalten des öffentlichen Rechts.

Zu den *obersten Bundesbehörden* zählen zunächst die Bundesministerien, das Bundespräsidialamt, die Verwaltungen des Bundestages, das Bundeskanzleramt, das Presse- und Informationsamt sowie der Bundesrechnungshof. Entscheidungen über die Anzahl und spezifischen Aufgaben der Bundesministerien trifft der Bundeskanzler. Der Bund kann allerdings für Angelegenheiten, für die ihm die Gesetzgebung zusteht, selbstständige Bundesbehörden einrichten. Diese sind dann einer obersten Bundesbehörde unmittelbar nachgeordnet. Sie müssen einen spezifischen Aufgabenbereich für das ganze Bundesgebiet wahrnehmen, und zwar ohne nachgeordnete Behörde.

Bei der *Verwaltung des Bundes* zeigt sich trotz des im Wesentlichen gleichen Aufgabenbereiches eine verhältnismäßig große Variationsbreite in der äußeren Gestaltung. Es lassen sich drei grobe Gruppen bilden: die größeren Flächenstaaten wie etwa Bayern, die kleineren Flächenstaaten wie das Saarland und die Stadtstaaten. In den größeren Flächenstaaten existieren oberste Landesbehörden als Landesministerien. Sie nehmen sowohl Regierungs- als auch Verwaltungsfunktionen wahr. Außerdem bestehen Landesoberbehörden, die einer oder mehreren obersten Behörden nachgeordnet sind. Sie nehmen Verwaltungsaufgaben für das ganze Land wahr wie die Landesämter für Besoldung und Versorgung. Größere Bundesländer verfügen auch über regional abgegrenzte Bezirksregierungen. In ihnen sind alle Aufgaben vertreten, die nicht von Sonderbehörden wahrgenommen werden. Behörden auf mittlerer Ebene haben Aufsichts-, Koordinierungs- und Leitungsaufgaben gegenüber den nachgeordneten Behörden eines Regierungsbezirks. In der unteren Verwaltungsstufe haben größere Flächenstaaten staatliche Landräte bzw. staatliche Abteilungen in den Landkreisen. Die kleineren Flächenstaaten unterscheiden sich von den größeren insofern, als sie keine Regierungsbezirke aufweisen.

Eine dritte Gestaltungsform ist die *Selbstverwaltung*. Diese finden wir bei der kommunalen Selbstverwaltung und beim sozialen Versicherungswesen. Nach *Lepper* (1992) gehört es zu den traditionellen Gestaltungsformen der deutschen Verwaltung, dass eine Reihe wichtiger öffentlicher Aufgaben von Trägern der Selbstverwaltung wahrgenommen werden. Das sind dann diejenigen Verwaltungsinstitutionen, die qua gesetzlicher Zuweisung öffentliche Aufgaben in Form rechtlich selbstständiger Körperschaften und Anstalten wahrnehmen. Sie haben eigene Verwaltungs-, Finanz-, Satzungs- und Personalhoheit. Sie erfüllen einen wichtigen verwaltungspolitischen Zweck in der Demokratie, dass nämlich durch Dezentralisierung eine Machtkonzentration vermieden wird, dass dadurch flexible Gestaltungsformen möglich werden und dass die Selbstverantwortlichkeit der Bürger gestärkt wird.

Der *Aufbau* von Verwaltungsbehörden ist meistens durch drei Ebenen gegliedert: Die Leitung, die mittlere Leitungsebene und die Basis. Dieses als »Linienorganisation« benannte Modell (*Lepper* 1992, 298) sieht vor, dass jede Stelle und jede untere Organisationseinheit nur durch eine einzige Linie verbunden ist. Jeder Mitarbeiter erhält nur von seinem unmittelbaren Vorgesetzten Aufgaben, Aufträge oder Weisungen. Dabei hat sich jeder Vorgesetzte streng an die Grenzen seines Kompetenzbereiches zu halten. Gelegentlich ergaben sich allerdings in der Vergangenheit vor allem auf staatlicher Ebene sehr komplexe Aufgabenstellungen, für die das übliche Linienprinzip der traditionellen Verwaltung nicht mehr tauglich schien. In solchen Fällen wurden neuerdings *Projektorganisationen* eingerichtet. In diesen findet nun unter der Leitung eines *Projektmanagers* die koordinierte Tätigkeit einer Gruppe von Spezialisten statt.

(2) Binnenstruktur

Im Prinzip richtet sich aber die *Binnenstruktur* von Behörden bis heute im Wesentlichen nach dem Muster der Bürokratie aus. Diese galt in der Frühindustrialisierung als eine besonders zweckmäßige Form der Organisierung menschlicher Arbeit, »der Motivierung und Steuerung der Organisationsmitglieder, der Herrschaftssicherung und des Einflusses gesellschaftlicher Bedingungen auf die Organisationsstruktur« (*Bosetzky* 1978, 387). Dieser von Max *Weber* (1921) beschriebene Organisationstyp ist durch folgende Merkmale charakterisiert:

- Es besteht eine schriftlich genau fixierte Amts- und Autoritätshierarchie,
- eine feste Kompetenz- und Aufgabenverteilung,
- eine strikte Regelgebundenheit des Handelns, die Personenunabhängigkeit garantiert,
- eine vollständige Trennung von Amt und Person,
- eine besondere Betonung der aktenmäßigen, d.h. schriftlichen Kommunikation,
- eine Besetzung von Positionen nach ausgewiesenen Fachqualifikationen,
- eine Laufbahnordnung, die einen Aufstieg unabhängig vom Vorgesetzten ermöglicht,
- eine Entlohnung, die nicht nach der Leitung, sondern nach der Funktion erfolgt,
- eine maximale rationale Disziplin bei der Ausführung aller Aufgaben (vgl. *Bosetzky*, ebd.).

Mit der Bürokratie umriss *Weber* einen spezifischen Typ arbeitsweltlicher Systeme in modernen Gesellschaften. Das einzelne Organisationsmitglied hat sich gewissermaßen entpersönlicht, und vor allem soll es sich ausschließlich rational in das organisatorische Muster einfügen. Individuelle menschliche Handlungsräume sind dadurch auf ein Minimum reduziert, ja bereits das Bedürfnis nach ihnen gilt fast schon als »Störfall«.

Unter historischen Gesichtspunkten besteht nach *Weber* der gesellschaftliche Fortschritt, der dem Bürokratiemodell innewohnt, gerade in der Einschränkung individueller und emotional bestimmter Handlungsmöglichkeiten. In vorbürokratischen, patriarchalischen Gesellschaften erfolgte Machtausübung durch Einzelne oder durch Personengruppen, die ausschließlich auf dem Hintergrund individueller, nicht-rationaler Herrschaftsformen Macht nach Belieben ausüben konnten. In der Bürokratie begegnet uns demgegenüber eine Form der Herrschaft, die »aus dem Verlangen nach Rechtsgarantien gegen Willkür« (*Weber* 1921/1976, 565) individuelle Machtausübung durch strukturelle, personal bestimmte Macht ersetzt. Sie ist dementsprechend eine typische Begleiterscheinung von Massendemokratien, in denen soziale und ökonomische Unterschiede nivelliert werden. Der »gesellschaftliche Fortschritt«, der dem Bürokratiemodell innewohnt, wird aber nun »durch den potenziellen Freiheitsentzug des Einzelnen erkauft« (*Habermas* 1981, 477).

(3) Organisationskulturen

Dieser »Freiheitsentzug« führt zu spezifischen *Organisationskulturen*, die bei Formungen, wenn nicht gar Verformungen der Organisationsmitglieder ihren Ausgang nehmen. *Bosetzky & Heinrich* (1994) sprechen von einer »bürokratischen Sozialisation«, die sich in »bürokratischen Persönlichkeiten« und im Extremfall im »Büropathen« manifestiert (1994, 313 f). Als typische Merkmale nennen die Autoren Rigidität, Ambiguitätsintoleranz, Dogmatismus, mangelnde Risikobereitschaft und niedrige Kreativität. *Merton* (1968) machte schon im Zusammenhang mit anomietheoretischen Positionen darauf aufmerksam, dass typische Tugenden von Bürokraten wie Disziplin und Regeltreue, die ja auch tatsächlich laufend benötigt werden, im Verlauf eines langen Berufslebens meistens zum Selbstzweck geraten. Im Sinne einer Zielverschiebung wandeln sie sich beim »Vollbürokraten«, der vielfach »Volljurist« ist (*Bosetzky & Heinrich* 1994, 315), gelegentlich zu penetrantem Formalismus und unangemessener Ritualisierung.

In Behörden, in denen immer eine Vielzahl von entsprechend sozialisierten Organisationsmitgliedern tätig ist, finden wir dann kollektive Verdichtungen der oben beschriebenen Tendenzen zu »bürokratischen Kulturen«. Diese sind, wie *Brody* (1993, 23) anmerkt, traditionell, hierarchisch und unbeweglich. Die Mitarbeiter folgen im Sinne gemeinschaftlich etablierter Muster möglichst umfassend vorgegebenen Regeln, sie vermeiden Risiken und halten Leitlinien für wichtiger als neue Ideen. Die Leiter legen Wert auf Anpassung, und die Mitarbeiter suchen Stabilität in bestehenden Strukturen. Im Extrem orientieren sich alle Organisationsmitglieder nur noch an Regeln und Vorschriften, wodurch eine Starrheit entstehen kann, die jede Innovation verhindert.

(4) New Public Management

Im Verlaufe der Jahrzehnte erwiesen sich bürokratische Strukturen allerdings nicht nur als menschlich deformierend und damit als inhuman, sie erwiesen sich auch als ausgesprochen ineffizient. Aus diesem Grund bemüht man sich heute in fast allen Verwaltungssystemen, starre bzw. dysfunktional verkrustete Strukturen abzubauen und sie in wirtschaftlich effiziente wie auch bürgernahe Organisationen zu verwandeln. Diese »*post-*

moderne Verwaltung« (*König* 1997) stellt eine internationale Erscheinung dar, die unter dem Stichwort »*New Public Management«* (NPM) als Sammelbegriff für zahlreiche, zum Teil sehr unterschiedliche Reformansätze steht. Ihnen gemeinsam ist, dass sie eine Antithese zu klassisch bürokratischen Strukturen bilden. Dabei wird allerdings nicht überall ein bestimmtes Reformmodell favorisiert, sondern je nach Aufgabengebiet und je nach Region durchaus unterschiedliche. Sie lassen sich nach drei Typen sortieren (*Budäus* 1998):

(A) Der erste Typ resultiert aus einem wachsenden Zweifel an Kompetenzen des Staates für Problemlösungen, außerdem an der Finanzierbarkeit bisheriger Strukturen und Verfahrensweisen. Daraus ergibt sich ein Zurückdrängen des Staates in Richtung Aufgabenabbau und der unüberhörbare Ruf nach *Privatisierung*. Daraus resultieren neue Organisationsformen, die eine institutionalisierte Kooperation zwischen privaten und öffentlichen Trägern vorsehen. In diesen Typ von Modellen fallen Entwicklungen, bei denen staatliche Instanzen lediglich gewährleistenden und kaum mehr selbst agierenden Charakter haben. Jugendämter etwa fungieren dabei nur noch als Instanzen für die Kostenabrechnung privater Träger und vollziehen damit einen grundlegenden Rollenwandel. In solchen Modellen erhalten staatliche Einrichtungen in erster Linie strategische Bedeutung: Sie konzipieren Zielsetzungen, die von privaten Dienstleistern möglichst kostengünstig realisiert werden.

(B) Ein zweiter Typ von Modellen des New Public Management beinhaltet Konzepte, die den öffentlichen Sektor im Sinne grundlegender volkswirtschaftlicher Konzepte reformieren wollen. Sie beziehen sich auf Strukturreformen, die, ähnlich amerikanischen Vorbildern, breite Wahlmöglichkeiten für die Nutzer, aber auch deren größere finanzielle Mitbeteiligung vorsehen. Das sind generelle *Deregulierungskonzepte*, die zum Beispiel bei der Alters- oder Krankenvorsorge eine hohe Eigenbeteiligung vorsehen.

(C) Der dritte, in Deutschland sicher häufigste Typ zielt auf Binnenreformen, für die man sich betriebswirtschaftliches Wissen zu Nutze macht. Unter dem Begriff »*Neues Steuerungsmodell«* (KGSt 1993; vgl. *Schedler & Proeller* 2000) werden solche Reformelemente angestrebt wie Dezentralisierung, globale Budgetierung, Controlling, Bürger- bzw.

Kundenorientierung und Kosten- bzw. Leistungsorientierung. Dabei werden »harte« Reformelemente wie etwa die Einführung von Kostenrechnung von »weichen«, wie zum Beispiel die Entwicklung von kundenorientierten Leitbildern, unterschieden. Wie *Macher* (1998) zeigt, lassen sich diese beiden Gruppen allerdings nur gedanklich trennen. Etwa bei der Realisierung von Budgetierungsmodellen als harten Reformelementen benötigen nämlich die Organisationsmitglieder ein relativ hohes Maß an autonomer Entscheidungsfähigkeit als »weiches« Reformelement. Und an genau solchen Qualifikationen mangelt es den bürokratisch sozialisierten Mitarbeitern über weite Strecken.

(5) Konfliktpotenziale

Wie sich dem Vorangegangenen entnehmen lässt, finden wir heute in Behörden ein erhebliches *Konfliktpotenzial.* Die Mitarbeiter können den Anforderungen, wie sie durch viele aktuelle Reformen intendiert sind, nicht auf Anhieb entsprechen. Angesichts der Ökonomisierung der öffentlichen Verwaltung wäre das Ideal eher ein unternehmerisch sozialisierter Mitarbeiter, der in der Lage ist, sich in einer unternehmerischen Kultur zu bewegen. Diese beschreibt *Brody* (1993) als der bürokratischen genau entgegengesetzt: Es dominieren Kreativität sowie Risikofreude. Und alle Organisationsmitglieder lassen sich vorrangig vom Experimentieren leiten. Bei der Transformation von bürokratischen zu unternehmerischen Kulturen taucht regelmäßig ein enormes Konfliktpotenzial auf: Die Mitarbeiter haben nicht gelernt, selbstständig zu entscheiden, sie warten auf Anweisungen aus der Linie, sie beschweren sich über zu wenig Führung, sie sind nicht gewohnt, in Teams zu arbeiten, sie wollen lieber vereinzelte Befehlsempfänger bleiben.

Wirtschaftsbetriebe

Wirtschaftsbetriebe, also Unternehmen, stellen organisatorische Gefüge dar, die Produktionsmittel wie Werkzeuge, Maschinen, Gebäude, Grund und Boden und Arbeitskräfte zur Erreichung eines *wirtschaftlichen Zieles* nutzen. Anders gesagt, die Produktionsmittel dienen zur Gewinnung von ökonomischem Kapital oder zu seiner Vermehrung. Durch diesen Organisationszweck lassen sich Wirtschaftsbetriebe in allererster Linie von Behörden und sozialen Dienstleistungssystemen abgrenzen, obschon auch in diesen Milieus in den letzten Jahren ökonomische Aspekte zunehmend eine Rolle spielen.

Das Universum von Wirtschaftsbetrieben weist eine erhebliche Vielfalt auf, denn hier finden wir im Hinblick auf die Größe, den Aktionsradius, das Produkt, die Eigentümersituation, die Entstehungsgeschichte und anderes eine große Variationsbreite. Die Palette reicht vom »Kleinst-Unternehmen« mit zwei bis drei Personen auf der einen Seite bis zum multinationalen Konzern mit Millionen von Mitarbeitern auf der anderen. Die Firmen stellen Produkte wie handgefertigte Kosmetik bis zu hoch technisierten Maschinen für die Automobilproduktion her. Trotz dieser offensichtlichen Unterschiede sind heute alle Wirtschaftsunternehmen angesichts der Globalisierung, angesichts offener Märkte in alle Teile der Welt hinein mit einem enormen Konkurrenzdruck konfrontiert. Das bedeutet, dass sich die Organisationsmitglieder von traditionellen Organisationsformen trennen müssen und dass sie sich von der eigenen, je individuellen Arbeitsgeschichte zu verabschieden haben.

(1) Organisationsformen

Als *Weber* 1921 die Bürokratie beschrieb, charakterisierte er damit nicht etwa nur Verwaltungssysteme, sondern umriss eine *Organisationsform,* die Anfang des 20. Jahrhunderts zum organisatorischen Prototyp ihrer Epoche in allen westlichen Demokratien avancierte – und fast noch ausgeprägter in sozialistischen Ländern. Das heißt, bis weit in die 70er Jahre hinein galten bürokratische Strukturen auch für Wirtschaftsbetriebe als die »richtigen« Strukturmuster. Erst in den 80er und prägnanter in den 90er Jahren wurde vor allem an der Differenz zu japanischen Firmen deutlich, dass bürokratische Strukturen vergleichsweise ineffizient sind. Jetzt sprach es sich herum, dass Organisationen mit einem so umfangreichen Regelwerk, wie sie in der Bürokratie üblich sind, ähnlich Hochseedampfern auf kleinen Seen nicht genügend manövrierfähig sind, um neue Märkte ausreichend schnell und ausreichend treffsicher zu bedienen. Besonders ausgeprägte Hierarchien entlarvten sich jetzt als Hemmnis für rasche Entscheidungen. Denn bis die vielen Instanzen ihre Zustimmung oder Ablehnung zu einer Angelegenheit kundtun können, verstreicht im Allgemeinen zu viel Zeit. Außerdem entlarvte man viele Routinen, die in Bürokratien üblich sind, als unsinnige Kostenfaktoren. Nach dem Motto: »Das haben wir immer schon so gemacht« wurden organisatorische Regeln von den Berufstätigen oft in den Status von Naturgesetzen erhoben. Routinen erzeugen zwar einerseits Monotonie und Langeweile, andererseits aber psychische Entlastung; denn im Verlauf von Routinen ist man nicht gefordert, nachzudenken oder etwas Neues zu entscheiden. Man geht kein Risiko ein, und man muss sich auch nicht unbeliebt machen. Routinen erweisen sich also für Mitarbeiter bis zu einem gewissen Grad als stabilisierend. Unternehmer und Aktionäre beurteilen sie aber als »teuren Leerlauf« und damit als »ineffiziente Zeitfresser«.

Die neuen antibürokratischen Überzeugungen führten seit Ende der 80er Jahre in den USA und im Verlauf der 90er in Europa zu umfassenden Umbauten in Wirtschaftsunternehmen, die auch in neuerer Zeit immer weiter fortgeführt werden. Sie bestehen in einer fortlaufenden Flexibilisierung von Firmen, sodass *Lash & Urry* schon 1987 vom »flexiblen Kapitalismus« sprachen. Im Gegensatz zu seinem Vorgänger, dem »organisatorischen« oder »bürokratischen Kapitalismus«, befördere das postmoderne Wirtschaftssystem nur noch schwach organisierte Systeme. Nach *Sennett* (1999) sind sie durch drei Merkmale charakterisiert: (A) durch Re-engeneering, (B) durch Flexibilisierung der Arbeit bzw. der Arbeitsprozesse und (C) durch Dezentralisierung.

(A) *Re-engeneering* beinhaltet den Totalumbau von Firmen. Zu diesem Zweck werden im Allgemeinen Unternehmensberater wie *McKinsey* oder *Berger* engagiert, die dem jeweiligen Unternehmen einen neuen, jetzt eben »total effizienten« Umbau der formalen Struktur verheißen. Dabei werden die »bewährten« Geschäftsstrategien, insbesondere die Routinen ausgemustert – und natürlich viele Mitarbeiter »freigesetzt«. Am Endpunkt eines solchen Umbaus stellen sich meistens nicht alle erwarteten Vorteile ein, im Verlauf eines solchen Prozesses wird vor allem in einem System viel Energie gebunden, denn die neue Struktur muss ja mit neuem Leben gefüllt werden. Die in solchen Fällen fast immer üblichen Entlassungswellen erzeugen bei allen verbleibenden Mitarbeitern Gefühle von Frustration, was meistens die Produktivität absacken lässt. Außerdem verlassen in solchen Fällen viele qualifizierte Mitarbeiter von sich aus das Unternehmen, was für die Firma immer einen Abfluss von Wissensressourcen bedeutet. So geht wertvolles Expertenwissen verloren, und neue Mitarbeiter müssen erst in langwierigen Prozessen entwickelt und eingearbeitet werden. Das wiederum schlägt sich in erhöhten Kosten nieder, was natürlich die erhofften Gewinne verringert oder sogar aufzehrt.

(B) Die *Flexibilisierung* von Arbeit und von Arbeitsprozessen ist ein weiteres Charakteristikum des »neuen Kapitalismus«. Vorläufer waren hier Automobilhersteller wie Opel und VW, die ihre Produktion neu gestalteten, indem sie alle überflüssigen Routinen abschafften, selbststeuernde Arbeitsgruppen bilden ließen und nun Arbeitsplätze schufen, die jeden Mitarbeiter zu einer maximalen Effektivität in einer Gruppe zwingen. In manchen Firmen allerdings, wie etwa im Automobilwerk von Skoda in Tschechien, das von VW mit einer brandneuen, vollstandig automatisierten Werkhalle ausgestattet wurde, fühlen sich die Mitarbeiter in der Produktion oft so massiv gefordert, dass sie trotz hoher Arbeitslosigkeit in Tschechien nach einigen Monaten den Arbeitsplatz wieder verlassen. Sehr hohe Flexibilität haben gerade Automobilhersteller auch in einem anderen Punkt bewiesen: Im Gegensatz zu früher, als sie noch alle Teile eines Kraftfahrzeugs in Eigenregie produzierten, verlagern sie heute einen Großteil der Innenausstattung, der Karosserie und anderer Teile an eigenständig operierende Zulieferbetriebe. Diese können sich nämlich aufgrund ihrer geringeren Größe flexibler auf den Bedarf der Zentralfirma einstellen – und vor allem preiswerter produzieren. Gerade durch geschickt gemanagtes *»Outsourcing«* versuchen sich heute viele Firmen einen Marktvorteil zu erwirtschaften, sodass manches Unternehmen ganze Netzwerke von Zulieferfirmen um sich schart. Von geradezu modellhaft operierenden Netzwerken berichteten schon in den 80er Jahren *Piore & Sable* (1984) aus Norditalien. Hier entwickelten sich kleine Betriebe, die trotz ihrer jeweiligen Eigenständigkeit laufend in einem Kooperationszusammenhang stehen. Sie beobachten sorgfältig ihre Märkte, um dann rasch auf eine plötzlich auftretende Nachfrage zu reagieren. Diese kann dann eventuell eine Firma nicht allein abdecken, woraufhin sie ihre vormaligen Konkurrenten jetzt als Teilhaber zum Mitmachen einlädt. Es ist selbstverständlich, dass in solchen Betrieben kaum mehr Routinen möglich sind.

(C) Ein weiterer Aspekt des »neuen Kapitalismus« ist die *Dezentralisierung* durch Lean Management. Da man bereits seit den 80er Jahren insbesondere durch *Womack et al.* (1991) ausgeprägte Hierarchien als Effizienzblockaden identifizierte, wurde jetzt allen Führungskräften eindringlich empfohlen, ihre Organisationen auf unnötige Hierarchieebenen hin zu untersuchen und diese so schnell als möglich zu beseitigen. Besonders lautstark pries man solche Maßnahmen unter dem Etikett der Dezentralisierung an. Anstatt Entscheidungskompetenzen immer nur oberen Etagen zuzubilligen, sollten nun auch untere Ebenen mehr als früher mitbestimmen. Das Ergebnis solcher Kampagnen bestand äußerlich zunächst darin, dass jetzt erstmalig auch hochrangige Führungskräfte ihren Arbeitsplatz verloren und sich unversehens als »Topdogs« in Outplacement-Maßnahmen wieder fanden. Ein anderes Ergebnis von Lean Management-Projekten bestand darin, dass sich die Mitarbeiter oft völlig überfordert fühlten und dementsprechend mit Fehlzeiten und Ähnlichem reagierten (*Bäcker* 1995). Inwieweit allerdings tatsächlich dezentralisiert wurde und wird, bleibt oft fraglich, weil sich nämlich durch die moderne Tele-Kommunikations-Technologie viele Prozesse auch aus der Distanz, von einer Zentrale aus steuern lassen (*Sennett* 1999).

(2) Vorstellungen über Arbeit

In modernen Wirtschaftsunternehmen tun auch viele Menschen gut daran, sich von ihren früheren *Vorstellungen über Arbeit* und ihren bisherigen Erfahrungen mit Arbeit zu verabschieden. In den USA und in einigen europäischen Ländern zeichnet sich schon ab, dass wir uns in Zukunft mehr als bisher auf die Übernahme neuer Tätigkeiten und neuer Funktionen einstellen müssen. Es zeichnet sich außerdem ab, dass es nur noch in Ausnahmefällen lebenslange Arbeitsplätze geben wird. In modernen Unternehmen finden wir einen Trend, wonach Menschen im Verlauf ihres Arbeitslebens mehrfach die Firma, mehrmals die Branche und vielleicht sogar das Land, in dem sie tätig sind, wechseln müssen. Wahrscheinlich haben alle, Mitarbeiter wie Führungskräfte, viel mehr Risikobereitschaft als früher zu entwickeln. Heute scheint es eher notwendig, laufend den Arbeitsmarkt zu beobachten, um sich schnell auf das »richtige« Pferd zu setzen. Das

Arbeitsleben ist nämlich heute ziemlich kurz. Es spielt sich nur innerhalb von 30 Jahren ab. In dieser temporeichen Zeit ist das maßgebliche Modell für die Zeit die Börse. Aktien, die gestern noch niedrig notiert waren, können heute schon ins Unermessliche steigen oder ganz unvorhergesehen abstürzen.

Wir müssen uns auch von der Vorstellung verabschieden, dass wir durch Dienstjahre an Autorität und womöglich an Einkommen gewinnen. Das sind typische Errungenschaften der bürokratischen Ära. Im »neuen Kapitalismus«, der durch Flexibilität charakterisiert ist, zählen Dienstjahre und Alter nicht mehr. Im Gegenteil, hier wird Jugend belohnt. Die Menschen müssen sich auch radikal lösen von den beruflichen Erfahrungen, wie sie ihre Eltern noch gemacht haben. Diese haben oft unter einer zu rigiden Arbeitswelt gelitten. Im Gegensatz dazu erleben ihre Nachfahren in betrieblichen Milieus einen enormen Innovationsdruck. Karrieren im Verständnis früherer Generationen wird es kaum mehr geben. Das Ideal stellt heute ein Mensch dar, der im Rahmen von Projektorganisationen in einem gruppalen Ensemble seinen Beitrag leistet, der sich perfekt in die Leistungen anderer integrieren lässt.

Soziale Dienstleistungssysteme

Bei sozialen Dienstleistungssystemen handelt es sich um Organisationen, deren Ziele darin bestehen, Menschen zu verändern. Auch aus dieser Zielsetzung resultieren typische Organisationsmuster und typische Konfliktpotenziale (*Schreyögg* 1991).

(1) Zieltypen

Wie bei Behörden und Wirtschaftsbetrieben finden wir auch hier eine große Mannigfaltigkeit. Die *Zieltypen* sozialer Dienstleistungssysteme lassen sich nach drei Gesichtspunkten untergliedern: (A) nach dem *Merkmal* oder der Merkmalsgruppe, die verändert werden soll, (B) nach der *Zielgruppe* und (C) nach der Frage, ob die Klientel *ambulant* oder *stationär* betreut werden soll.

(A) Soziale Dienstleistungssysteme lassen sich zunächst danach differenzieren, welches *Merkmal* oder welche Merkmalsgruppe an den Klienten verändert werden soll. So erfolgt die Veränderung somatischer Merkmale in Kliniken, kognitiver Merkmale in Schulen und emotionaler Merkmale beispielsweise in psycho-sozialen Beratungsstellen. Manche Organisationen wie etwa Kinderheime streben allerdings auch die Veränderung von mehreren Merkmalen an.

(B) Dieser Organisationstyp ist immer auf eine bestimmte Zielgruppe von Klienten gerichtet. Die Zielgruppenspezifität kann eine Altersdifferenzierung enthalten, wie etwa alte Menschen in Altenheimen oder Kinder in Kinderheimen. Sie kann auch nach dem »Normalitätsgrad« differenzieren, also psychiatrische Patienten in Psychiatrien oder geistig Behinderte in Behindertenheime. Sie kann allerdings auch danach variieren, wie freiwillig oder unfreiwillig die Klientel in einer Organisation anwesend ist. Jugendliche in geschlossenen Heimen sind hier das eine Extrem, Besucher von Volkshochschulen das andere.

(C) Eine andere zielspezifische Variable resultiert daraus, ob die Klientel *stationär* oder *ambulant* betreut wird, also auf wie viele Lebensbereiche sich die Betreuung bezieht. Das eine Extrem wäre hier eine psychiatrische Langzeiteinrichtung, in der Patienten ihren gesamten Alltag verbringen, und auf der anderen Seite eine Schwangerschafts-Konflikt-Beratungsstelle, die meistens nur einmalig wegen des »Scheins«, der zur legalen Abtreibung berechtigt, besucht wird.

Neben diesen grundlegenden zielspezifischen Aspekten ist für die innere Struktur eines sozialen Dienstleistungssystems relevant, welche Mitarbeiter mit welchem Ausbildungshintergrund usw. in einer jeweiligen Einrichtung tätig sind. Es kann sich dabei um unterschiedliche Berufsgruppen wie Ärzte, Psychologen oder Theologen handeln oder auch um ehrenamtliche Mitarbeiter.

(2) Formale organisatorische Muster

Die *formalen organisatorischen Muster* richten sich bis zu einem gewissen Grad nach den Zielen eines jeweiligen Systems. Da sich somatische und kognitive Veränderungen von Menschen relativ differenziert erfassen lassen, finden wir in Kliniken und Schulen meistens einen hohen Grad an Formalisierung im Sinne von Aufgabenspezialisierung. Die Veränderung emotionaler Merkmale erfolgt dagegen in der Regel primär über zwischenmenschliche Beziehungen, die nur begrenzt oder gar nicht standardisierbar sind. So begegnet uns in psycho-sozialen Beratungsstellen auch ein vergleichsweise niedriger Grad an Aufgabenspezialisierung. Veränderungsprozesse und -erfolge somatischer und kognitiver Merkmale lassen sich nach allgemein anerkannten Maßstäben erfassen. Deshalb ist auch die Aufgabenerfüllung in Organisationen, die diese Ziele verfolgen, meistens durch vielfältige Standardisierungen überformt. Für Veränderungen emotionaler Merkmale bestehen dagegen kaum allgemein anerkannte Messverfahren, sodass auch die Standardisierung solcher Verfahren nie unbestritten bleibt. Ein Beispiel hierfür ist die heute übliche Vielfalt an Therapieverfahren, die zwar durch den Gesetzgeber vordergründig reduziert wurde, die aber in der Praxis weiter bestehen blieb.

Vernachlässigung der Aufgabenerfüllung seitens der Mitarbeiter kann in Einrichtungen, die auf die Veränderung somatischer Merkmale abzielen, zu lebensbedrohlichen Konsequenzen führen. In solchen Einrichtungen ergibt sich dann automatisch eine stärkere Hierarchisierung, über die ein differenziertes Kontrollsystem etabliert wird. Demgegenüber weisen Organisationen, die auf die Veränderung von kognitiven und affektiven Merkmalen gerichtet sind, meistens weniger hierarchische Ebenen auf, und sie haben auch einen niedrigeren Grad an Kontrollen der Mitarbeiter.

Da soziale Dienstleistungssysteme ganz generell durch permanente soziale Beziehungen zu ihrer Klientel charakterisiert sind, bestimmen auch diese Klienten und die durch sie entstehenden Aufgaben die formale Struktur des Mitarbeitersystems mit. Es lässt sich postulieren, dass in all den Einrichtungen, deren Zielgruppe ein hohes Maß an Ähnlichkeit zu den dort tätigen Mitarbeitern aufweist, die Durchlässigkeit zwischen Mitarbeiter- und Klientensystem am größten ist. So entstehen etwa in psychotherapeutischen Fortbildungsinstituten oft vielfältige symmetrische Verbindungen zwischen Lehrtherapeuten und Fortbildungskandidaten, weil schon die professionellen Interaktionen durch ein hohes Maß an Symmetrie charakterisiert sind. Wenn sich zwischen Mitarbeiter- und Klientensystem vielfältige menschliche Beziehungen entfalten, wirkt das auch auf den Strukturierungsgrad einer Organisation ein. Professionelle Strukturierungsmuster innerhalb der Organisation werden allerdings durch diese

Nähe immer wieder aufgeweicht. Eine solche Organisation diffundiert gewissermaßen durch persönliche Beziehungen der Organisationsmitglieder in die organisatorische Umwelt hinein. So finden wir in Einrichtungen der Erwachsenenbildung regelmäßig einen relativ niedrigen Strukturierungsgrad.

Andere Relationen begegnen uns dagegen in Einrichtungen, deren Klientel deutliche Unterschiedlichkeit zum Mitarbeitersystem aufweist oder die von diesem als stark unterschiedlich definiert wird. In solchen Organisationen bilden die Mitarbeiter ein geschlossenes System gegenüber den Klienten, sie definieren sich im Kontrast zu ihnen sehr deutlich als Berufstätige, und diese Professionalisierung geht dann mit einer verstärkten Strukturierung einher.

Den höchsten Grad an Strukturierung des Mitarbeitersystems finden wir dort, wo aufgrund des Organisationsziels eine strenge Trennungslinie zwischen Klientel und Mitarbeitersystem unumgänglich ist, etwa in der forensischen Psychiatrie oder in gefängnisähnlichen Einrichtungen für die Drogentherapie. In diesen Systemen können Mitarbeiter, die zu den Klienten in eine symmetrische Beziehung eintreten, sogar in strafbare Handlungen wie Beihilfe zur Flucht und Ähnliches verwickelt werden.

Eine ganz entscheidende strukturbildende Zielkategorie sozialer Dienstleistungssysteme bildet das Faktum, mit welcher Aufenthaltsdauer und -intensität die Klienten anwesend sind, ob sie also ambulant oder stationär betreut werden. Einrichtungen, in denen die Klienten nur für ein oder zwei Sitzungen anwesend sind, weisen in der Regel ein geringes Maß an Formalisierung auf. Ganz anders stellen sich die Verhältnisse in Systemen, wo die Klienten stationär untergebracht sind, insbesondere dann, wenn sie langfristig und viele Lebensbereiche umfassend betreut werden. In solchen Fällen erfolgt die Aufgabenerfüllung an den Klienten nicht durch einzelne Mitarbeiter, sondern durch ein Mitarbeiterkollektiv, das sich laufend zur Wahrnehmung seiner Aufgaben zu koordinieren hat. Beispiele hierfür sind Kinderheime oder psychiatrische Kliniken mit Langzeitpatienten. Je nach den in einer Organisation maßgeblichen anthropologischen Prämissen beobachten wir hier zwei entgegengesetzte Organisationstypen:

(1) »Totale Institutionen« (*Goffman* 1961), wo die Klienten Objekten gleich primär verwaltet werden.

(2) »Therapeutische Milieus« (*Kernberg* 1980), wo der Anspruch besteht, dass die Klienten durch unmittelbare menschliche Interaktionen mit dem Mitarbeitersystem gefördert werden.

Je rigoroser eine Organisation an der meistens nur impliziten Intention orientiert ist, Klienten verwalten zu müssen, desto formaler ist auch das Mitarbeitersystem strukturiert. In diesen Einrichtungen werden die Klienten perspektivisch zu »Fällen« degradiert, gegen die sich das Mitarbeitersystem deutlich abschließt. Die Struktur solcher Einrichtungen, insbesondere wenn sie groß sind, ähnelt phänotypisch oft mehr frühindustriellen Fabriken als sozialen Dienstleistungssystemen. In den »therapeutischen Milieus« dagegen bildet gerade die Vorannahme von mitmenschlicher Ähnlichkeit eine grundlegende Basis für die Aufgabenerfüllung der Mitarbeiter. Sie treten deshalb geradezu planmäßig in tiefe menschliche Beziehungen ein. Die Realisierung eines therapeutischen Milieus setzt ihrer Meinung nach voraus, dass die Mitarbeiter spontan und improvisatorisch mit den Klienten in Beziehung treten können, weshalb hier formale Muster für das Mitarbeitersystem nur als hinderlich betrachtet werden (*Rosengreen* 1964).

In den jeweiligen sozialen Dienstleistungssystemen sind nun verschiedene Berufsgruppen tätig, die sich unterschiedlich gut in formale Systeme integrieren lassen. In manchen von ihnen, wie etwa in der Telefonseelsorge, sind überwiegend Ehrenamtliche tätig. Wie wir in einem nachfolgenden Kapitel noch sehen werden, lassen sich Ehrenamtliche ohnedies nur unter Mühe in ein formales Ensemble integrieren. Die Bereitschaft, sich in ein formales System einzufügen, variiert auch mit der Berufsgruppe. Ärzte etwa nehmen durch die objektivierenden Standards der Schulmedizin, in die sie aufgrund ihrer Berufsausbildung hineinsozialisiert werden, die eigene »Verplanung« leichter hin als Sozialarbeiter oder Soziologen. Diese Berufsgruppen sind durch ihre Ausbildungsgänge gewöhnt, Institutionalisierungen und die durch sie erzwungenen Entfremdungserscheinungen zu kritisieren. Deshalb gelingt es ihnen schwerer, die Einbettung in Organisationen zu tolerieren.

(3) Nicht-formale organisatorische Muster

Nicht-formale organisatorische Muster entfalten sich voraussichtlich dort am umfassendsten, wo die Einrichtungen formal über- oder unterstrukturiert sind. Dabei handelt es sich auf der einen Seite um stark formalisierte Kliniken und auf der anderen um Wohngemeinschaften, die therapeutischen Milieuansätzen folgen. In beiden Organisationstypen bilden dann blühende *informelle Strukturen* ein Kompensat für dysfunktionale Organisationsstrukturen.

Organisationskulturelle Muster entwickeln sich im Wesentlichen nach den im jeweiligen System dominierenden Berufsgruppen sowie nach der Klientel und den sich dadurch ergebenden Anforderungen an die Mitarbeiter. Außerdem diffundieren in diesen Organisationstyp auch laufend Interessengruppen, wie zum Beispiel die Kirchen oder das Gesundheitssystem, mit den jeweiligen Ansprüchen (*Hasenfeld* 1992). Die homogensten Kulturen finden wir dort, wo einheitliche Berufsgruppen laufend mit ein- und derselben Klientel bei einem spezifischen Träger konfrontiert sind, wie es etwa für kirchliche Kindergärten oder Altenheime zutrifft.

Im Universum sozialer Dienstleistungssysteme finden wir aber auch etliche Einrichtungen, in denen zwei oder mehr Kulturen aufeinander treffen und in Konkurrenz über ihren jeweiligen Geltungsanspruch geraten. Das begegnet uns in sehr typischer Form neuerdings in Kliniken. Während früher eine eindeutige Vorrangstellung ärztlicher Kulturen bestand, finden wir heute viele Krankenhäuser, in denen Ökonomen als Geschäftsführer oder Verwaltungsleiter die kulturprägende Führung übernommen haben. In Kliniken ist wie in vielen anderen sozialen Dienstleistungssystemen eine »turbulente Ökonomisierung« entstanden, das heißt, die Kulturmuster dieser Systeme verschieben sich alle in die Richtung eines erhöhten ökonomischen Drucks. Durch die Verknappung öffentlicher Mittel kann nicht mehr so sorglos wie noch in den 80er Jahren gewirtschaftet werden. Aus diesem Grund erhalten in allen diesen Einrichtungen »unternehmerische« Kulturmuster (*Brody* 1993) eine zunehmende Bedeutung, oder anders gesagt, in allen diesen System werden unternehmerische Kulturmuster heute geradezu erzwungen. Konnten wir noch in den 80er Jahren in vielen dieser Systeme ausgeprägt »sozial-orientierte« Kulturen beobachten, in denen sich die Mitarbeiter laufend untereinander mit ihrem eigenen Wohlergehen beschäftigten, sind auch diese heute gezwungen, sich strikter an

Effizienzkriterien auszurichten. Ein sehr bedeutsames kulturprägendes Faktum sozialer Dienstleistungssysteme besteht auch in geschlechtsspezifischen Besonderheiten. Frauen tragen traditionell die Basisarbeit, während Männer die Führungspositionen besetzen. Deshalb sind viele dieser Einrichtungen durch betont patriarchalische Muster geprägt (*Dressel* 1992).

(4) Konfliktpotenziale

Vor allem aus den generellen gesellschaftlichen Anforderungen, mit öffentlichen Ressourcen möglichst sparsam zu haushalten, resultiert in sozialen Dienstleistungssystemen ein erhebliches *Konfliktpotenzial.* Die bislang führenden Berufs- und Funktionsgruppen wie Ärzte, Psychologen, Sozialarbeiter oder Theologen müssen wesentliche Entscheidungen heute mit Ökonomen abstimmen. Außerdem ist die Zeit des »Wurstelns« vorbei. Das heißt, heute werden von vielen Finanzierungsträgern sorgfältige Leistungs- oder Qualitätsnachweise gefordert. Das erzeugt in fast allen diesen Systemen eine erhöhte Anspannung gegenüber Suprasystemen, die für die Bewilligung von Finanzen und damit für den Erhalt der Systeme zuständig sind (*Wernado* 2000). Wie aber *Tucker et al.* (1992) ermittelten, besteht ein grundlegendes Problem von Leitern dieser Einrichtungen darin, dass sie ihr Management zu wenig strikt wahrnehmen und die Systeme dann erheblich gefährdet sind. So konnte *Schmid* (1992) zeigen, dass Sozialmanager mehr als zwei Drittel ihrer Zeit mit Klientenarbeit innerhalb der Organisation verbringen und dadurch ihre Managementfunktionen vernachlässigen.

4.3 Aktuelle Anforderungen an Führungskräfte in Behörden, Wirtschaftsbetrieben, sozialen Dienstleistungssystemen

Es lässt sich behaupten, dass alle drei Organisationstypen derzeit mit einer zunehmenden Ökonomisierung konfrontiert sind. Außerdem steigt das Kosten- und Qualitätsbewusstsein der »Kunden«, »Klienten« oder »Patienten« sowie das der Finanzierungs- oder Leistungsträger laufend an. Das wiederum fordert insgesamt mehr Effizienz- und Effektivitätsbewusstsein heraus.

Behörden

In Deutschland wie im gesamten europäischen Raum sehen sich Behördenvertreter heute mit einer Situation konfrontiert, dass auf dem Hintergrund politischer Willensbildung auf allen Ebenen um die Auflösung verfestigter Bürokratien gerungen wird. Zu diesem Zweck werden zum Teil renommierte Unternehmensberatungsfirmen engagiert, die dann Pläne zur Reduzierung von Hierarchien und dem Abbau von Routinen entwickeln sollen. Auf diesem Weg versucht man, wo immer es geht, Mitarbeiter freizusetzen, Entscheidungen auf untere Hierarchieebenen zu verlagern und Formen von Teamarbeit einzuführen. Offizielle Ziele sind Kundenorientierung und Bürgernähe. Das setzt aber bei allen Mitarbeitern ein neues Rollenverständnis ihrer Tätigkeit voraus. Von ihnen ist die Überwindung der Routinen, die Überwindung des klassischen Linienprinzips und die Überwindung der engen Orientierung an formalen Regeln gefordert.

Da aber die Mitarbeiter über Jahre und womöglich Jahrzehnte hinweg bürokratisch sozialisiert worden sind und da die neuen Anforderungen in diesen Milieus meistens auch nicht durch entsprechende Personalentwicklungsmaßnahmen flankiert werden (*Oechsler & Vaanholt* 1998), setzten sie solchen Intentionen im Allgemeinen ein hohes Maß an Widerstand entgegen. Das Ausleben dieses Widerstandes bleibt für sie auch relativ folgenlos, weil ein Großteil von ihnen als Beamte oder langjährig tätige Angestellte fast *unkündbar* ist.

Was aber von den Mitarbeitern gefordert wird, sollen natürlich die Führungskräfte exekutieren. Sie müssen also versuchen, ihre Mitarbeiter entsprechend den neuen Intentionen zu beeinflussen. Das gelingt ihnen aber nur, wenn sie selbst die neuen Orientierungen akzeptieren und wenn sie den Widerstand der Mitarbeiter »aufzuschmelzen« vermögen.

Wirtschaftsbetriebe

Systeme dieses Typs befinden sich heute vor allem durch den Untergang des Sozialismus und durch die Globalisierung in einem noch nie erlebten Konkurrenzdruck. So sehen sich die Führungskräfte zum Erhalt der Systeme meistens gezwungen, eine maximale Effizienz zu fordern. Dies geht mit Anforderungen an die Flexibilität der Mitarbeiter einher, was das Vermögen vor allem der altgedienten oft übersteigt. Da aber deren Expertenwissen oft von höchstem Nutzen für die Firmen ist, müssen genau diese Mitarbeiter gut unterstützt werden.

Für die Führungskräfte selbst ergeben sich aber auch neue Anforderungen. Wo sie früher von ihren Mitarbeitern und ihren Vorgesetzten als »guter Ingenieur« oder »guter Pharmazeut« geschätzt wurden, erwartet man heute von ihnen ein zusätzliches Expertentum, nämlich das als Manager. Für diesen Zweck müssen sie selbst Fortbildungsseminare besuchen und im Idealfall noch Coaching in Anspruch nehmen.

In der allgemeinen Hektik, die durch Umstrukturierungen und Fusionen charakterisiert ist, werden allerdings oft auch junge Mitarbeiter allzu schnell verschlissen, sodass sie sich schon nach einigen Jahren lieber zurückziehen. Trotz vielfach anders klingender Verlautbarungen hat es sich nämlich in Wirtschaftsbetrieben noch immer nicht ausreichend durchgesetzt, dass das Humanum der Mitarbeiter gewahrt werden muss. Im anderen Fall geht viel an menschlichen Kapazitäten verloren. So sollten Führungskräfte unbedingt darauf achten, in ihrem Betrieb das *»human capital«* als zentrale Kategorie zu begreifen und entsprechend zu fördern.

Soziale Dienstleistungssysteme

Für soziale Dienstleistungssysteme lassen sich fast gegenläufige Anforderungen an Führungskräfte formulieren. Abgesehen von sehr bürokratischen Kliniken oder Schulen spielt in diesem Systemtyp aufgrund der Aufgabenziele das Humanum eine größere Rolle als in den anderen Organisationen. Hier hat sich aber in den letzten Jahren wie bei Behörden und Wirtschaftsbetrieben auch ein höherer Druck zur Wirtschaftlichkeit ergeben. So besteht hier für die Führungskräfte die Notwendigkeit, trotz vermehrter Effizienzanforderungen das Humanum zu erhalten, oder anders gesagt, Anforderungen von Effizienz in das Humane zu integrieren.

Dabei ist es von zentraler Bedeutung, dass Führungskräfte dieses Systemtyps ein neues Rollenverständnis entwickeln. Wo sie sich früher als »bester Lehrer unter Lehrern« oder »bester Therapeut unter Therapeuten« definierten, sind sie heute gefordert, sich als Manager zu begreifen und sich auch entsprechend zu verhalten. Das bedeutet, dass sie gezielt Managementfunktionen und Managementrollen übernehmen müssen;

denn sonst entsteht ein Führungsvakuum mit allen negativen Konsequenzen. Traditionelle Vorstellungen über die Leitung von Einrichtungen, wonach es ausreichte, verständnisvoll und partizipativ zu führen, reichen heute jedenfalls nicht mehr aus.

4.4 Empfehlungen fürs Coaching

In diesem Rahmen lassen sich natürlich nur allgemeine und eher skizzenhafte Empfehlungen geben:

Führungskräfte in Behörden

(1) Sie sollten angeregt werden, sich eingehend mit den Konstituenten von Bürokratien auseinander zu setzen, damit sie das Effizienzproblem traditioneller Behörden möglichst gut erfassen können.

(2) Sie sollten darauf vorbereitet werden, dass ihre Mitarbeiter bei jeder Innovation bzw. bei jeder Neuregelung, die eine Routinisierung reduziert, unterschiedliche Formen des Widerstandes mobilisieren.

(3) Der Coach sollte sie vorbereiten, wie sie im Einzelnen diesen Widerständen begegnen, ob sie je nach Fall mit einzelnen Mitarbeitern oder mit Gruppen von ihnen Gespräche führen.

(4) Führungskräfte in Behörden sollten vor allem darauf vorbereitet werden, dass das substanzielle Ziel behördlicher Arbeit heute nicht mehr in der Einhaltung von Regeln besteht, sondern dass es jetzt um die Formulierung von Zielen und die Auseinandersetzung mit diesen Zielen geht.

(5) Die Führungskräfte sind auch für die Realisierung eines präventiven Managements zu unterstützen. Im Behördenrahmen werden es die Mitarbeiter besonders goutieren, wenn die Führungskraft trotz aller Neuerungen möglichst präzise Kompetenzabklärungen vorsieht.

(6) Außerdem sollte die Führungskraft im Coaching zu etwas mehr »Konfliktmut« animiert werden. So ist es sinnvoll, wenn sie im Sinne einer »milden Konfliktstimulation« Abteilungsrivalitäten oder ritualisierte Streitgespräche über neu zu beschließende Regelungen initiiert. Hier ist allerdings immer auch Unterstützung zu geben, damit die Konflikte so weitgehend wie möglich auf der Sachebene gehalten werden.

(7) Zu diesem Zweck sollte die Führungskraft vorbereitet werden, dass sie mit etwas mehr »sozialer Dramatisierung« (*Steyrer* 1995), als es bisher in diesem Ambiente üblich war, die Mitarbeiter zu mehr Individualität und Mut zu Ungewöhnlichem ermuntert.

Führungskräfte in Wirtschaftsbetrieben

(1) Sie sollten ermutigt werden, neben allen Effizienzerfordernissen das Humanum zu akzentuieren. So ist es im Coaching besonders wichtig, ihre sozialen Managementkompetenzen zu beschulen. Nur auf diese Weise wird es ihnen nämlich auf Dauer gelingen, qualifizierte Mitarbeiter an sich und die Firma zu binden.

(2) Seitdem sich in der nordamerikanischen Managementlehre bereits ein erhebliches Maß an Psychologisierung abzeichnet, sollten Führungskräfte auch in Europa mit grundlegenden psychologischen Mechanismen in ihrem Führungsalltag beschäftigt werden. Dadurch wird ihnen fraglos das Verständnis einer Vielzahl von Phänomenen erleichtert.

(3) Auch in diesem Systemtyp sollten die Führungskräfte bei der Realisierung eines präventiven Managements unterstützt werden. Hier spielt natürlich die Personalauswahl eine ganz entscheidende Rolle. Führungskräfte sind zu ermutigen, einige »Querdenker« und »Innovateure« für ihren Mitarbeiterkreis zu rekrutieren.

(4) Außerdem ist es sinnvoll, Führungskräfte immer wieder zu unterstützen, eine lebendige Streitkultur in ihrer Firma zu etablieren und im Sinne einer lernenden Organisation möglichst viele ritualisierte Konfliktmoderationen zu initiieren.

(5) Eine zentrale Bedeutung kommt aber der Beschulung der Führungshaltung zu. Wie sich der neueren Literatur entnehmen lässt, reichen heute demokratische und partizipative Führungshaltungen zur Erhöhung der Motivation von Mitarbeitern nicht mehr aus. Im Sinne eines »transformationalen Führungsstils« erwarten die Mitarbeiter eine wegweisende Zielorientierung, die ihnen von der Führungskraft auch dynamisch transferiert wird (*Conger* 1992).

Führungskräfte in sozialen Dienstleistungssystemen

(1) Beim Coaching von Sozialmanagern muss es eine zentrale Botschaft sein, dass es heute nicht mehr ausreicht, Mitarbeiter demokratisch und partizipativ zu führen, dass die Aufgabe von Führungskräften in diesen Systemen zunehmend im Managen besteht. Und dies umfasst neben der Führung auch die Planung, das Organisieren, die Wahrnehmung von Personalfunktionen und besonders die Kontrolle der Mitarbeiter.

(2) Gerade in diesem Bereich muss deutlich werden, dass sich Führungskräfte nicht auf der »Sachebene« verschleißen dürfen, also bei der Erledigung von Aufgaben, die der generellen Zielerreichung der jeweiligen Organisation dienen. Hier muss Coaching behilflich sein, eine Rollendefinition als Manager oder Managerin zu entwickeln, die übergeordnete Steuerungsfunktionen wahrzunehmen hat.

(3) Aus diesem Grund ist es wichtig, mit dieser Personengruppe Analysen (*Schreyögg* 1995) aller ihrer formalen und informellen Rollen sowie der relevanten Managementrollen im jeweiligen System vorzunehmen.

(4) Gerade diese Personen sind im Coaching auch zu unterstützen, dass sie sich mit der »Einsamkeit des Führers« arrangieren. Aufgrund der Aufgabenstellung im pädagogischen oder therapeutischen Bereich besteht bei Führungskräften dieses Organisationstyps die Neigung, ihre Mitarbeiter wie ihre Klienten zu »be-eltern« (*Wissinger* 1996). Das wird aber von diesen einerseits als »Gängelung« erlebt, andererseits bringt es die betreffenden Führungskräfte in Abhängigkeit zu ihren Mitarbeitern: Dann müssen

sie nämlich alles tun, um ihre Mitarbeiter zufrieden zu stellen, damit sie von diesen noch geliebt werden.

(5) Führungskräfte von sozialen Dienstleistungssystemen müssen vielmehr konsequent unterstützt werden, dass sie gut funktionierende Streitkulturen im Mitarbeiterkreis entwickeln. Dazu ist es notwendig, dass sie moderierende Führungshaltungen einüben, die Konflikte aber jeweils konsequent auf der Sachebene halten. Das wird ihnen am ehesten durch die Etablierung ritualisierter Konfliktmoderationen gelingen.

5. Konfliktcoaching für neu ernannte Führungskräfte

Marianne Fuhrmann fiel schon während ihres Studiums für Anglistik und Germanistik positiv auf. Sie legte nach kürzester Zeit ein Prädikatsexamen ab. Danach fungierte sie einige Jahre als Lehrkraft in einem Gymnasium, daran anschließend zwei Jahre als Schulleiterstellvertreterin, um sodann in eine Position bei der Schulaufsicht zu wechseln. Als sie hier gerade Fuß gefasst hatte, bat sie ihr Vorgesetzter, doch »bitte, bitte« die Leitung eines großen Gymnasiums zu übernehmen, »weil die Schule seit drei Jahren führungslos« sei. Nach einiger Bedenkzeit willigte Marianne ein, denn die Übernahme einer Schulleitung schien ihr nun doch attraktiver als die Behördentätigkeit. Also begab sie sich zu Beginn des neuen Schuljahres in »ihr« Gymnasium. Dort betrat sie zunächst das Sekretariat, das voll von Kartons stand und den Eindruck einer Abstellkammer machte. Im Direktorat fielen Frau Fuhrmann sofort Stapel von Papier auf einem großen Schreibtisch auf. Als sie das Lehrerzimmer betrat, um überhaupt jemandem aus dem Kollegium zu sprechen, quoll ihr eine dicke Rauchwolke entgegen, aus der zwei männliche Lehrkräfte auftauchten. Auf ihre Anfrage nach der Sekretariatskraft erfuhr sie, dass diese wegen einer Erkrankung schon seit geraumer Zeit abwesend sei. Auf weitere Fragen erhielt sie nur wenig brauchbare Informationen. Sie ermittelte aber immerhin soviel, dass der erste Schultag um 10 Uhr beginnen sollte.

Sie setzte sich also an »ihren« Schreibtisch und begann die dort gestapelten Papiere zu sichten. Plötzlich wurde die Türe aufgerissen und ein etwa 50-jähriger Mann stolperte ins Direktorat hinein. »Ach, Sie sind ja schon da«, meinte er stöhnend, stellte sich kurz als Schulleiterstellvertreter vor, um mit einigen schnell zusammengerafften Ordnern den Raum wieder zu verlassen. »Ich muss schnell die neuen Schüler begrüßen, ich komme später wieder vorbei«, und fort war er. Marianne Fuhrmann bekam einen flauen Magen. Als sie am nächsten Morgen zur Schule kam, fand sie reges Treiben auf dem

Schulparkplatz vor. Dort standen fünf Reisebusse, und mindestens 100 Kinder liefen aufgeregt um die Busse herum. »Was ist denn hier los«, fragte sie eine Frau, die sie für eine Lehrkraft hielt. »Wir machen heute einen Ausflug nach… Ich bin Elternsprecherin, ich helfe«, meinte diese, »und wer sind Sie?« Jetzt fühlte sich Marianne Fuhrmann zum ersten Mal richtig elend in ihrer neuen Rolle. In den nachfolgenden Tagen und Wochen erhielt sie weitere Kostproben von dem »herzlichen Empfang«. Eine größere Gruppe des Kollegiums samt dem Stellvertreter gab sich alle erdenkliche Mühe, ihr zu signalisieren: »Dich brauchen wir nicht, wir können alles alleine«.

Als Marianne schwer erkrankte, suchte sie einen Coach auf, mit dem sie nun Folgendes rekonstruierte: Der Vorgänger im Amt hat einen Herzinfarkt erlitten, weshalb er zunächst für einige Zeit ausfiel. In dieser Zeit hatte der Stellvertreter zusammen mit einem dynamischen informellen Führer die Schule geleitet. Als der Schulleiter einen Reinfarkt erlitt und für ein weiteres Jahr ausfiel, hatte sich zwischen dem Stellvertreter und seinen »Helfern« bereits ein so perfektes Zusammenspiel ergeben, dass die Ankunft einer »richtigen« Schulleitung nur noch stören konnte. Marianne investierte in den folgenden Monaten einen Großteil ihrer Energie dafür, den Schulleiterstellvertreter samt seinen »Komplizen« an eine andere Schule versetzen zu lassen. Erst danach wurde sie vom Kollegium respektiert.

Neue Führungskräfte erhalten in der aktuellen Managementdebatte vielfach den Touch von Allheilmitteln für optimale Change-Prozesse in verkrusteten oder desolaten Organisationen. Newcomer in der Chefetage sollen dann, strahlenden Helden vergleichbar, eine Abteilung oder vielleicht sogar eine ganze Firma wieder in Schwung bringen. Solche Ideen erweisen sich meistens als Illusion. Neue Führungskräfte befinden sich nämlich häufig in einer eher »kläglichen«, zumindest aber in einer paradoxen Situation: Denn sie sollen genau die Menschen, auf deren Informationen oder Anleitungen sie in Anfangsstadien hochgradig angewiesen sind, »führen«, also im Sinne eines offiziellen Organisationsziels beeinflussen.

Dieser Paradoxie hat ein Coach Rechnung zu tragen. Neu ernannte Führungskräfte muss er nämlich grundsätzlich darauf vorbereiten, dass sie nicht unbedingt damit rechnen können, schon bei Antritt ihrer Position von allen Mitarbeitern und Kollegen unbesehen als »Heilsbringer« begrüßt zu werden. Meistens haben sie sich die informelle Legitimation zur

Besetzung ihrer Position überhaupt erst zu erarbeiten, zum Beispiel Mitarbeiter zu überzeugen, dass sie akzeptable Vorgesetzte sind, mit denen in Zukunft gut zu kooperieren ist. Es bedarf häufig auch einer gewissen Anstrengung, die Kollegen auf gleicher Ebene dafür zu gewinnen, dass sie es wert sind, in ihren »erlauchten Kreis« aufgenommen zu werden.

So hat jede neue Führungskraft zahlreiche »Bewährungsproben« zu bestehen, die im Prinzip an ein mehr oder weniger großes Konfliktpotenzial gekoppelt sind. Wenn sie dieses nicht zu handhaben weiß, von ihm überschwemmt wird und im ungünstigsten Fall ihre Position wieder räumen muss, ist das für die Firma in der Regel mit hohen finanziellen und für den Positionsinhaber mit hohen menschlichen Kosten verbunden. Deshalb empfiehlt sich zur Vermeidung unproduktiver Komplikationen eine sorgfältige Vorbereitung und Begleitung neuer Führungskräfte durch Coaching. Das zu beachtende Konfliktpotenzial lässt sich vorrangig nach vier Gesichtspunkten sortieren:

(1) nach der *Rekrutierungsart* des neuen Vorgesetzten, das heißt, ob er innerhalb des Systems aufsteigt, aus anderen Unternehmensteilen kommt oder ganz von außen engagiert wird,

(2) nach der *spezifischen Situation des Vorgängers*, ob dieser das System stark geprägt hat und/oder wie der Ausstieg erfolgte,

(3) nach dem *spezifischen organisatorischen Auftrag* der neuen Führungskraft, ob sie etwa als Innovator oder als Sanierungsmanager engagiert wurde,

(4) danach, wie *formal die Gesamtkonstellation* ist, in der sie tätig wird; so bleiben beispielsweise die Durchsetzungsmöglichkeiten auf einer gewählten, also nicht formal designierten Führungsposition immer relativ begrenzt.

Nach einigen führungstheoretischen Überlegungen möchte ich diese Gesichtspunkte mit ihrem jeweiligen Konfliktpotenzial und den entsprechenden Handlungsstrategien darstellen. Im Anschluss daran werde ich einige grundlegende Empfehlungen für das Coaching neuer Führungskräfte geben.

5.1 Führung als Personal-, Interaktions- und Systemphänomen

Die Vorstellungen in vielen Unternehmen, Verwaltungssystemen und sozialen Dienstleistungseinrichtungen weisen im Hinblick auf »Führung« oder »Leitung« meistens eine Einseitigkeit oder sogar eine Naivität auf. Selbstverständlich gilt das auch für Führungsprozesse von Newcomern. Im Sinne einer »Great-man«-Ideologie (*Neuberger* 1995) wird Führung meistens nur als individuelles Phänomen begriffen. »Führung« ist aber viel komplexer und dabei auch noch schwer operationalisierbar. Aus diesem Grund ist selbst die Führungsforschung durch sehr unterschiedliche Konzepte mit zum Teil stark divergierenden Positionen charakterisiert. Deshalb lassen sich auch keine allgemeingültigen Aussagen formulieren über Fragen, was eine »ideale« Führung oder gar eine »ideale Führung in Anfangsstadien« ist. Die bisherige Debatte erbringt aber immerhin eine Reihe von Anregungen, dass Führung als multiparadimatisches, also nicht nur als individuelles, sondern auch als interaktives und sogar systemisches Phänomen verstanden werden muss. Durch die mangelnde Operationalisierbarkeit von Führung bleiben letztlich alle Definitionsversuche subjektiv, also an Perspektiven derjenigen Autoren gekoppelt, die sich zu diesem Themenkomplex äußern. Ihre Sichtweisen resultieren aus den je spezifischen raum-zeitlichen Kontexten, in die sie eingebunden sind. Durch den sozialen und kontextuellen Charakter von Führen und Geführt-Werden besteht immer das Risiko von Ideologisierungen. »Führungsideologien gibt es nämlich nicht erst seit Hitler« (*Neuberger* 1995, 18).

Die »simpelsten« Führungskonzepte propagierten Theoretiker, die bis in die 60er Jahre hinein nach besonderen *Eigenschaften* von Führungskräften fahndeten. Dabei wurden jeweils Kataloge erstellt, die Unterschiede zwischen Führern und Geführten wiedergeben sollten. Ältere Autoren ermittelten die Differenzen intuitiv und nannten Persönlichkeitsmerkmale wie Selbstvertrauen, Entschlusskraft oder Intelligenz. Kataloge jüngerer Autoren basierten dagegen auf empirischen Daten. Bei Nachuntersuchungen ermittelten allerdings *Mann* (1948) und *Stogdill* (1959), dass sich kaum signifikante Unterschiede zwischen Führern und Geführten ergaben. Aufgrund ihres Datenmaterials vermuteten sie eher, dass die so genannten Führungseigenschaften mit gruppalen Mustern des sozialen Systems korrelieren, in dem sich Führung vollzieht. Das bedeutet also nicht, dass Persönlichkeitsmerkmale von Führungskräften völlig irrelevant seien. Als Erfolgsprädiktoren erhalten sie aber erst in spezifischen sozialen Situationen ihre Bedeutung.

Deshalb trug die Mehrzahl späterer Autoren dem sozialen Charakter von Führungsphänomenen deutlicher Rechnung. Im Anschluss an *Lewin* (1949) wurde nun *Führung als Interaktionsgefüge* in einem sozialen Feld begriffen, in dem ein Führer die Geführten zu mehr *Leistung* zu beeinflussen sucht. Besondere Popularität erlangte in diesem Zusammenhang die so genannte Führungsstilforschung. Basale Prämisse dieser Strömung war, dass jeweils mehrere Aspekte von Führungsverhalten, die dann als »Führungsstil« typisiert wurden, eine entscheidende Determinante für das Leistungsverhalten der Geführten darstellen. Der Beeinflussungsprozess selbst wurde dabei als »black box« betrachtet. Der Führungsstil erscheint aber als die entscheidende Inputvariable, die solche Outputvariablen wie die Effektivität von Leistungsverhalten, die Arbeitszufriedenheit oder die Fluktuation der Mitarbeiter bestimmt. Frühe Untersuchungen typisierten Führungsstile nach den Kategorien *autoritär* versus *demokratisch (Lewin et al.* 1939*)*. Bei nachfolgenden Autoren dominierten die Kategorien *aufgabenorientiert* versus *personenorientiert (Likert* 1961*)*. Die jüngste Konzeption polarisiert einen *transaktionalen* und einen *transformationalen* Führungsstil (vgl. *Burns* 1978; *Bass & Avolio* 1994). Daneben finden sich allerdings auch komplexere, *zweidimensionale* Führungsstilkonzepte, die eine Leistungsdimension und eine personenorientierte beinhalten (*Blake & Mouton* 1978).

(1) Demokratisch versus autoritär

Lewin, *Lippit* und *White* (1939), die als Väter der Führungsstildebatte gelten, untersuchten unter dem Eindruck des Faschismus *demokratische* und *autoritäre* Führungsstile. Sie ermittelten, dass ein demokratischer Führungsstil von Leitern in jugendlichen Freizeitgruppen durchgängig positivere Einstellungen der Gruppenmitglieder untereinander und gegenüber den Leitern nach sich zieht als ein autoritärer, dass die Gruppenkohäsion höher ist und dass vor allem die Leistungen der Jugendlichen im Hinblick auf Qualität und Originalität besser waren. Während die frühen Autoren Stilkonzepte noch pauschal als Entweder-oder-Kategorien betrachteten, versuchten nachfolgende wie etwa *Tannenbaum & Schmidt* (1958) sie stufenweise zu differenzieren. Außerdem versuchten sie eine Präzisierung durch ein besonders relevantes stilbildendes Element, nämlich die *Partizipation am Entscheidungsprozess.*

(2) Aufgabenorientiert versus personenorientiert

Ein ähnlich bekanntes Stilmerkmal, *aufgabenorientiert* versus *personenorientiert*, wurde von *Likert* (1961) und seiner Schule entwickelt. Es ist ebenfalls als Kontinuum zwischen Extrempolen gedacht. Aufgabenorientierte Führer richten ihr Augenmerk primär auf den geforderten Leistungsprozess und die erbrachte Leistungsmenge. Die Geführten erscheinen eher als Werkzeuge zur Erbringung eines erwünschten Output. Ein personenorientierter Führungsstil basiert dagegen auf der Überzeugung, dass optimale Leistung nur durch Interesse an dem jeweiligen Menschen entstehen kann. Diese Stilkomponente wurde von *Likert* im Rahmen der Human-Resources-Bewegung als entscheidendes Merkmal humanisierter Arbeitswelten propagiert.

(3) Transaktional versus transformational

Die jüngste, ebenfalls viel beachtete Führungsstilkonzeption stammt von *Burns* (1978). Er unterscheidet einen *transaktionalen* von einem *transformationalen* Führungsstil. Transaktionale Führung ist eine faire Führungshaltung, angemessen sachlich und angemessen personenorientiert, transformationale Führung ist demgegenüber eine Führungshaltung mit einem sehr hohen emotionalen Gehalt. Hierbei zentriert sich der Führer allerdings nicht auf die Geführten, sondern primär auf eine fachliche Mission. Transformationale Führung wird in der amerikanischen Literatur häufig mit charismatischen Phänomenen in Verbindung gebracht, weil hier Führer als Missionare in Erscheinung treten (*Steyrer* 1995).

(4) Managerial Grid

Am Ende der 70er Jahre gelangte das »*Managerial Grid*« von *Blake* und *Mouton* (1978) zu besonderer Popularität. Hierbei handelt es sich um einen Ansatz zur Führungsdiagnose, bei dem zwei Dimensionen von Führungshandeln variiert werden. Die eine, »consideration«, gibt das Ausmaß wieder, in dem eine Führungskraft menschliche Wärme und Respekt zum Ausdruck bringt, die andere, »initiating structure«, bezeichnet Aktivitäten von Führern im Hinblick auf die Effektivierung des Leistungsprozesses. Nach Meinung der Autoren wäre der ideale Führungstil einer, bei dem sich hohe Leistungsorientierung mit hoher Mitarbeiterorientierung paart.

Trotz vielfältiger empirischer Untersuchungen der Führungsstilforschung blieb der Führungsprozess selbst, also die Frage, wie sich Führung vollzieht, immer noch eine »black box«. Viele jüngere Autoren, die den Führungsbegriff zu entmystifizieren suchten, verstehen unter Führung im Wesentlichen *Beeinflussung*. Wie aber *Irle* (1980) einschränkend bemerkt, liegt Beeinflussung im Sinne von Führungsverhalten erst dann vor, wenn

- die Beeinflussenden über ein gewisses *Sanktionspotenzial* verfügen, wenn also die Beeinflussungschancen asymmetrisch verteilt sind, wie beispielsweise in hierarchischen Organisationen, wo die Dominanz der Beeinflussenden strukturell verankert ist;
- der *Beeinflussungsversuch zur Existenzsicherung* eines sozialen Systems dient, dem Führer und Geführte angehören;
- der *Beeinflussungsversuch in einer direkten sozialen Beziehung* stattfindet.

Dementsprechend weisen Führungsphänomene nach *Irle* (ebd. 1980) mindestens vier Bestimmungsmerkmale auf:

(1) die Persönlichkeiten der Beeinflussenden,

(2) die Persönlichkeiten der Beeinflussten,

(3) die formalen und informellen Konstituenten des sozialen Systems,

(4) die unmittelbare Situation, in der beeinflusst wird.

Aus der Sicht von Führungstheoretikern handelt es sich allerdings auch dann um Führungsverhalten, wenn der Beeinflussungsversuch misslingt. Wonach bestimmt sich aber nun Führungserfolg? In der einschlägigen Literatur wird immer wieder betont, dass Führungskräfte zur Durchsetzung ihrer Beeinflussungsversuche Machtpotenziale benötigen. Am bekanntesten wurde in diesem Zusammenhang eine Klassifikation von *French &*

Raven (1959). Die Autoren unterscheiden fünf Machtquellen, die Führungskräfte bei ihren Beeinflussungsversuchen nutzen können oder nutzen sollten:

(1) *Macht durch Belohnung (reward power):* In diese Kategorie fallen materielle (z. B. Geldbeträge) oder immaterielle Zuwendungen (z. B. anerkennende Worte). Sie wirken allerdings nur dann belohnend, wenn sie von denjenigen, die beeinflusst werden sollen, als attraktiv bewertet werden.

(2) *Macht durch Bestrafung (coercive Power):* Diese Quelle der Macht gründet sich auf den Eindruck der Geführten, dass der Führer über Möglichkeiten verfügt, sie bei nichtkonformem Verhalten mit Nichtbeachtung, Verachtung, Abmahnung, Entlassung und Ähnlichem bestrafen zu können.

(3) *Macht durch Persönlichkeitswirkung (referent power):* Macht kann sich auch dadurch konstituieren, dass der Führungsperson seitens der Geführten außeralltägliche Persönlichkeitswirkungen im Sinne eines »Charisma« (nach *Weber* 1921) zugesprochen werden, dass sie sich gerne mit ihr identifizieren, dass sie sie vorbehaltlos bewundern oder dass sie einfach das Bedürfnis haben, ihr zu gefallen.

(4) *Macht durch Expertentum (expert power):* Hierbei handelt es sich um Phänomene, wo den Führern seitens der Geführten besondere fachliche Fähigkeiten oder ein besonderes Wissen zugeschrieben werden.

(5) *Macht durch Legitimation (legitimate power): Weber* (1921) machte außerdem darauf aufmerksam, dass sich die Macht von Führungskräften in formal strukturierten Systemen auf eine gesetzte Ordnung gründet, also auf anonymisierte Regeln im Sinne von Befehlsgewalt und Weisungsbefugnissen. Da die Geführten ebenfalls in diesen formalen Kontext eingebunden sind, haben sie durch das System sogar die vertragliche Verpflichtung, sich von ihrem Vorgesetzten beeinflussen zu lassen. Im anderen Fall riskieren sie den Ausschluss aus dem System.

Der zuletzt genannte Aspekt, »Macht durch Legitimation«, lässt sich allerdings als die entscheidende Basis von Führungsphänomenen in Organisationen bezeichnen. Wie nämlich *Neuberger* (1995) betont, besteht ein Grundproblem der traditionellen Führungsforschung in der perspektivischen Dominanz gruppenpsychologischer und damit informeller Konstellationen. Allzu häufig bildeten nämlich Führungsphänomene in jugendlichen Freizeitgruppen die Basis für empirische Untersuchungen, die dann auf berufliche Kontexte übertragen und generalisiert wurden. »Der Vorgesetzte ist aber kein Bandenchef«, gibt *Türk* (1981) zu bedenken und mahnt damit eine Auseinandersetzung mit »Personalführung« im Verständnis der Managementforschung an. Dort lässt sich »Führung« als eine Managementfunktion begreifen, die in der »Veranlassung der Arbeitsleistung und ihrer zielgerechten Steuerung im organisatorischen Alltag« (*Steinmann, Schreyögg, G.* 1993, 10) besteht.

Dabei ist noch zu beachten, dass es sich hierbei nicht um »Personenführung« im Sinne der Förderung einzelner Menschen handelt. Es geht hier vielmehr um die Beeinflussung des »Personals« als Gesamtheit der unterstellten Mitarbeiter, die durch den Anstellungsvertrag mit der Realisierung von Organisationszielen betraut sind. So enthalten Führungsprozesse in organisatorischen Kontexten immer ein gewisses Maß an Entpersönlichung; denn die Geführten sind ja von den Führungskräften jenseits aller menschlichen Zu- und Abneigungen als Instrumente der organisatorischen Zielerreichung zu begreifen.

In Anbetracht dieses formalen Charakters wirft *Neuberger* (1995, 145) der traditionellen Führungsliteratur vor, geradezu »Hollywoodphantasien« zu nähren. Sie gaukle nämlich Handlungsspielräume von Führungskräften vor, die realiter gar nicht bestünden. Führungskräfte seien in der Regel in mehr oder weniger strikt formalisierten Systemen verankert, also in Zusammenhängen, die durch Arbeitsteilung, Hierarchisierung und Standardisierung charakterisiert seien und dementsprechend nur begrenzte Gestaltungsmöglichkeiten ließen.

Im Prinzip ist jedes konkrete Führungshandeln in formal strukturierten sozialen Gebilden durch drei verschiedene Systemtypen bestimmt (*Türk* 1981):

(1) durch das Organisationssystem,

(2) durch die jeweiligen Interaktionssysteme,

(3) durch die interagierenden Personalsysteme, also durch die jeweiligen Personen.

(1) Das Organisationssystem

Personalführung ist zunächst *Ausdruck der formalen Organisation.* Diese stellt im Grundsatz eine »Vorab-Konstruktion von sozialen Verhältnissen« (*Türk* 1981, 28) dar. Wie schon *Weber* deutlich machte, soll ja gerade durch die formalen Konstituenten organisatorischer Systeme beliebigen, selbst gestaltenden Handlungen Einzelner vorgebeugt werden. Das heißt, die Funktion formaler Strukturen besteht darin, die Erwartungen aller Organisationsmitglieder aneinander weitgehend personenunabhängig werden zu lassen. Erst dadurch wird das Handeln Einzelner für ihre Interaktionspartner prognostizierbar. So sind auch die Handlungsstrategien jeder Führungskraft und jedes Mitarbeiters hochgradig durch ihre formale Platzierung im organisatorischen Kontext vorherbestimmt.

(2) Die Interaktionssysteme

Führung ist aber auch *Ausdruck der organisatorischen Interaktionssysteme.* »Interaktionssystem« besagt hier, dass Einzelne auch in unmittelbaren Kontakten nie autonom, also losgelöst vom aktuellen Kontext, agieren. Sie sind vielmehr in ihren gesamten Orientierungen, Wirklichkeitsinterpretationen und Rollen durch ihre Sozialkontakte innerhalb des formal-strukturellen Systems festgelegt. Durch die konkreten Interaktionen zwischen den Organisationsmitgliedern werden allerdings die formalen Ansprüche des Systems mit Leben gefüllt. Sie erhalten dadurch eine je spezifische kollektive Ausprägung. Durch alle organisatorischen Interaktionen entsteht nämlich das, was man heute als »Organisationskultur« bezeichnet (*Schein* 1995), also ein kollektives Sinnsystem mit Basisannahmen, Normen, Standards und eigenen Ritualen sowie Symbolen. Andere Aspekte des Interaktionssystems manifestieren sich in der Mikropolitik (*Neuberger* 1995). Darunter sind machtorientierte Strategien zur Durchsetzung eigener Interessen zu verstehen, die sich um unterschiedliche Phänomene des formalen Systems ranken. Als organisationsinterne Interessen zentrieren sie sich um die Verteilung von materiellen oder immateriellen Ressourcen wie Aufstiegschancen oder Wertschätzung für die eigene Arbeit. Die jeweiligen Interessenlagen von einzelnen und von Personengruppen führen vielfach zur Bildung von Koalitionen, zu Parteibildungen, zu Kämpfen zwischen verschiedenen Parteien bis hin zu kaum mehr aufzuhaltenden kämpferischen Eskalationen zwischen zwei oder mehr Parteien.

(3) Die Personalsysteme

Die konkreten Führungsakte sind natürlich *Ausdruck der organisatorischen Personalsysteme.* Das heißt, die Interaktionen werden von einzelnen Personen realisiert, die dem System formal angehören. Sie verfügen über eine je spezifische individuelle Sozialisation in ihrem Elternhaus oder in der Schule, darüber hinaus über einen beruflichen Werdegang mit je spezifischen Sozialisationserfahrungen. Außerdem werden sie von dem jeweiligen organisatorischen Kontext geprägt, in dem sie aktuell berufstätig sind, als Arzt in einer Klinik oder als Betriebswirt in einem Unternehmen. Diese berufsspezifischen Prägungen des Einzelnen fließen ebenfalls in das Handeln von Führungskräften wie von Geführten ein.

Bei Personalführung handelt es sich also um Beeinflussungsprozesse in organisatorischen Systemen. Sie haben einerseits formalen Charakter. Das heißt, Führer und Geführte sind in ihrem Handeln hochgradig vorherbestimmt, indem sie den offiziellen Ansprüchen des Systems in ihrem Handeln Rechnung tragen müssen. Durch ihren interaktiven und personellen Charakter enthalten Führungsakte aber gleichzeitig viele nicht-formale Aspekte, deren Effekte den offiziellen Zielsetzungen mehr oder weniger gut entsprechen. Im Verlauf länger bestehender Führungsprozesse lernen sich Führer und Geführte nicht nur persönlich immer besser kennen, sie spielen sich auch durch ihre ständigen Interaktionen aufeinander ein. Nach einiger Zeit sind beide Seiten mit den spezifischen »heimlichen Spielregeln« (*Scott-Morgan* 1998) vertraut, nach denen in dem jeweiligen formalen System Beeinflussung vor sich geht. Die Führungskraft weiß, in welchen Punkten sie wie viel Gefolgschaft erwarten kann. Und die Mitarbeiter kennen im Allgemeinen die Ansprüche ihres Vorgesetzten, die Art, mit der er sie durchzusetzen sucht, und sie kennen die Konsequenzen, falls sie Widerstand leisten.

Wenn eine *neue Führungskraft* die Szene betritt, müssen sich die Beteiligten erst persönlich kennen lernen. Formen gegenseitiger Einsteuerung bestehen in diesem Stadium verständlicherweise noch nicht. Im Gegenteil, in vielen Fällen werden die Mitarbeiter erstaunt sein über bestimmte Beeinflussungsversuche des neuen Vorgesetzten, und dieser wird sich vielfach verhältnismäßig hilflos fühlen in seiner Rolle. Eine formale Führungsposition lässt sich nämlich in der Regel erst dann sicher ausgestalten, wenn die Führungskraft in der Lage ist, auch die spezifischen informellen Aspekte der Gesamtsituation zu erfassen und zu handhaben. Im anderen Fall ergeben sich unproduktive Konflikte, die sich als Missverständnisse oder gar als schwer bewältigbare Meinungsverschiedenheiten äußern (*Stiebel* 1997). Oder es ergeben sich verschärfte Eskalationen, die kaum mehr zum Konstruktiven zu wenden sind.

5.2 Konfliktpotenziale durch die Rekrutierungsart

Ein wesentlicher Teil des Konfliktpotenzials, das neu ernannte Führungskräfte handhaben müssen, bestimmt sich zunächst nach der Art, in der sie rekrutiert wurden. Als Grundkonstellationen lassen sich hier unterscheiden (*Fischer* 1993, *Fischer & Klipstein* 1999): (1) Aufsteiger, (2) Quereinsteiger und (3) Seiteneinsteiger.

Aufsteiger

Die Situation des *Aufsteigers* ist dadurch charakterisiert, dass er in einem System, in dem er schon seit geraumer Zeit tätig ist, hierarchisch aufsteigt. Alle Beteiligten kennen ihn bereits länger, allerdings in einer anderen formalen Position. Das heißt zunächst, die neue Führungskraft verfügt über eine Fülle an Informationen im Hinblick auf die informelle Dynamik des Systems. Sie weiß, an wen man sich bei welchen Belangen wenden sollte, wen man bei Krisen als erstes kontaktieren muss oder wer für welche Entscheidungsprozesse bedeutsam ist. Sie ist also mit der Mikropolitik vertraut. Außerdem verfügt sie über Intimkenntnisse bezüglich der Organisationskultur des Hauses, sodass sie die »fettigsten Fettnäpfchen« vermeiden kann. Sie kennt auch die »heimlichen Spielregeln« (*Scott-Morgan* 1998), weiß, wie hier Konflikte bewältigt werden oder wie man in relevanten Gremien argumentieren muss. Als Kulturinsider ist sie Garant des Bestehenden. In der Firma oder Abteilung muss sich nichts verändern. Alle können zufrieden sein, denn »alles kann so bleiben, wie es schon immer war«. Diese Rekrutierungsform bietet sich an, wenn ein System oder Teilsystem in einem Status quo stabilisiert werden soll.

In Fällen, in denen die neue Führungskraft vormals eine informelle Führungsposition innehatte und vielleicht sogar von ihren Kollegen als neuer Vorgesetzter gekürt wurde, kann sie sich auf eine »satte emotionale Hausmacht« stützen, die ihr zunächst fast unbeschränkten Einfluss im Mitarbeitersystem garantiert. In der ersten Zeit sind auch alle Beteiligten hoch zufrieden. Aber nach einigen Wochen oder Monaten kündigen sich fast immer einige Komplikationen an. Denn nun muss unsere Führungskraft ein gänzlich neues Rollenverständnis entwickeln. Als formale Führung hat sie nämlich für die Einhaltung von Leistungsstandards zu sorgen. Zu diesem Zweck ist sie ja mit einer mehr oder weniger starken legalen Machtbasis ausgestattet. Angesichts dieser Bestimmung kann sie die Rolle eines »allseits beliebten« informellen Führers, der primär über seine Persönlichkeit steuert (vgl. *French & Raven* 1959), nicht mehr nahtlos verkörpern. Sie muss jetzt mit angemessener Klarheit Forderungen zum Ausdruck bringen, also deutlich machen, dass sie im Interesse des Gesamtsystems Leistungen einfordern wird.

Das gelingt selten auf Anhieb, denn die komplementären Rollenpartner stehen ja auch in einem neuartigen Verhältnis zu ihr. Auch sie müssen sich ein verändertes Rollenverständnis in ihrer Relation zum Positionsinhaber erarbeiten, damit sie vom früheren Kollegen zum formal unterstellten Mitarbeiter »mutieren« und vom früheren Vorgesetzten zum Kollegen. Derartige Einsteuerungen gestalten sich umso zäher, je mehr private Kontakte etwa in Vereinen oder sonstigen Freizeitgruppen der Positionsinhaber zu seinen früheren Kollegen und derzeitigen Mitarbeitern unterhält. In manchen solchen Fällen wächst sich die Übernahme einer Aufsteigerposition für die Betreffenden zum Alptraum aus. Wenn sie ihre neue Stelle funktionsgerecht ausgestalten, haben sie oft den Eindruck, dass sie ihre bisherigen Kollegen »verraten«. Wenn sie umgekehrt keine angemessenen Forderungen an ihre Mitarbeiter stellen, drohen sie als Vorgesetzte zu versagen. Äußerlich dokumentieren sich Rollenprobleme von Aufsteigerkonstellationen darin, dass kaum delegiert wird. »Die Kollegen haben doch immer so viel zu tun, da mache ich es lieber selbst«, meint dann die Führungskraft verzagt.

Trotz allen Bemühungen des neuen Vorgesetzten, auch weiterhin »jedermanns Liebling« zu sein, rücken aber nun die Mitarbeiter kaum spürbar und eher unbewusst von ihrem neuen Chef ab. Es handelt sich hierbei um Generalisierungen der Autoritätsrolle, wie wir sie in fast allen Milieus und

Systemtypen finden. Hier schlagen archetypische Muster (*Neuberger* 1995) durch, wonach Autoritätspersonen relativ häufig mit einem fordernden Vater assoziiert werden. Die Mitarbeiter begeben sich zur Verwunderung vieler neu ernannter Führungskräfte schon von sich aus in eine inferiore Position. Dadurch etablieren sie eine asymmetrische Relation, von der aus sie die Führungskraft je nach ihren Vorerfahrungen und ihrer Befindlichkeit »bestaunen« oder »bequengeln«. Von neuen Führungskräften hört man immer wieder, dass die Mitarbeiter angesichts der »Inthronisierung« des neuen Chefs oder der neuen Chefin in kaum vorhersehbarer Weise kollektiv regredieren. Solche Phänomene schlagen umso deutlicher durch, je autoritärer der gesellschaftliche Kontext ist, in dem die Organisation steht, und/oder je autoritärer die Tradition des jeweiligen Systems ist. Spätestens jetzt erlebt die neue Führungskraft, die sich eben noch als informeller Star von allen hofiert sah, ein kaum erträgliches Maß an Einsamkeit. »Ich werde jetzt so anders behandelt, zwar höflich und korrekt, aber am Eigentlichen, an den lockeren Plaudereien in den Kaffeepausen und so, habe ich kaum mehr Anteil«, klagen aufgestiegene Führungskräfte besonders in hoch-formalisierten Systemen wie etwa in manchen Behörden.

Da sich die Situation des Aufsteigers in erster Linie durch einen Rollenwechsel charakterisieren lässt, ist es notwendig, dass er genau diesen öffentlich, aber auch mit Einzelnen anspricht. Im Idealfall beruft er gleich nach Antritt seiner neuen Position eine Versammlung aller Mitarbeiter ein und erläutert in angemessen offener Weise, dass sich zwischen ihm und den Mitarbeitern in Zukunft neue Interaktionsformen entwickeln werden. Noch nachhaltiger lässt sich der Rollenwechsel in Einzelgesprächen thematisieren. Eine absolute Notwendigkeit für Einzelgespräche besteht mit Mitbewerbern, also mit Personen, die sich ebenfalls auf die Führungsposition beworben hatten. Mit diesen sollte er Möglichkeiten besprechen, wie sie in Zukunft ihre Kompetenzen im System einbringen können (*Fischer* 1993). Eine weitere wichtige Gruppe sind die »neuen« Kollegen. Wenn die Beziehungen zu seinen Mitarbeitern schwierig zu werden drohen, können ihn in Zukunft vielleicht die Beziehungen zu seinen neuen Kollegen etwas entschädigen. An ihre Gruppe Anschluss zu finden, etwa durch einen gesonderten kleinen Empfang, ist schon deshalb sinnvoll, weil sich der Aufsteiger damit eine ritualisierte Hilfe für seinen eigenen Rollenwechsel schafft.

Quereinsteiger

Beim »*Quereinsteiger*« (*Fischer & Klipstein* 1999) handelt es sich um eine Führungskraft, die ebenfalls einige Zeit in dem jeweiligen System und ebenfalls bisher eine Hierarchiestufe niedriger als jetzt tätig war. Im Gegensatz aber zum Aufsteiger hat sie in einer anderen Abteilung der Organisation gearbeitet. Je nach der Größe des Systems und je nach dem »Abstand« zwischen der früheren und der jetzigen Abteilung verfügt auch diese Führungskraft über eine gewisse Vertrautheit mit der Organisationskultur des Systems, mit Grundmustern der informellen Dynamik und der Mikropolitik. In manchen Organisationen finden wir allerdings relativ ausgeprägte Subkulturen und verhältnismäßig turbulente Konkurrenzverhältnisse der Abteilungen untereinander, sodass es anfangs oft eine Menge Neues von Mitarbeitern und Kollegen zu lernen gilt. Vor allem die informelle Machtverteilung dieses Organisationssegments mit seiner jeweiligen Dynamik ist der neuen Führungskraft nicht geläufig.

Ihre Akzeptanz bestimmt sich anfangs in erster Linie nach dem Image der Abteilung, aus der sie kommt. Handelt es sich um eine, die in der Firma einen hohen Stellenwert hat, sind die Mitarbeiter gespannt auf ihren neuen Chef. Sie fragen sich allerdings etwas ängstlich, »was der wohl jetzt von uns erwartet«. Im Prinzip fühlen sie sich aber »geehrt«, dass er nun ihre Abteilung leiten will, und hoffen vielleicht sogar, dass diese in Zukunft ein ähnlich positives Image erwirbt wie die frühere Abteilung der neuen Führungskraft. Entstammt die neue Führungskraft einer weniger anerkannten Abteilung, fühlen sich die Mitarbeiter ihr zuerst leicht überlegen. Dann entwickeln sie unterschwellig eine geringere Bereitschaft, sich etwas sagen zu lassen. Wenn die neue Führungskraft allerdings menschlich sehr zugänglich ist, den Chorgeist der Mitarbeiter gleich anfangs zu mobilisieren weiß und insgesamt über ein hohes Maß an sozialer Intelligenz (*Goleman* 1995) verfügt, entwickeln die Mitarbeiter oft eine geradezu generöse Attitüde. Dann wollen sie ihrem neuen Chef erst einmal alles Wichtige zeigen und sind sogar stolz darauf, ihn in die Geheimnisse »ihrer« Abteilung einzuweihen.

Angesichts solcher, im Prinzip positiver Entwicklungen ist allerdings immer Vorsicht geboten. Die Führungskraft läuft nämlich Gefahr, den Abstand zu den Mitarbeitern zu verlieren. In solchen Fällen geht sie mit ihnen allzu schnell unangemessene Koalitionen gegen andere ein, etwa gegen andere Organisationssegmente oder gegen übergeordnete Instanzen. Gerade Quereinsteiger sind für derartige Koalitionsangebote relativ verführbar, weil sie durch ihre Selbstdefinition als »Quasi-Insider« meistens dem Anspruch »aufsitzen«, dass sie sich als Führungskraft ganz schnell integrieren werden. Für Koalitionsangebote sind sie auch deshalb hochgradig anfällig, weil sie zunächst über kein sozio-emotionales Netz in der neuen Abteilung verfügen und meistens hoffen, es auf diese Weise aufzubauen.

Der Quereinsteiger sollte den Mitarbeitern seine spezielle Situation in einem Plenum deutlich machen, dass er zwar über grundlegende Kenntnisse innerhalb des Systems verfügt, dass er aber auf ihre Hilfe angewiesen ist, die spezifischen »Geheimnisse« der neuen Abteilung kennen zu lernen. Die öffentliche Bitte um Unterstützung beugt illegitimen Koalitionsangeboten unter vier Augen in der Regel gut vor. Eine ebenfalls vorbeugende Maßnahme ist es, sich bei formal designierten Instanzen wie Vorgesetzten, Kollegen, Stellvertretern, Personal- oder Betriebsräten eingehend nach den Besonderheiten der Abteilung zu erkundigen.

Seiteneinsteiger

Wie das einführende Beispiel zeigt, ist der *Seiteneinsteiger* im Hinblick auf Intimkenntnisse über das neue System in einer noch ungünstigeren Lage (*Fischer* 1993). Er muss seine gesamte soziale Basis von Grund auf erst aufbauen. In Fällen, in denen es die übliche Politik des Unternehmens ist, Führungskräfte von außen zu rekrutieren, wird er von seinen neuen Mitarbeitern vorsichtig »beschnüffelt« und auf seine fachlichen Kompetenzen und menschlichen Potenziale hin abgetastet. Entstammt er ähnlichen Kontexten, unterstellt man ihm Branchenkenntnis, kommt er aber aus fremden Milieus, wird man ihn äußerst vorsichtig abtasten. Natürlich spielt auch das Image des jeweiligen Milieus oder der jeweiligen Firma, aus der die neue Führungskraft stammt, eine Rolle für ihre Einschätzung. Wenn die Mitarbeiter allerdings den Eindruck haben, dass sie über wenig relevantes Expertentum und über wenig Milieukenntnisse verfügt, werden sie sich heimlich überlegen fühlen und zunächst wenig Bereitschaft zeigen, sich beeinflussen zu lassen.

Noch schwieriger gestaltet sich die Situation für die neue Führungskraft, wenn es in dem System bislang nicht üblich war, Führungskräfte von außen zu rekrutieren und sich auch Insider für die Position beworben hatten. In solchen Fällen befindet sich die neue Führungskraft in einer Ausnahmesituation. Alle Mitarbeiter und Kollegen werden rätseln, wie es ausgerechnet zu ihrer Berufung kam. Dann liegt die Vermutung nahe, dass sie engagiert wurde, um die Abteilung »auf Trab zu bringen«. Wenn das den Tatsachen entspricht, ist auf sie ein erhöhter Erwartungsdruck seitens übergeordneter Instanzen gerichtet.

Gegenüber einem Seiteneinsteiger besteht bei den Mitarbeitern meistens die Haltung: »Der ist schon Führungskraft, dem kann man was zumuten«. Das heißt, die oben angesprochenen archetypischen Autoritätsübertragungen, die nicht nur zu Unterwerfungsgesten führen, sondern auch durch ein erhebliches Maß an Aggressivität begleitet sein können, entfalten sich gerade gegenüber Seiteneinsteigern viel deutlicher als gegenüber Auf- oder Quereinsteigern. Da eine Führungskraft bei dieser Art der Rekrutierung noch über keine sozio-emotionale Hausmacht verfügt, also dementsprechend auch über keine Fürsprecher im System, können die Autoritätsübertragungen ein erhebliches Maß an »kollektiver Gnadenlosigkeit« annehmen. Das steigert sich unter ungünstigen Bedingungen bis zum Mobbing des neuen Vorgesetzten. Die Bewältigung solcher Phänomene ist dann besonders schwer, weil der Positionsinhaber weder die Kultur des Systems noch seine informelle Dynamik mit der jeweiligen Mikropolitik kennt.

Gerade Seiteneinsteiger sollten sich schon bei Amts- bzw. Positionsantritt klar machen, dass die Beziehungen im System in der ersten Zeit genauso wichtig sind wie das Fachliche. Deshalb ist es empfehlenswert, schon zur eigenen Stabilisierung möglichst viele Einzelgespräche im neuen System zu führen. Von zentraler Bedeutung sind natürlich Gespräche mit Vorgesetzten, aber auch mit anderen formal designierten Instanzen wie Stellvertretern, Betriebsräten – und natürlich mit Kollegen auf gleicher Ebene. Gerade von ihnen lassen sich wesentliche Aspekte der Mikropolitik in Erfahrung bringen. Der Kontakt zu ihnen beugt auch der Isolation gegenüber den übrigen Abteilungen des Systems vor. *Fischer* (1993) bemerkt, dass Seiteneinsteiger im Sinne eines übergroßen Entgegenkommens die Neigung entwickeln, viele Sonderaufgaben zu übernehmen. Sie erwarten sich auf diese Weise vertiefte Einblicke in die Belange des Systems. Dabei laufen sie aber Gefahr, sich zu »verausgaben« und die wesentlichen Erfordernisse in ihrer eigenen Abteilung aus dem Auge zu verlieren.

5.3 Konfliktpotenziale durch die Situation des Vorgängers

Von prinzipieller Bedeutung für die neue Führungskraft und ihr anfänglich zu bewältigendes Konfliktpotenzial ist auch die Situation des Vorgängers. In diesem Zusammenhang werden immer wieder einige besonders konfliktträchtige Nachfolgekonstellationen berichtet: (1) die Nachfolge auf einen informellen Führer, (2) die Nachfolge auf einen Pensionär und (3) die Nachfolge auf einen Charismatiker.

Nachfolge auf einen informellen Führer

Da ist zunächst die Situation, in der eine neue Führungskraft »keinen« Vorgänger hat oder »nur« einen *informellen*. Wir finden solche Konstellationen am Übergang von organisatorischen Pionier- zu Formalisierungsphasen (*Lievegood* 1975), etwa in alternativen Verlagen, die nach einiger Zeit dann doch merken, dass sie manche Belange durch eine formale Leitung besser bewältigen können.

In einem System, das bisher vielleicht gänzlich ohne formale Muster, primär durch Spontaneität und Improvisation gesteuert worden war, zeigen sich ab einem gewissen Größenwachstum oder ab einer gewissen Komplexität der Angebotspalette zahlreiche Pannen. Die Beschwerden von Kunden häufen sich, und die Mitarbeiter klagen zunehmend über Stress und Orientierungslosigkeit. Als Ausweg entschließt man sich nun, das System zu formalisieren, indem man zunächst eine betont flache Hierarchie mit nur einer oder zwei Führungskräften etabliert. Selbst wenn alle Mitglieder des Systems im Vorfeld mit der Hierarchisierung einverstanden waren, werden sie im Laufe der Zeit doch Widerstände gegen die neuen Positionsinhaber erkennen lassen. Abgesehen von objektiven Beschwerden handelt es sich hier um die schon angesprochenen Autoritätsübertragungen. Sie schlagen als kollektive archaische Muster jenseits aller Rationalität auch in den Fällen durch, in denen vorher alle Organisationsmitglieder gleichberechtigt die neue Struktur mit entschieden haben und die Führungskräfte jetzt auch nur über einen geringen Kompetenzvorsprung verfügen, durch den sie sich von den übrigen unterscheiden.

Nachfolgeprobleme auf informelle Führer begegnen uns allerdings auch in äußerst formalen Organisationen. So finden wir in Verwaltungssystemen manchmal folgende Situation: Eine ältere Führungskraft erleidet einen Herzinfarkt, der Rehabilitationsmaßnahmen nach sich zieht. Das gesamte Umfeld meint zunächst, der Amtsinhaber wird genesen, um seine Position nach einem gewissen Zeitraum wieder auszufüllen. Sein Gesundheitszustand bleibt aber fragil, und die Vakanz seiner Stelle zieht sich über zwei bis drei Jahre hin. In dieser Zeit muss der Stellvertreter seines Amtes walten und gleichzeitig froh sein, wenn sich zu seiner Unterstützung eine starke informelle Hierarchie zur Stabilisierung des Systems herausbildet. Nach einer Weile klärt sich die Lage insofern, als man »von oben« verkündet, »der alte Chef kommt nicht mehr zurück, er wird pensioniert«. Nun engagieren übergeordnete Instanzen, ohne die aktuelle Situation im System zur Kenntnis zu nehmen, von außen eine neue Führungskraft. Und diese gerät, wie das einführende Beispiel zeigt, von Anfang an in ein »Feld voller Tretminen«. Alle Mitglieder der Organisation oder der Abteilung signalisieren ihr: »Dich brauchen wir nicht, denn wir konnten jahrelang alles ohne formale Leitung regeln.« Nun entwickelt sich im gesamten System ein ausgesprochen führungsfeindliches Klima. Die neue Führungskraft, die als Seiteneinsteiger selbstverständlich noch über keinerlei Hausmacht verfügt, wird nicht unterstützt; im Gegenteil, man enthält ihr wichtige Informationen vor, weiht sie in wesentliche Prozesse nicht ein, kurzum, man schafft ein feindliches Klima. Das ist übrigens eine Anfangskonstellationen, in der Coaching zu einer Maßnahme der Gesundheitsförderung bzw. -erhaltung avanciert. Positionsinhaber sind nämlich in solchen Fällen nicht nur psychisch, sondern auch physisch bis zum Äußersten belastet.

In allen diesen Fällen sollte die neue Führungskraft darauf drängen, dass gleich zu Beginn ihrer Tätigkeit eine übergeordnete Instanz in Erscheinung tritt und sie mit einem kleinen Festakt, einem Empfang oder Ähnlichem »inthronisiert«. Dabei müssen von dieser Instanz ihre Funktionen und der besondere Stellenwert ihrer Position erläutert werden. Auf diese Weise wird ein positives formales Gegengewicht gegen die bisherigen informellen »Wursteleien« etabliert. Alle weiteren Maßnahmen sind je nach Rekrutierungsform analog zum Auf- oder Seiteneinsteiger zu gestalten.

Nachfolge auf einen Pensionär

Andere Verhältnisse begegnen uns in Systemen, wo der Vorgänger *pensioniert* wurde. Wenn dieser das System schon Jahrzehnte lang geleitet hat, lässt sich beobachten, dass vor seinem Ausscheiden keine Reform mehr angegangen, kein Konflikt mehr ausgetragen wurde, dass ein zumeist »verdeckter Reformstau« bestand und alle Beteiligten weitgehend harmonistisch ihre Ansprüche und ihren Ärger unter den Teppich kehrten. Erstaunlicherweise sind Mitarbeiter mit solchen Situationen keineswegs so unzufrieden, wie anzunehmen wäre. Es handelt sich dabei vermutlich um ein kollektives Phänomen positiver Autoritätsübertragung. Keiner der Mitarbeiter möchte der alten Dame oder dem alten Herrn, die sich für das System doch so verdient gemacht haben, unnötigen Ärger bereiten, sie unnötig ängstigen oder nur beunruhigen.

Je liebevoller, was immer »konfliktvermeidend« heißt, für den Vorgänger gesorgt wurde, desto härter gestaltet sich die Lage für den Nachfolger. Dieser hat nämlich alle Hände voll damit zu tun, möglichst schnell die angestauten Altlasten aufzuarbeiten. Kaum hat nämlich die vormalige Integrationsfigur die Szene verlassen, beginnen die Mitarbeiter wie ein führerloses Rudel von Wölfen nach Reformen zu schreien und allerlei große und kleine Konflikte ans Licht zu zerren. Die Bewältigung ist dadurch erschwert, dass durch die lange Zeit der Stagnation und der Konfliktvermeidung eine völlig unzureichende Streitkultur besteht. So sind die aktuellen Streitigkeiten kaum in die Organisationskultur zu integrieren.

Neue Führungskräfte landen hier in einer regelrechten Paradoxie: Alle Mitarbeiter erwarten Veränderung, Innovationen und konstruktive Auseinandersetzung. Gleichzeitig haben alle Angst davor, weil sie Ruhe gewohnt sind und Streit lieber vermeiden möchten. Seiteneinsteiger landen dann ohne Vorwarnung inmitten schwerer Konflikte, die unweigerlich dazu führen, dass sie als »unmöglicher Nachfolger« stigmatisiert werden. Aufsteiger haben es, wenn sie vorher eine gute emotionale Hausmacht etablieren konnten, etwas leichter. Sie sind mit den kollektiven Mustern des Systems vertraut und können bei den anstehenden Prozessen mit kulturkonformen Handlungsmustern intervenieren. Zu Beginn der Turbulenzen neigen sie allerdings dazu, sich zumindest einen Teil der Komplikationen selbst anzulasten, weil ja auch sie derartige Prozesse in diesem System noch nicht erlebt haben.

Bei dieser Konstellation sollte die neue Führungskraft unbedingt darauf achten, dass der pensionierte Vorgänger mit großem Pomp verabschiedet wird. Das ist notwendig, damit allen Mitarbeitern deutlich wird, »diese Ära ist unwiederbringlich vorüber«. Nach einem derart glanzvollen Abschied gelingt es Nachfolgern meistens leichter, die Botschaft zu transportieren: »Bitte, taucht tief in euren Abschiedsschmerz ein und verabschiedet euch von der guten alten Zeit. Jetzt beginnt aber eine neue Ära in einer neuen Zeit, die wir gemeinsam neu gestalten wollen.«

Nachfolge auf einen Charismatiker

In einer besonders komplizierten Situation befinden sich Nachfolger von Führungskräften, die ausgeprägt *charismatische Konstellationen* initiiert und gepflegt haben (*Steyrer* 1995). Ohne hier die Charisma-Debatte, die in einem nachfolgenden Kapitel umfassend aufgerollt wird, im Detail zu beleuchten, ist aber festzustellen, dass dies eine der schwierigsten und konfliktreichsten Situationen für jede neue Führungskraft darstellt. Nachfolger von Charismatikern haben nämlich prinzipiell mit Äquivalenzansprüchen der Mitarbeiter zu kämpfen (*Mintzberg* 1991), die ausnahmslos durch jeden Nachfolger enttäuscht werden müssen. Es handelt sich hier nämlich um soziale Konstellationen, in denen eine Kernfigur von ihren Anhängern als »außeralltäglich« (*Weber* 1976) definiert wurde. Das Ausmaß der Enttäuschung über den Nachfolger bestimmt sich allerdings danach, wie er in seine Position gelangt ist und wie sich das Ausscheiden des Charismatikers im Einzelnen gestaltete:

(1) Wenn der Nachfolger früher Stellvertreter des Charismatikers war, gilt er ohnedies als blasse Figur, von der niemand ernstlich annimmt, dass sie dem »großen Meister auch nur annähernd das Wasser reichen« kann. Gleiches gilt für alle Nachfolger, die vom Charismatiker selbst ausgesucht und eingesetzt wurden. In solchen Fällen ist nie zu erwarten, dass sie einem Vergleich mit dem Charismatiker standhalten. Denn zum Erhalt ihrer eigenen sozialen Dramatisierung dulden charismatische Führer prinzipiell nur schwächere Personen neben sich. Und auch als Nachfolger berufen sie nur blasse Menschen, weil sie ihre Strahlkraft noch posthum

erhalten wollen. Der Nachfolger muss also damit rechnen, über einen längeren Zeitraum hinweg bagatellisiert zu werden. Seine Akzeptanz steigt in dem Maße, in dem die Kultur des Systems versachlicht wird.

(2) Wenn, wie in großen Systemen durchaus üblich, vorgesetzte Instanzen, die keinerlei Kenntnis von der vormaligen Charismakonstellation haben, in einer betont rationalen Weise den Nachfolger aussuchen, kann sich eine regelrechte Lähmung unter den Mitarbeitern ergeben. Sie steigern sich dann vorübergehend in kollektive Zustände von Ohnmacht und von Sinnlosigkeit hinein. Eine neue Führungskraft findet hier eine Situation vor, in der sie von ihren Mitarbeitern nur unter rationalen Gesichtspunkten in ihren Ansprüchen »bedient« wird. Jetzt wird in ausdrücklichem Kontrast zur vorhergehenden Situation jeder Enthusiasmus vermieden. Die Atmosphäre ähnelt dann einem kalten Konflikt (*Glasl* 1994).

(3) Wenn der Charismatiker durch Tod ausgeschieden ist, sind alle Mitarbeiter noch lange mit ihrem Trauerprozess beschäftigt. Dann können sie sich kaum auf eine neue Führungskraft mit ihren jeweiligen Ansprüchen einlassen. In solchen Fällen wächst sich die Loyalität zum Charismatiker zu einer »unendlichen Geschichte« aus. Dabei spielen vielfältige unbewusste, eben nicht-rationale Prozesse eine Rolle, die gar nicht selten in Revolten wegen der »Unvollkommenheit« der neuen Führungskraft gipfeln. In solchen Fällen lässt sich eine Organisation oder eine Abteilung vorübergehend kaum führen.

Bei Charismakonstellationen sollte der Nachfolger prinzipiell für eine würdige Verabschiedung des Vorgängers sorgen. Hier muss allerdings auf vielfältige, möglichst unspektakuläre und eher langsame Weise die Grenze zwischen der alten und der neuen Ära dokumentiert werden. So sollte der Nachfolger darauf achten, dass er neue Symbole etwa in der Raumausstattung etabliert, aber auch neue Rituale schafft, wie etwa neue Formen der Fest- und Feiergestaltung. Kritik am Vorgänger zeugt prinzipiell von einem schlechten Stil. Das heißt, sie ist respektlos, weil die Mitarbeiter fast immer in der einen oder anderen Weise in Loyalität an den Vorgänger gebunden sind. In dieser Konstellation ist sie aber absolut zu unterlassen. Besonders in den Fällen, in denen der Charismatiker durch einen plötzlichen Tod ausgeschieden ist, käme das einem Sakrileg gleich, das massive Widerstände gegen die neue Führungskraft mobilisieren würde.

5.4 Konfliktpotenziale durch den spezifischen organisatorischen Auftrag

Mit manchen organisatorischen Aufträgen an neue Führungskräfte geht schon von Anbeginn ein hohes Konfliktpotenzial einher, allerdings im Sinne von »Konfliktstimulation« (*De Dreu & Van De Vliert* 1997), also im Sinne einer absichtlichen und oft sogar notwendigen Mobilisierung von Konflikten. Derartige Konstellationen begegnen uns beim Sanierungsmanager, beim Innovator und beim Fusionsmanager.

Sanierungsmanager

Beim *Sanierungsmanager* handelt es sich um eine Führungskraft, die nur für den Zeitraum, der zur »Rettung« eines Systems vorgesehen ist, tätig wird. Sie arbeitet in Firmen, die krisenhafte Erscheinungen aufweisen. Dabei kann es sich um »Ertragskrisen« handeln, die Firma erbringt dann keinen befriedigenden Output mehr, oder sogar um »Liquiditätskrisen«, wenn also die Firma schon unter akuter Finanzknappheit leidet, ihren finanziellen Verpflichtungen (Personalausgaben, Mieten usw.) nicht mehr nachkommen kann und laufend Defizite produziert. Angesichts solcher Krisen engagieren Finanzgeber einen Organisationsberater, der nun zunächst prüfen soll, ob eine Sanierung der Firma überhaupt aussichtsreich ist. Im Falle eines positiven Ergebnisses wird das bisherige Topmanagement sofort entlassen und ein Krisenmanager engagiert. Dieser soll die Firma »flott machen«, sodass sie wieder Gewinne abwirft (*Stockert* 1998). Jetzt ist im Allgemeinen eine Reihe von Veränderungen fällig. Diese beziehen sich auf eine Straffung aller formalen organisatorischen Muster. Im Sinne von »Lean Management« wird hier immer ein Teil des Personals »freigesetzt« – simpler ausgedrückt, entlassen. Ziel aller Maßnahmen ist der Erhalt des Systems, dafür müssen die Kosten gesenkt, die Qualität verbessert und der Output erhöht werden.

Da Sanierungsmanagement aufgrund von Kostendruck immer rasch und bis zu einem gewissen Grad auch rigoros geschehen muss, besteht die Gefahr, dass sich die Mitarbeiter nur noch als Funktionsträger betrachtet fühlen. Genau das erzeugt aber ein erhebliches Maß an *»resistance to change«* (*Watson* 1975), also Veränderungswiderstand. So ist ein Sanierungsmanager mit einer Situation konfrontiert, wo er die Mitarbeiter laufend irritieren und beunruhigen muss, um sie zu Veränderungen zu bewegen. Aufgrund der vielen Entlassungen um sie herum sind die Mitarbeiter natürlich ohnedies verunsichert, und aufgrund des bisher ungewohnten Veränderungstempos fühlen sie sich auch hinreichend genervt. Gleichzeitig sind sie aber meistens durchaus bereit, sich zur Rettung des Systems, also ihres Arbeitsplatzes mobilisieren zu lassen. Diese Führungssituation erfordert einen beherzten Zugriff im Sinne konfliktärer Konfrontationen bei hoher Einfühlungsfähigkeit in die Mitarbeiter.

Da Führungskräfte in solchen Konstellationen immer nur für einen begrenzten Zeitraum in der Organisation anwesend sind und ihre Aufgabenstellung mit der Mobilisierung vielfältiger Konflikte verbunden ist, besteht die Gefahr, dass sie sich zu wenig um ihre Integration bemühen und sich allein zum Selbstschutz nur wenig auf die Belegschaft einlassen. In solchen Fällen hinterlassen sie nach ihrem Ausscheiden »verbrannte Erde«. Das heißt, die Mitarbeiter fühlen sich benutzt und sehen auch nachfolgenden Führungskräften nur noch desillusioniert entgegen. Zur Vermeidung solcher Phänomene sollte sich auch ein Sanierungsmanager immer wieder Zeit für die »zwischenmenschliche Beziehungspflege« nehmen.

Innovator

In etwas weniger bedrohliche Krisensituationen werden *Innovatoren* engagiert. Manche Firma ist noch nicht in eine akute Ertrags- oder Liquiditätskrise geraten, weist aber erhebliche strategische Schwächen auf. Das heißt, sie ist orientierungslos im Hinblick auf die Gestaltung und Sicherung der Zukunft. Oder sie lässt vielleicht bereits »Vergreisungserscheinungen« im Sinne bürokratischer Verkrustungen erkennen. Vielfach handelt es sich um Konstellationen, in denen eine Mutterfirma eine »Tochter« preiswert erworben hat und diese nun besser als bisher »in Schwung bringen« möchte. Zu diesem Zweck wird eine Führungskraft engagiert, die für die »Renovierung« der neuen Firma besonders geeignet scheint. Das kann ein erfahrener Manager von 55 bis 60 Jahren sein, der schon mit der Reorganisation mehrerer Firmen betraut war. Das kann aber auch ein *»high potential«* Ende 20 sein, also ein Jungmanager, von dem man sich besonders viel innovative Kraft erwartet. Da die Aufgabe hier im Verflüssigen von erstarrten Strukturen und Kulturen besteht, kommt die neue Führungskraft nicht umhin, mit den Mitarbeitern das Bestehende kritisch zu umreißen, also »Konflikte zu stimulieren« (*De Dreu & Van de Vliert* 1997), damit sie neue Ideen und Handlungsstrategien entwickeln. In solchen Fällen mobilisieren die Mitarbeiter natürlich auch Änderungswiderstand gegen die innovativen Intentionen der neuen Führungskraft. Da ein System in einer solchen Situation aber noch nicht akut gefährdet ist, erleben die Mitarbeiter auch keine erhöhte Dringlichkeit, sich zu bewegen. So verhalten sie sich angesichts der neuen Führungskraft mit ihren Anforderungen oft eher wie eine träge Masse, zumal sie den Ankauf durch die Mutterfirma meistens schon als kollektive Kränkung erlebt haben.

Der Auftrag der neuen Führungskraft besteht nun darin, die träge Masse von Mitarbeitern in Schwung zu bringen. Das gelingt einer älteren Führungskraft nur dann, wenn sie gleichlaufend mit der kritischen Auseinandersetzung über das Bisherige die Mitarbeiter auch menschlich stärkt und stabilisiert. Jüngeren Führungskräften schlägt in der Regel mehr Skepsis entgegen. Das führt häufig auch dazu, dass sie sich ihrerseits reserviert verhalten, wodurch die Skepsis der Mitarbeiter noch weiter verstärkt wird (*Fischer* 1993). Jüngere Führungskräfte, die noch wenig Erfahrung mit der Bewältigung vergleichbarer Situationen haben, sollten deshalb von Anfang an den persönlichen Kontakt zu den Mitarbeitern suchen und ohne sich anzubiedern für die Neugestaltung der Firma werben. Idealerweise gelingt ihnen die Mobilisierung in der Weise, dass sie im Sinne »transformationaler Führung« (*Burns* 1978) eine für alle verständliche Zukunftsvision für die Firma entwickeln und dann natürlich auch in der Lage sind, diese Vision zu kommunizieren.

Fusionsmanager

Heute werden in vielen Bereichen Organisationen zusammengefasst. Wir finden in der Chemie- und Pharmaindustrie, in der Versicherungsbranche, aber auch bei Kliniken und Schulen Zusammenschlüsse, sodass sich geradezu von einer »Fusionitis« sprechen lässt. Da Fusionen immer durch eine Reihe von Komplikationen begleitet sind, geht man zumindest in Industrieunternehmen zunehmend dazu über, spezielle *Fusionsmanager* zu engagieren. Der Vorteil von Fusionen, der theoretisch in Einsparungen von Personal und sonstigen Ressourcen liegen könnte und von dem man sich insgesamt »Synergie-Effekte« erhofft, wird leider meistens durch Unverträglichkeiten der Organisationskulturen und die dadurch mobilisierten Änderungswiderstände der Mitarbeiter aufgesogen. Aus diesem Grund erweist sich ein Großteil von Fusionen als wenig erfolgreich. Zur Vermeidung der schwerwiegendsten Probleme werden heute in Industrieunternehmen häufig Manager engagiert, die für eine möglichst reibungslose Fusion zu sorgen haben. Sie sollten sich mit Unterstützung eines Coach schon im Vorfeld mit einer Reihe von Fragestellungen befassen:

- Wie lassen sich die beiden Organisationskulturen der Firmen in Einklang bringen?
- Wie passen die fachlichen Erfahrungen zueinander?
- Wie lassen sich die beiden Organisationsstrukturen in Deckung bringen?
- Und vor allem, passen die Visionen, also die strategischen Planungen der beiden Firmen zusammen?

Es empfiehlt sich, dass Fusionsmanager bereits vor dem eigentlichen Verhandlungsbeginn eine Grobstruktur der neuen, dann eben großen Firma entwerfen, damit man für den Tag X gerüstet ist. Außerdem ist zu überlegen, ob ein rasches Zusammenwachsen sinnvoll ist oder ob sich die Fusion eher langsam vollziehen soll. Bei einer raschen Fusion, »kurz und schmerzlos«, steigen die Widerstände besonders bei der aufgekauften Firma zwar enorm an, viele Führungskräfte verlassen dann auch die Firma, weil sie die Kränkung, aufgekauft worden zu sein, nicht ertragen. Danach kann aber im Allgemeinen »geklärter« weitergearbeitet werden. Wenn das in der Tochterfirma angehäufte Wissen allerdings kaum ersetzbar ist, empfiehlt sich ein langsames Tempo, weil sich dann die Führungskräfte der neuen Firma besser an das neue Topmanagement gewöhnen können. Insbesondere bei langsamen Fusionen ist es am Anfang sinnvoll, kleine Austauschprogramme von Firma zu Firma zu starten, Seminare zum Verständnis der gegenseitigen Organisationskulturen zu veranstalten und selbstverständlich auch nach Homogenisierungsmöglichkeiten der Software zu suchen. Bei Länder übergreifenden Fusionen erweist es sich häufig als wenig sinnvoll, die neue Firma komplett zu integrieren. Ein geringeres Maß an Widerstand wird berichtet, wenn die neue Firma als ergänzender Partner geführt wird. Eine zentrale Basis für eine gelungene Fusion scheint allerdings immer gegenseitiger Respekt vor den Leistungen des jeweils Anderen zu sein.

5.5 Konfliktpotenziale durch schwach formalisierte Führungskonstellationen

Wieder anderen Konfliktpotenzialen begegnen neu ernannte Führungskräfte, die in Konstellationen tätig werden, wo ihre Führungsposition einen relativ niedrigen Formalisierungsgrad aufweist. Das trifft zum einen zu für Konstellationen im *Milieu von Ehrenamtlichkeit*, in denen Führungskräfte über kein formales Machtpotenzial gegenüber den Geführten verfügen und wo sie auch »ehrenamtlichen Vorgesetzten« im Sinne von Vorständen unterstellt sind. Ein schwach formalisiertes Machtpotenzial finden aber auch *gewählte Führungskräfte* vor, die von ihren zukünftigen »Unterstellten« gekürt wurden. Und eine vergleichsweise fragile Führungskonstellation findet auch ein *Rotationsmanager* vor, der von seinen Kollegen bzw. späteren Mitarbeitern nur für einen bestimmten Zeitraum als Führungskraft bestellt ist.

Hauptamtliche Führungskräfte unter Ehrenamtlichen

Wie in einem nachfolgenden Kapitel noch genauer beleuchtet werden soll, haben Führungskräfte in Vereinen, Verbänden oder in tendenzbetrieblichen Organisationen wie Kirchen und Gewerkschaften regelmäßig mit *Ehrenamtlichen* zu kooperieren. Typische Beispiele sind Einrichtungen der Aidshilfe, wo sich hauptamtliche Geschäftsführer regelmäßig in einer Sandwichposition befinden. Ihre Vorgesetzten sind ehrenamtliche Vorstände und ihre Mitarbeiter sind auch wieder Ehrenamtliche, nun allerdings in einer Helferposition. Es versteht sich von selbst, dass sie im Hinblick auf die »unterstellten« Mitarbeiter über keinerlei formales Machtpotenzial verfügen. Für diese Art von Mitarbeitern spielt neben inhaltlichen und sonstigen Interessen besonders die Beziehung zu einer hauptamtlichen »Zentralfigur« eine besondere Rolle, d.h. die Führung ehrenamtlicher

Mitarbeiter erfolgt in erster Linie über die Persönlichkeit des Führers (*French & Raven* 1959). Das heißt, wenn sich die Ehrenamtlichen von der hauptamtlichen Führungskraft und ihren unmittelbaren »Anhängern« angezogen fühlen, sind sie oft unermüdlich für »die gemeinsame Sache« tätig. So investieren etwa viele Gemeindemitglieder in der evangelischen Kirche viel Zeit und Mühe, um als »Kirchmeister« ehrenamtlich zum Teil sogar groß angelegte Bauvorhaben zusammen mit dem »Herrn Pfarrer« zu leiten. Im Prinzip stellen die ehrenamtlichen Mitarbeiter in diesem Kontext eine sehr relevante Hausmacht des hauptamtlichen Pfarrers dar.

Wenn aber nun der Würdenträger aus irgendeinem Grund ausscheidet und ein neuer Pfarrer die Szene betritt, ist keineswegs sichergestellt, dass die Ehrenamtlichen ihre Aktivitäten bei der neuen Führungskraft fortsetzen. Sie wird jedenfalls zuerst ausführlich »auf Herz und Nieren« geprüft, ob sie es wert ist, sich auch unter ihrer Ägide ehrenamtlich zu engagieren. Genau diese in der Regel nicht reflektierte Interaktionsdynamik führt schnell dazu, dass sich Führungskräfte in solchen Konstellationen psychisch ganz unmäßig anstrengen, um die Ehrenamtlichen, die der Vorgänger rekrutiert hatte, bei Laune zu halten oder entsprechend zu bedienen. Eine Steigerung der Komplikationen ergibt sich, wenn die Ehrenamtlichen langsam abbröckeln und damit dem »Neuling« signalisieren: »Du passt uns nicht.«

Im Coaching sollte man diese Zusammenhänge unbedingt thematisieren und präzise rekonstruieren. Da es sich in allen diesen Konstellationen um weltanschauliche oder normativ gebundene Menschen handelt, neigen sie dazu, ihr »Kreuz zu tragen« und auch die schwersten Komplikationen klaglos hinzunehmen. Aus diesem Grund sollte der Coach beim Aufdecken dieser Dynamik vorsichtig zu Werke gehen, sonst wird er beim Gecoachten unnötig viele Widerstände mobilisieren.

Wenn es sich bei den Ehrenamtlichen um Vorstände handelt, fungieren diese in einem formalen Verständnis als Vorgesetzte der Hauptamtlichen. Sie sind jedenfalls diejenige Instanz, die die hauptamtliche Führungskraft ausgesucht und angestellt hat. Wie in einem nachfolgenden Kapitel noch erläutert wird, handelt es sich beim Verhältnis zwischen hauptamtlichen Geschäftsführern und ehrenamtlichen Vorständen regelmäßig um Konstellationen, bei denen sich die üblichen hierarchischen Verhältnisse im Sinne »brauchbarer Illegalität« (*Luhmann* 1973) verkehren. Das heißt, ehrenamtliche Vorstände erwarten im Allgemeinen, allerdings auch wieder nur unausgesprochen, vom Geschäftsführer, dass er sie nicht nur tatkräftig unterstützt, sondern aufgrund ihres zumeist sehr knapp bemessenen Zeitbudgets sogar ziemlich umfassend »von unten« (*Wunderer* 1993) führt. Genau diese Funktion wahrzunehmen ist aber für Geschäftsführer, die erstmalig in einem Verein oder Verband tätig werden, noch fremd. Für die Übernahme dieser Funktion benötigen sie jedenfalls im Coaching ein gutes Rollentraining; denn diese Form der »institutionalisierten Führung von unten« wahrzunehmen wirkt für viele Führungskräfte zunächst illegitim, insbesondere dann, wenn sie bislang in professionell hierarchisch strukturierten Organisationen tätig waren.

Gewählte Führungskräfte

Ein schwach formalisiertes Machtpotenzial finden auch *gewählte Führungskräfte* vor. So erfreulich demokratische Strukturen auf gesellschaftlicher Ebene sein mögen, für die gewählten Führungskräfte gestalten sie sich oft sehr mühsam. Es handelt sich hier z.B. um die Position eines Dekans oder eines Rektors an Hochschulen oder etwa um einen Superintendenten in der evangelischen Kirche. Diese gewählten Ämter sind in der Regel zeitlich befristete und ehrenamtliche Positionen. In den ersten Wochen fühlen sich die Amtsinhaber oft vom Wohlwollen ihrer Wähler »wie auf Wolken« getragen; denn das Votum für sie war ja ein offensichtlicher Beweis für ihre Beliebtheit oder für ihre Tüchtigkeit.

Nach einiger Zeit aber, wenn sie vom Tagesgeschäft voll absorbiert sind, stellen sich allerhand Komplikationen ein: Sie sind zum einen durch die »lieben Kollegen« verursacht, zum anderen durch hauptamtliche Mitarbeiter. Die Kollegenschaft, der die neue gewählte Führungskraft nun vorsteht, stellt niemals ein vollkommen homogenes Gebilde dar. Wenn die Mehrheit eine didaktische Maßnahme beschlossen hat, die etwa der Rektor einer Hochschule exekutieren soll, dass es beispielsweise in Zukunft mehr Tutorien als Seminare geben soll, wird immer ein Flügel den mehrheitlich beschlossenen Maßnahmen nicht Folge leisten und nun in der Regel eher verdeckt das Neue konterkarieren. In einem solchen Fall verfügt die gewählte Führungskraft über wenig Machtpotenziale, den Mehrheitswillen von sich aus einzuklagen. Wenn ein solches Votum allerdings ministeriell abgesegnet wird, hat sie die Möglichkeit, den Kollegen mit

Hinweis auf die Rechtslage in die Defensive zu bringen. Das erzeugt aber Situationen, in denen zumindest dieser Kollege den Rektor nicht mehr wählen würde. Das heißt, Machteingriffe durch gewählte Führungskräfte führen regelmäßig dazu, dass der Amtsinhaber, obwohl er bemüht war, alles richtig zu machen, sich keineswegs mehr als allseits beliebter Wunschkandidat fühlen kann und in der nächsten Periode vielleicht auch tatsächlich nicht mehr gewählt wird. Selbst wenn der jeweilige Kandidat keinen Wert darauf legt, ein weiteres Mal gewählt zu werden, tragen solche »sperrigen Kollegen« auf jeden Fall dazu bei, dass ihm das Amt zur Qual werden kann. Coaching leistet hier gute Dienste, wenn der Kandidat unterstützt wird, die jeweilige Mikropolitik des Systems zu erfassen, um auf diese Weise leichter abzuschätzen, welche Konsequenzen bei welchen Konfrontationen voraussichtlich eintreten werden.

Ein weiteres Konfliktpotenzial resultiert aus der Zusammenarbeit mit den hauptamtlich Tätigen. Nachdem sie beispielsweise im Falle von Hochschuldekanen alle zwei oder längstens alle vier Jahre einen neuen Vorgesetzten bekommen, ist ihre Bereitschaft, sich jeweils voll auf die neue Führungskraft einzustellen, oft nicht gerade hoch. Anders gesagt, schon aus Gründen von Selbstschutz entwickeln sie meistens ein dynamisches Eigenleben, in das sich ihrer Meinung nach die neue Führungskraft zu integrieren hat. Bei gut funktionierenden Abteilungen sollte der Coach der Führungskraft raten, die Selbststeuerung zu fördern. In Fällen von gravierenden Fehlleistungen bzw. von dysfunktionalen Erscheinungen muss er, wenn er ernstlich seines Amtes walten will, einen Konflikt riskieren.

Da in diesen Milieus die gewählten Führungskräfte selten einen Konflikt mit den Stamm-Mitarbeitern »wagen«, stellen solche Ereignisse eher ein Novum dar. Für diesen Fall sollte sich die betreffende Führungskraft bei der Personalabteilung vorab entsprechende Informationen einholen und sich eventuell auch beim Personalrat und eventuell noch bei der Frauenbeauftragten um Rückhalt bemühen.

Rotationsmanager

Eine ebenfalls schwach formalisierte Führungskonstellation finden Führungskräfte vor, deren Position von Anfang an als *Rotationsmanagement* angelegt ist. Hier haben wir es in der Regel mit einem Führungsphänomen zu tun, das von der Organisation grundsätzlich als »Führung auf Zeit« und damit als provisorische Erscheinung gedacht ist. Es handelt sich dabei meistens um alternative, betont hierarchiefeindliche Systeme, deren Mitglieder aber nach einiger Zeit zur Kenntnis nehmen mussten, dass entweder Suprasysteme eine formale Führung einfordern oder dass die bisherige, rein »heterarchische« Steuerung etwa durch organisationskulturelle Muster zum Erhalt des Systems nicht ausreicht. So entscheidet man sich denn in einem Gremium von Gründungspersönlichkeiten schweren Herzens, eine »rotierende Leitung« zu etablieren, bei der »jeder mal ran muss«. Diese Führungsposition wird dann von Anfang an mit geringen Kompetenzen ausgestattet. Im Extrem fungiert der Stelleninhaber wie eine Hilfskraft, die nur Weisungen des früheren Führungsgremiums auszuführen hat.

Im Gegensatz zu vielen anderen Führungspositionen wird diese Stelle vom Positionsinhaber in der Regel keineswegs angestrebt, sondern eher »aus Anstand«, »aus Verpflichtung gegenüber den anderen« oder »aus Loyalität gegenüber dem System« eingenommen. Die Unterstützung durchs Coaching besteht hier einerseits darin, den Stelleninhaber in seiner restringierten Position menschlich zu stabilisieren. Sie besteht andererseits in der Ermutigung und Vorbereitung des Positionsinhabers, mit seinen komplementären Rollenpartnern Regeln für die Wahrnehmung seiner Geschäfte zu vereinbaren.

5.6 Empfehlungen fürs Coaching

Im Folgenden möchte ich zunächst einige grundlegende Empfehlungen für das Coaching von neu ernannten Führungskräften geben (vgl. *Fischer* 1993), danach einige spezielle für die vorab beschriebenen Newcomer-Typen und ihr Konfliktpotenzial.

Grundlegende Empfehlungen für das Coaching von neu ernannten Führungskräften

Wenn sich Berufstätige anschicken, eine neue Führungsposition zu besetzen, vielleicht die erste in ihrer beruflichen Laufbahn, ist es sinnvoll, dass sie etwa ein Jahr lang einmal im Monat eine Doppelstunde Coaching von 100 Minuten in Anspruch nehmen, damit ihnen in ihrer neuen Berufsrolle keine unnötigen Konfliktpotenziale in die Quere kommen. Dabei sollten neben den laufenden Themen »on the job« folgende Aspekte im Coaching behandelt werden:

(1) Vor allen konkreten Vorbereitungen auf eine neue Stelle sollte der Coach seinem Klienten ein Ergebnis empirischer Untersuchungen mitteilen (*Gabarrow* 1988, zit.n. *Fischer* 1993), dass nämlich die *Einarbeitung von Führungskräften* ein bis zwei Jahre dauert. Nach drei bis sechs Monaten ist überhaupt erst eine sozio-emotionale und fachliche Basis geschaffen, dass Innovationen möglich werden. Danach sollte die Führungskraft alle Erscheinungen möglichst genau beobachten. Wenn die erste Innovationswelle erfolgreich war, kann zwischen dem 12. und dem 18. Monat die zweite Phase von Innovationen gestartet werden.

(2) Eine neue Führungskraft kommt in Idealfall schon *vor dem relevanten Vorstellungsgespräch ins Coaching*, denn jetzt lässt sich im Sinne von Karriereberatung überlegen, ob die Position mit ihren jeweiligen Anforderungen für den Bewerber überhaupt passend ist. Jetzt sollte auch diskutiert werden, was sich anhand der Anzeige vermuten lässt, ob die oder der Betreffende in genau diese Branche oder in dieses Milieu überhaupt einsteigen möchte.

(3) Wenn sich die Führungskraft nach allen Vorüberlegungen für die Position entschieden hat, sollte sie durch ein *kleines Rollentraining für den Vorstellungstermin* vorbereitet werden. Dazu gehört auch die Vorbereitung auf »heikle« Fragen. Sinnvoll ist es auf jeden Fall, wenn der Coach die Führungskraft anregt, sich selbst einen Katalog von Fragen auszuarbeiten, die um die Erwartungen des Vorgesetzten, der Kollegen und der Mitarbeiter kreisen. Sie sollte auch überlegen, welche Erfolgskriterien in dem System voraussichtlich relevant sind.

(4) Einen Teil dieser *Erwartungen* kann die neue Führungskraft bereits während der Vorstellung abfragen, einen anderen Teil erst bei Antritt ihrer Position. Es ist aber auf jeden Fall sinnvoll, wenn sie sich schon im Vorfeld mit den potenziellen Erwartungen an sie befasst.

(5) Wenn sie im System angekommen ist, sollte sie sich unbedingt sogleich mit der *Entwicklung ihrer Beziehungen* zu den relevantesten Positionsinhabern befassen. Zu diesem Zweck sollte sie eine Liste von Personen anlegen, wer alles zu besuchen ist. Sie sollte sich auch Fragen notieren, wer zu welchen Themen zu interviewen ist. Bei ihren Besuchen sollte sie allerdings möglichst die hierarchische Ordnung des Systems einhalten.

(6) *Nach einiger Zeit* sollte sie den Vorgesetzten fragen, wer sich noch beworben hat, wer also als potenzieller Konkurrent in Frage kommt. Außerdem sollte sie die Erwartungen der Mitarbeiter, der Kollegen und des Stellvertreters erfragen. Jetzt geht es also um den Aufbau von Beziehungen zu Mitbewerbern, zu Stellvertretern, zu anderen Vorgesetzten, zu Kollegen, aber auch zu Personal- bzw. Betriebsräten und der Gleichstellungsbeauftragten. Bei ihren Vorgesetzten sollte sie auch Besonderheiten des Vorgängers erfragen. In diesem Stadium ist es sinnvoll, wenn die Führungskraft mit einer gezielten »Pflege der Sekretärin« beginnt, denn sie wird auf Dauer wahrscheinlich die einzige legitime Solidarpartnerin sein.

(7) Nach diesen ersten Gesprächen ist nun eine *erneute Rekonstruktion* des Systems sinnvoll. Dabei sollte eine möglichst intensive Analyse der Organisationskultur mit ihren Ritualen, Normen und Standards sowie ihren Basisannahmen vorgenommen werden (vgl. *Schreyögg*, G. 1987). Außerdem sind die relevantesten Subkulturen zu untersuchen. Daran anschließend sollte die neue Führungskraft ein vertieftes Verständnis der informellen Struktur und der Mikropolitik erwerben. Des Weiteren ist es empfehlenswert, den organisatorischen Prozess mit den Gründern, mit spezifischen Krisen und eventuell den aktuellen Leitbildern zu rekonstruieren.

(8) Die neue Führungskraft sollte aber auch unterstützt werden bei der *Analyse von aktuellen Prozessen* in der Firma, also Mitarbeiter nach »Dauerbrennerthemen« zu befragen und nach bisherigen Lösungsversuchen. Es ist auch empfehlenswert, sich detailliert nach Fakten zu erkundigen, etwa nach Zahlen über Umsatz und Gewinn. Die Führungskraft sollte auch Informationen über häufige Pannen, über Beschwerden und Konflikte einholen. Außerdem ist interessant, welche Veränderungsmaßnahmen im letzten halben Jahr versucht wurden und wer sie mit welchem Erfolg initiiert hat.

(9) Nach etwa 100 Tagen sollte die Führungskraft ein *neues Zielkonzept* entwerfen. Hier ist allerdings Vorsicht geboten, denn die Mitarbeiter bekommen jetzt schnell den Eindruck, dass die neue Führungskraft alles Bisherige negativ bewertet. Sie sollte auf jeden Fall Gutes immer würdigen und anerkennend hervorheben. Bei drei Veränderungszielen sollte sie mindestens ein Stabilitätsziel entwerfen. Es ist auch empfehlenswert, nicht so viele Globalziele zu entwickeln, sondern eher »bescheidene«, die dann auch möglichst operationalisierbar sind. Am günstigsten sind realisierbare Teilziele. Zentral wichtig ist aber, die Energien auf zukunftsweisende Fragestellungen zu richten und sich nicht an »ollen Kamellen«, die auch bisher schon niemand bewältigen konnte, abzuarbeiten. Besonders Innovatoren scheitern oft an dem Nichtbewältigbaren, weil sie sich anfänglich gern überschätzen. Deshalb sollte man die Ziele immer nur auf zwei Jahre auslegen, nicht bis ins Unendliche hinein.

(10) Eine neue Führungskraft sollte auch nie vergessen, neue Rituale zu implementieren. So ist es sinnvoll, Weihnachtsfeiern, kleinen Empfängen und Einladungen die eigene Handschrift zu verleihen.

Spezielle Empfehlungen für das Konfliktcoaching von neuen Führungskräften

Als abschließende Empfehlungen für das Konfliktcoaching von Newcomern gehe ich zusammenfassend auf alle Newcomer-Positionen, die auf den vorigen Seiten behandelt wurden, ein.

(1) Da der *Aufsteiger* als zentrale Aufgabe den Rollenwechsel vom Kollegen zum Vorgesetzten zu bewältigen hat, sollte der Coach an genau dieser Thematik ausführlich arbeiten. Das gilt sowohl für die Selbstdefinition des Positionsinhabers als auch für seine Selbstpräsentation gegenüber Mitarbeitern und Kollegen. Der Coach sollte einerseits Unterstützung geben, die neue Einsamkeit sowie die Autoritätsübertragungen der früheren Kollegen zu »verdauen«. Er sollte andererseits den Positionsinhaber darauf vorbereiten, wie er vor seinen Mitarbeitern den Rollenwechsel offen ansprechen kann. Der Positionsinhaber sollte außerdem darauf vorbereitet werden, intensivere Beziehungen zu seinen Kollegen auf jetzt gleicher Ebene anzu-

bahnen. Gerade diese Beziehungen können ihm für seinen Rollenwechsel sehr wertvoll sein.

(2)Der *Quereinsteiger* muss für die Einsicht gewonnen werden, dass er in der neuen Abteilung tatsächlich neu ist und er deshalb »in aller Bescheidenheit« die informelle Dynamik, die jeweilige Subkultur und die Mikropolitik der Abteilung erst eingehend kennen lernen muss. Er muss vor allem Unterstützung erhalten, sich eine sozio-emotionale Hausmacht aufzubauen, ohne sich unangemessen anzubiedern oder vereinnahmen zu lassen.

(3) Der *Seiteneinsteiger* hat ein enormes Pensum an neuen Lernerfahrungen zu bewältigen. Besonders für ihn gelten die obigen allgemeinen Empfehlungen. Seine Unterstützung muss in dreifacher Weise erfolgen: Er muss sich in die fachlichen Anforderungen der neuen Position einarbeiten, er muss die Organisation mit allen ihren formalen und informellen Mustern von Grund auf kennen lernen, und er muss unbedingt möglichst rasch eine solide sozio-emotionale Hausmacht aufbauen.

(4) *Nachfolger eines informellen Führers* benötigen möglichst viele Informationen über die bisherige informelle Situation mit ihrer Mikropolitik und mit ihrer Kultur. Sie müssen unterstützt werden, sich so schnell als möglich eine Hausmacht aufzubauen, die sie in ihren formalen Führungsansprüchen stützt. Darüber hinaus sollten sie darauf drängen, dass sie von einer übergeordneten Instanz offiziell eingeführt werden; denn erst auf diese Weise wird der formale Charakter ihrer Position dokumentiert.

(5) Als *Nachfolger auf einen Pensionär* ist darauf zu achten, dass die pensionierte Dame oder der pensionierte Herr eine möglichst opulente Abschiedsfeier erhält, die nicht nur den Abschiedsschmerz kompensiert, sondern auch das Ende einer Ära dokumentiert. Trotz des hier immer bestehenden Reformstaus sollte der Nachfolger nicht sofort alles verändern wollen, sich aber durchaus darauf einstellen, dass jetzt zahlreiche kleinere und größere Konflikte ans Licht kommen. Diese sollte die neue Führungskraft zielstrebig zum Aufbau einer neuen Streitkultur nutzen.

(6) Als *Nachfolger eines Charismatikers* kann man die Äquivalenzansprüche der Geführten ohnedies nicht befriedigen. Deshalb sollte der Coach den Positionsinhaber darauf vorbereiten, eine völlig neue Ära zu begründen. Zentral muss dabei sein, möglichst viele Vorgänge in maximaler Unabhängigkeit vom Vorgänger zu regeln. Das heißt also nicht, alles anders machen zu wollen, sondern alles eigenständig, eben mit »der eigenen Handschrift«. Ein zentrales Postulat ist: »Niemals schlecht über den Vorgänger reden«, weil sonst nur Widerstände gegen den neuen Chef mobilisiert werden.

(7) Die Rolle des *Sanierers* ist von Anbeginn eine, die durch Konfliktstimulation mit relativ massiven Machteingriffen charakterisiert sein muss. Dabei sollte der Coach die Führungskraft darin unterstützen, dass sie den Mitarbeitern nicht mehr als unbedingt nötig zumutet. Dazu gehört, dass sie »harmlose« Rituale toleriert oder sogar weiter pflegt, aber alle dysfunktionalen Erscheinungen der Kultur in begründeter Weise beseitigt. Die Hauptaufgabe dieser Führungskraft besteht aber darin, die Mitarbeiter für den Erhalt des Systems zu gewinnen.

(8) Diese Intention spielt auch für den *Innovator* eine zentrale Rolle. Auch hier sollte der Coach die Führungskraft unterstützen, dass sie sorgfältig zwischen funktionalen und dysfunktionalen Kulturmustern differenziert und nicht durch unbedachtsame »Rundumschläge« die Mitarbeiter demotiviert. In diesen Kontexten geht es aber immer um die Etablierung einer neuen Streitkultur, weshalb der Coach Unterstützung für laufende Konfliktmoderationen geben sollte.

(9) Konfliktmoderation spielt auch eine zentrale Rolle beim *Fusionsmanager.* Hier sollte der Coach darauf aufmerksam machen, dass eine gelingende Fusion möglichst schon im Vorfeld mit Analysen der Kultur, der Struktur und vor allem der strategischen Planung der beiden Firmen beginnt. Sodann muss je nach der Art der Firmen entschieden werden, ob eher integriert werden soll oder ob beide ein höheres Maß an Eigenständigkeit behalten sollen. Da allerdings im weiteren Verlauf der Fusion meistens das Topmanagement aus beiden Firmen besteht, ergibt sich immer eine Reihe von Konflikten, für deren Bewältigung sich die Betreffenden von einem Coach unterstützen lassen sollten.

(10) Eine *Führungskraft im ehrenamtlichen Milieu* ist einerseits darin zu unterstützen, dass sie durch ein gutes Personalmarketing ehrenamtliche Helfer rekrutiert, führt und entwickelt. Sie sollte andererseits konsequent beschult werden für die »Führung von unten« gegenüber ehrenamtlichen Vorständen.

(11) Für *gewählte Führungskräfte* ist es von zentraler Bedeutung, dass sie sich ihre Hausmacht, die sie ja auch gewählt hat, erhalten, aber gleichzeitig durch »milde Machteingriffe« dynamisch den Mehrheitswillen durchzusetzen suchen. Für diesen Zweck ist es von zentraler Bedeutung, dass sie bei Rechts- und Personalabteilungen laufend ausführliche Informationen über die Rechtslage einholen. Im Hinblick auf die hauptamtlichen Mitarbeiter sollten sie unterstützt werden, deren Motivation zu fördern und zu erhalten.

(12) Da sich *Rotationsmanager* meistens in einem formalen Machtvakuum befinden, ist es von zentraler Bedeutung, dass sie sich laufend bei dem Gremium, das sie eingesetzt hat, über die akzeptierten Spielregeln vergewissern und auch fordern, dass solche formuliert oder präzisiert werden. Gleichzeitig sollte die Führungskraft ermutigt werden, mit dem relevanten Gremium angemessen breite Kompetenzspielräume auszuhandeln, innerhalb derer sie sich einigermaßen autonom bewegen kann.

6. Konfliktcoaching für Führungskräfte in charismatischen Konstellationen

Herbert Bonstedt war in jungen Jahren, kurz nach seinem Ingenieurstudium, bei Hübner und Partner, einer gut florierenden Baufirma, eingetreten. Da Herbert die Mitarbeiter für neue Projekte regelrecht zu begeistern vermochte, übergab ihm »der Alte« immer komplexere Aufträge. Nach einigen Jahren wickelte er große Sanierungsprojekte weitgehend selbstständig ab. Dabei war es nicht nur notwendig, alle Bauvorhaben zu planen und die Bauleitung zu übernehmen, er musste die zu sanierenden Objekte auch ausfindig machen und sie anschließend verkaufen. Da der alte Hübner keine Kinder hatte, bot er Herbert nach einigen Jahren die Teilhaberschaft an. Herbert sammelte auf diese Weise nicht nur ein beträchtliches Vermögen an, sondern erwarb sich auch ein Image als Sanierungs-Spezialist, der einen größeren Kreis junger Architekten und Facharbeiter um sich scharte.

Als der alte Hübner starb, war es klar, dass Herbert der Witwe sofort ihren Anteil abkaufte und nun als Alleininhaber der Firma fungierte. Morgens um sechs stand er bereits jeweils im Betrieb, gab den Sekretärinnen Anweisungen und instruierte die Bauleiter, auf welchen Baustellen sie wen zu beaufsichtigen hätten. Alle Fäden liefen bei ihm zusammen, alle konnten ihn jederzeit um Rat fragen. Er ließ aber keinerlei Zweifel daran, dass jeder Mitarbeiter, der sich seinen Anweisungen widersetzte oder womöglich eigenmächtig alternative Vorstellungen realisieren wollte, die Firma verlassen musste. Mit der einen oder anderen Sekretärin hatte er immer wieder Mal ein Verhältnis, weshalb die Fluktuation im Verwaltungsbereich deutlich höher lag als in anderen Firmensegmenten. Hier und da kaufte er sanierungsfähige »Pleitefirmen« auf, um sie seiner Stammfirma einzugliedern. Im Laufe der Zeit erwarb er sich einen Ruf als »Spitzensanierer«, der vor allem bei Denkmal geschützten Projekten jeweils zu Rate gezogen wurde. Zu seinem 50. Geburtstag fand ein rauschendes Fest statt, zu dem nicht nur seine Familie und die Mitarbeiter eingeladen waren, sondern auch etliche Honoritäten der

Stadt. Jetzt wurden viele Reden gehalten, die seinen Erfolg dokumentierten.

Zwei Tage später wurde Herbert Bonstedt tot an seinem Schreibtisch aufgefunden. Jetzt begann für seine Familie und seine Mitarbeiter eine zermürbende Zeit. Niemand hatte mit seinem Ableben gerechnet, jeder hatte sich auf ihn verlassen, weil er als strahlender Mittelpunkt der Firma immer alles Wichtige zu regeln wusste. Alle Hinterbliebenen fühlten sich wie amputiert. Es bedurfte erheblicher Anstrengungen, bis die angefangenen Projekte fertig gestellt waren, denn die meisten Planungen hatte nur er im Kopf, und nur er hatte das »richtige« ästhetische Feeling, die Dinge zu vollenden. Da er keinen potenten Nachfolger aufgebaut hatte, entstand zunehmend Chaos, weshalb die Firma nach zwei Jahren verkauft werden musste.

In diesem Beispiel handelt es sich um eine Charismakonstellation, das heißt um eine Firma mit einer allseits bewunderten Zentralfigur mit entsprechenden Anhängern. Und solche Phänomene spielen in der aktuellen Managementliteratur eine herausragende Rolle. Bei genauer Betrachtung wird allerdings eine gewisse Ambivalenz deutlich: Einerseits hat das Charisma-Konzept die Führungsdebatte der letzten Jahre ungemein *bereichert*, was sich auch in neuen Handlungsstrategien von Managern niedergeschlagen hat. Mit charismatischen Konstellationen geht andererseits ein erhebliches *Konfliktpotenzial* einher.

Im Folgenden möchte ich zunächst die klassische Charisma-Debatte mit ihren wesentlichen aktuellen Verästelungen aufrollen. Danach sollen eine Typologie charismatischer Konstellationen sowie geschlechtsspezifische Varianten erläutert werden. In einem weiteren Schritt geht es um den Stellenwert von Charisma in Organisationen und natürlich das begleitende Konfliktpotenzial. Den Abschluss bilden Empfehlungen fürs Coaching.

6.1 Die klassische Denkfigur »Charisma« und erweiterte Interpretationen

Die klassische Denkfigur »Charisma« hat Max *Weber* 1922 im Rahmen seiner Forschungen über »Herrschaft« kreiert. Seit den 70er Jahren wurde sein Konzept modifiziert und durch neuartige Varianten erweitert.

Die klassische Denkfigur »Charisma«

»Charisma« im Zusammenhang mit Führungsphänomenen wurde ursprünglich von Max *Weber* (1922) thematisiert. Er entlehnte den Begriff, wie er selbst anmerkt, der christlichen Theologie, genauer gesagt den Paulusbriefen. Etymologisch verweist Charisma auf das altgriechische Wort »Charis«, Gnade. Charisma bezeichnet dann in der christlichen Tradition ein Gnadengeschenk an Menschen, das in einer ungewöhnlichen Glaubenshaltung besteht. *Weber* verwendet nun den Begriff Charisma, um einen »außeralltäglichen« Typ von Herrschaft oder von Führungskonstellationen zu umreißen. Dabei ist seine zentrale Fragestellung, aufgrund welcher Motive die Geführten dem Führer überhaupt Gefolgschaft leisten. Er war damit der erste Autor, der Führungsphänomene primär als das Ergebnis spezifischer sozialer Konstellationen beschrieben hat, während sie bisher ausschließlich als Ausdruck der Persönlichkeit eines Führers betrachtet wurden. Nach *Weber* resultiert die je spezifische Art von Führung aus einem Konglomerat von persönlichen Merkmalen des Führers und aus Rollenzuweisungen seitens der Geführten, die sich allerdings erst in bestimmten Situationen entfalten. Damit interpretiert *Weber* das Charismaphänomen multiparadigmatisch, das heißt als Ergebnis individueller, interaktiver und systemischer Komponenten.

Als situativen Ausgangspunkt charismatischer Herrschaft begreift *Weber* von innen oder von außen verursachte Krisen eines sozialen Systems. Sie führen zu kollektiven Erregungszuständen, die mit Sehnsüchten nach »Rettung« einhergehen. Die Sehnsüchte erzeugen regressive Hingabebereitschaften an potenzielle Helden, Missionare oder ähnliches. Als solche werden von einem Kollektiv diejenigen ausstilisiert, die eine glückhafte Wandlung verheißen. Sie erhalten von den Geführten nun sukzessiv Zuschreibungen von Außeralltäglichkeit; denn das verunsicherte Kollektiv benötigt ja zu seiner Stabilisierung einen möglichst großartigen Menschen. Aus einer solchen Etikettierung bezieht dann der Auserwählte seine gesamte Legitimation, und sie bestimmt auch alle seine Handlungsstrategien. Ihr Charakteristikum besteht im Nicht-Rationalen im Sinne einer gefühlshaft geleiteten Beliebigkeit. So rekrutiert der charismatische Führer seine Helfer ausschließlich nach subjektiven Gesichtspunkten und trifft auch nur jeweils emotional geleitete Entscheidungen, die als Ad-Hoc-Entscheidungen für die Geführten oft nicht durchschaubar sind.

Dieser Führertyp steht allerdings prinzipiell auf einer fragilen Basis. Er muss sich nämlich laufend durch außergewöhnliche Taten bewähren. Als entscheidender Maßstab für die weitere Gefolgschaft gilt nämlich, inwieweit sein Handeln tatsächlich zum Wohl der Gemeinschaft beiträgt. Wenn er sich in den Augen der Geführten nicht entsprechend bewährt, schlagen die überhöht positiven Zuschreibungen in dezidiert negative, also in *Stigmatisierungen* um. In Fällen allerdings, wo sich der Führer dauerhaft als würdig erweist und sich die Geführten langfristig an seine »Wohltaten« gewöhnt haben, spricht *Weber* von einer »*Veralltäglichung*« des Charisma. Auf diesem Wege führt sich das Charismatische schleichend selbst ad absurdum, es verliert also seinen Glanz. So bleibt also charismatische Herrschaft immer labil und stellt im Prinzip eine typische Anfangserscheinung in sozialen Systemen dar.

Kontrastierend zur »charismatischen Herrschaft« arbeitet *Weber* zwei weitere Herrschaftstypen heraus, die »traditionelle« und die »legale«. Als traditionelle Herrschaft bezeichnet er eine Führungskonstellation, die sich aus der Sicht des Führers und der Geführten durch Geburt und durch Vererbung definiert, wie wir es in Monarchien finden. »Legale Herrschaft« dagegen bezieht ihre Legitimation aus einer gesetzten Ordnung, wie sie *Weber* vor allem in Bürokratien und damit in organisierten Systemen beschreibt. Seiner Meinung nach stehen legale Herrschaftsphänomene innerhalb formaler Organisationen in scharfem Kontrast zur charismatischen Herrschaft. Wo nämlich Führer in Bürokratien ihre Legitimation auf eine rational fundierte Ordnung gründen, basiert charismatische Herrschaft auf der Negation von Rationalität, also im ausgeprägt Irrationalen. Dementsprechend verneint *Weber* indirekt die Möglichkeit, dass auch in formalen Systemen Charisma auftreten könne (*Steyrer* 1995).

Erweiterte Interpretationen charismatischer Phänomene

Gegen die strikte Dichotomisierung *Webers* in rational orientierte Systemphänomene auf der einen Seite und in dezidiert irrational geleitete auf der anderen regte sich schon seit den 30er Jahren und umfassender seit den 80ern bei etlichen Organisationstheoretikern Widerspruch. Bereits *Roetlisberger & Dickson* (1939) erbrachten in ihren berühmten *Hawthorne-Studien* den Nachweis, dass bürokratisch strukturierte Betriebe in ihrem

Innenraum keineswegs so rational »funktionieren«, wie *Weber* noch postuliert hatte. Diese Autoren zeigten vielmehr, dass die Realität organisierter Systeme durch vielfältige gefühlshafte Erscheinungen begleitet ist.

Eine Radikalisierung solcher Positionen finden wir in den 80er Jahren. Durch Auseinandersetzungen mit mikropolitischen Prozessen in Unternehmen (vgl. *Crozier & Friedberg* 1979; *Neuberger* 1995 u.a.) und vor allem durch die Organisationskulturdebatte (vgl. *Schein* 1985) erlangte das Element von Irrationalität in formalen Organisationen bei vielen Autoren eine geradezu selbstverständliche und zum Teil stark überhöhte Bedeutung. *Meindl & Ehrlich* (1987) sprechen in diesem Zusammenhang sogar von einer »Romantisierung« der Führung. Im Rahmen der Organisationskulturdebatte kreierten namhafte Autoren wie *Peters & Waterman* (1983), *Pascale & Athos* (1982) oder *Deal & Kennedy* (1982) auch neue Führungskonzepte. Sie beschrieben nun »Helden« oder »Missionare«, denen es als »Kulturprotagonisten« gelang, in ihrem Handeln die Kultur einer Organisation exemplarisch zum Ausdruck und dadurch ein gesamtes organisatorisches System zu ungeahntem Erfolg zu bringen.

Es ergab sich allerdings auch faktisch eine erhebliche Steigerung der Komplexität in allen organisatorischen Belangen, sodass Führungskräfte mehr als früher mit Ungewissheit und Unsicherheit konfrontiert waren. Dabei versagten dann automatisch die bisherigen rationalen Strategien. »Charisma füllt die Lücke zwischen Kognitionen, Entscheidungen und Handlungen« (*Blutner* et al. 1999, 202).

Zeitgleich mit der Wiederauflage der Charisma-Debatte erschien eine Fülle von New-Age-Literatur und von Publikationen, die das generelle Sinndefizit moderner Industrienationen beklagten. All dies mündete in die Suche nach Führungskonzepten auf nicht-rationaler Basis, zumal die bisherigen Versuche, erfolgreiche Führung durch Rationalität zu fundieren, angesichts der zunehmenden Komplexität von Organisationen und ihrer komplexen organisatorischen Umwelten ohnedies zum Scheitern verurteilt schienen (vgl. *Neuberger* 1995). Unter dem Motto: »Wer Leistung fordert, muss Sinn bieten« (*Böckmann* 1985, 69) wurde nun im anglo-amerikanischen Raum das Charisma-Konzept aus seinem »Dornröschenschlaf« (*Steyrer* 1995, 45) wiedererweckt.

Seit dieser Zeit erschienen vor allem in amerikanischen Fachzeitschriften zahlreiche Aufsätze zum »Charisma-Approach«. Hier finden sich viele konzeptionelle Beiträge, aber noch häufiger empirische Untersuchungen.

Charisma wird nämlich in diesem Milieu meistens nicht mehr als kategoriales Phänomen betrachtet, das existiert oder nicht existiert, sondern als dimensionale Erscheinung, die im Sinne von mehr oder weniger sogar quantifizierbar ist. Dabei akzentuieren die Autoren je nach ihrer Grundorientierung unterschiedliche Aspekte der Charisma-Konzeption *Webers* (vgl. *Steyrer* 1995):

(1) Etliche interpretieren Charisma im Sinne »transformationaler Führung« rein führer-zentriert und bleiben damit im Prinzip dem traditionellen Eigenschaftsansatz von Führung verpflichtet. Danach erkennt der Führer ein Defizit, entwickelt alternative Zukunftsvisionen, kommuniziert sie an die Mitarbeiter und realisiert dann mit ihnen gemeinsam entsprechende Zielsetzungen (vgl. *Burns* 1978; *House* 1987 u.a.). In diesem Verständnis lassen sich dann auch Personalentwicklungsmaßnahmen kreieren, die zur Erhöhung des Charisma von Führungskräften dienen können (z.B. *Hoffmann* 1999).

(2) Eine andere große Gruppe von Autoren, die den Kognitivisten zuzuordnen ist, deutet Charisma rein geführten-zentriert aus (vgl. *Lord & Maher* 1989). Ihrer Meinung nach handelt es sich bei Charisma um ein Phänomen, das einem Führer seitens der Geführten zugeschrieben wird. Aus der Sicht dieser Autoren resultieren charismatische Zuschreibungen entweder aus gruppendynamischen Prozessen oder aus Konflikt- bzw. Krisensituationen. Diese Autoren betonen Fähigkeiten von Führungskräften, bei ihren Mitarbeitern zu antizipieren, unter welchen Bedingungen sie als »außeralltäglich« gesehen werden.

(3) Wieder andere fassen Charisma als kontext-spezifische Erscheinung. Diese Gruppe von Autoren (z.B. *Roberts & Bradley* 1988) beschäftigt sich allerdings meistens mit Charisma in sozialen Bewegungen oder in Sekten, nicht dagegen in Organisationen. Ihrer Auffassung nach gehen von Charismatikern visionäre Angebote aus, die in Verbindung mit der entsprechenden Symbolik viele Menschen mit ähnlichen Bereitschaften zu einem Kollektiv verschmelzen. Der Charismatiker fungiert dabei als Katalysator. Im Prinzip handelt es sich hier meistens schon um interdependenz-orientierte Ansätze, also um argumentative Zugänge, die zwei Aspekte von Charisma kombinieren. So werden bei kontext-spezifischen Ansätzen meistens Bedingungen des Milieus zu spezifischen

Merkmalen von Führern in Beziehung gesetzt. Die Autoren unterstellen nämlich, dass eine Gemeinschaft jeweils denjenigen zu ihrem Führer ausstilisiert, der die zum Kollektiv passenden Persönlichkeitsmerkmale aufweist.

(4) Eine weitere Gruppe von Autoren, die interdependenz-orientierte Erklärungsmuster anbietet, kombiniert Merkmale von Führern und Geführten und untersucht dann das Beziehungsgefüge zwischen beiden. Zu dieser Gruppe gehören *Kets de Vries* (1989; siehe auch *Kets de Vries & Miller* 1988) sowie *Steyrer* (1995). Diese Autoren unterlegen Erklärungsmuster der modernen Ich-Psychologie. Sie argumentieren im Anschluss an das Narzissmuskonzept von *Kohut* (1976), dass sich bei charismatischen Phänomenen Defizite von Führern und Geführten kollusiv (*Willi* 1982) verschränken.

Im Verständnis *Kohut*s durchläuft jeder Mensch frühkindliche Stadien, in denen er seine nächsten Bezugspersonen, meistens die Eltern, als allmächtig idealisiert und sich in Identifikation mit ihnen ein ebenfalls hoch idealisiertes Selbstbild im Sinne von Allmacht schafft. Wenn aber nun diese frühkindliche grandiose Selbstimago von den Eltern nicht entsprechend beantwortet wird, entwickeln Menschen dauerhaft eine unstillbare Sehnsucht, diese Grandiosität von Anderen gespiegelt zu erhalten. Aus diesem Zusammenhang resultiert nach Meinung der genannten Autorengruppe die notorische Suche charismatischer Führer nach einem Publikum, das sie unterstützen und bewundern soll.

Die zum charismatischen Führer spiegelbildlichen, also »kollusiven« Bewältigungsstrategien (*Willi* 1982) narzisstischer Defizite schlagen die Geführten ein. Sie fühlen sich gleichfalls von ihren Eltern narzisstisch enttäuscht, ziehen aber ihre libidinösen Energien von den Eltern ab. Sie idealisieren sie dann nicht mehr. Sie suchen vielmehr nach alternativen Idealpersonen, also nach »neuen« Eltern, die sie ständig bewundern können und von denen sie sich die heiß ersehnte Spiegelung im Sinne von Grandiosität erhoffen.

6.2 Eine Typologie charismatischer Führung und ihr Konfliktpotenzial

Die moderne Charismaforschung beschäftigt sich zwar eingehend mit der Genese dieses Phänomens und seinen Konsequenzen, sie widmet sich aber viel seltener seinen unterschiedlichen Präsentationsformen und seinem spezifischen Konfliktpotenzial. Erst *Steyrer* (1995) unternimmt den Versuch, den von *Weber* beschriebenen Herrschaftstyp im Anschluss an *Neuberger* (1990) weiter auszudifferenzieren. *Neuberger* ordnet unbewusste Relationen von Führern und Geführten drei Archetypen im Sinne gesellschaftlicher Urbilder zu. Seiner Meinung nach weisen sie Nähe auf zu Interaktionen mit einem »Vater«, mit einem »Helden« oder mit einem »Heilsbringer« (vgl. *Neuberger* 1995, 41 61). *Steyrer* (1995, 224 ff) fügt noch den Archetyp des »Königs« hinzu und gewinnt auf diese Weise vier Typen charismatischer Interaktionsfiguren:

(1) das »paternalistische« Charisma,

(2) das »heroische« Charisma,

(3) das »missionarische« Charisma,

(4) das »majestätische« Charisma.

Anhand der jeweils unterlegten Archetypen lassen sich nun Charismakonstellationen und damit die sozialen Dramatisierungsmuster von Führern noch präziser umreißen. Denn wie *Steyrer* (1999, 175) anmerkt, lassen sie sich als »mythische Verdichtungskategorien« bezeichnen:

(1) Paternalistisches Charisma

Das paternalistische Charisma orientiert sich an dem abendländischen Urbild des Vaters, das in der römischen Antike geprägt wurde. Der *Pater familias* nahm eine moralische Herrscherstellung ein, wonach er für seine Familie mit allen seinen Kräften zu sorgen hatte. Gleichzeitig oblag ihm die Gewalt über Leben und Tod, indem ihm sogar ein Tötungsrecht an den Seinen zugebilligt wurde.

Das paternalistische Charisma beinhaltet deshalb immer polare Haltungen zwischen einem Despot und einem infantilisierenden Wohltäter sowie zwischen Schöpfer und rachsüchtigem Herrscher. Als Wohltäter und Schöpfer begegnet der Pater seinen Anhängern verständnisvoll, verzeihend, wohlwollend und sorgend. Als Despot oder rachsüchtiger Herrscher verhält er sich streng, fordernd, strafend, ja sogar kastrierend. Aus diesem Grund löst der paternalistische Charismatiker bei seinen Anhängern oft ambivalente Gefühle aus zwischen Liebe und Hass, zwischen Vertrauen und Angst sowie zwischen Folgsamkeit und Rebellion. Äußerlich präsentiert sich der paternalistische Charismaträger als betont ich-stark, dabei sozial zugewandt, aber auch reglementierend. Wenn er selbst über stark aggressive Impulse verfügt und auf Anhänger mit überdurchschnittlichen Verschmelzungswünschen stößt, kann sich seine phallische Dynamik bis zur Tyrannei auswachsen.

(2) Heroisches Charisma

Im indogermanischen Sprachraum bezeichnete »Held« einen »Antreiber«, der seine Herde unter Einsatz seines Lebens gegen Menschen oder naturwüchsige Gefahren verteidigt. Der Begriff steht für einen einsamen, mutigen Kämpfer, der unbeirrbar seinen Weg geht und alle seine Feinde zu besiegen vermag. Heldengeschichten weisen kulturübergreifend eine homologe Struktur auf: Die Geburt des Helden ist geheimnisumwoben, er entstammt armen Verhältnissen, obschon ein Elternteil durchaus göttlichen Ursprungs sein kann. Er wird aber von seinen Eltern verstoßen oder verlassen. Zu Beginn seines Lebens wird er nämlich verkannt. Im Verlauf seiner Jugend lassen sich an ihm aber außeralltägliche Talente erkennen. Dadurch findet er überragende Lehrmeister, die ihm helfen, sich weiter zu vervollkommnen. Dann endlich erhält er seine eigentliche Berufung zu großen Taten. Bei ihrer Realisierung läuft er allerdings Gefahr, sich selbst zu überschätzen. Sein eigentlicher Heldenkampf, die Tötung eines Drachens oder die Überwindung eines Dämon, gelingt ihm aber letztlich doch, und er geht aus diesem Kampf vergleichbar einem Initiationsritus existenziell geläutert hervor. Als Lohn erhält er nun meistens wertvolle Geschenke wie eine Prinzessin oder ein Königreich.

Schein (1995) wendet die Metapher des Helden vor allem auf Unternehmensgründer an, die meistens auch erst nach einer Vielzahl von Mutproben und dramatischen Kämpfen ihren Erfolg sichern können. Phänotypisch tritt der heroische Charismatiker äußerst dynamisch und phallisch exhibitionistisch auf. Wenn seine Machtdemonstrationen und seine Aggressivität sehr ausgeprägt sind, läuft das Charisma allerdings schnell Gefahr, ins Stigma umzukippen.

(3) Missionarisches Charisma

Das missionarische Charisma taucht als »prophetisches Charisma« schon bei *Weber* auf. Das abendländische Urbild ist der erlösende Messias. Wenn Heilsbringer in Mythen auftreten, stellen sie übermächtige Wesen dar, die gottähnlich über unerschöpfliche Reflektionspotenziale verfügen.

Dieser Charismatyp ist in Gründungsstadien von Sekten oder sektenähnlichen Gruppierungen anzutreffen (*Gross* 1994). In einer profanen Variante erscheint er als »transformationaler Führer«, der seine Mitarbeiter durch packende Visionen zu motivieren vermag. Wenn in der Organisationskulturdebatte von »Kulturprotagonisten« die Rede ist, sind ebenfalls meistens missionarische Charismatiker gemeint. Ihr Auftreten ist durch Extraversion, Direktheit in der Kommunikation, durch Ich-Stärke und, wie sich an vielen Sektengründern, etwa der Szientologen, zeigt (*Poweleit* 1994), durch phallisch-narzisstische Züge charakterisiert.

Im Gegensatz zu den ersten beiden Charismatypen operieren missionarische Charismatiker oft im Auftrag übergeordneter Instanzen, personeller oder symbolischer Art. Deshalb ist hier das Risiko, persönlich abhängig zu werden, für die Anhänger geringer. Hier geht es ja wie bei der »transformationalen Führung« primär um »die Sache« und weniger um die Person.

(4) Majestätisches Charisma

Hier ist das maßgebliche Urbild der »König«. Majestätisches Charisma unterscheidet sich von den anderen drei Typen durch ein hohes Maß an Introversion. *Jung* (GW 14) betonte bei dem Archetyp des Königs seine Weisheit und seine tiefe Einsicht in weltliche und transzendentale Zusammenhänge. Seine Selbstpräsentation ist abgehoben, was sich an seinen Insignien manifestiert: Seine Krone spiegelt den Bezug zur strahlenden Sonne, sein mit Juwelen bestickter Mantel symbolisiert das Firmament, und sein Thron steht für seine Erhöhung über die Menschen. Der König repräsentiert eine magische Quelle der Wohlfahrt und des Gedeihens von Mensch und Natur. Seine Weisheit manifestiert sich in grenzenlosem Wissen und Verstehen. Im Gegensatz zu den anderen Charismatypen strahlt er Ruhe aus, ist entspannt, selektiv weich, weise und sogar intellektuell.

Da bei diesem Charismatyp das phallisch-narzisstische und damit das aggressive Machtstreben geringer ausgeprägt ist als bei den anderen Typen, ergeben sich auch keine so exzessiven Abhängigkeitsbeziehungen zu den Anhängern. Gleichzeitig sind diese aber auch schneller enttäuscht, wenn sie den König als vergleichsweise machtlos entlarven.

6.3 Frauen und Charisma

Den meisten Lesern wird schon aufgefallen sein, dass sich die hier beschriebene Charismatypologie ausschließlich auf männliche Archetypen stützt. Das findet seine Entsprechung in der empirischen Forschung. Nach Durchsicht der einschlägigen Literatur kommt *Steyrer* (1995) zu dem Ergebnis, dass nur in Ausnahmefällen von weiblichem Charisma in Unternehmen berichtet wird. Er vermutet, dass es Frauen zur Entfaltung vergleichbarer Phänomene an archetypischen Folien mangelt und sie deshalb viel seltener charismatische Führungskonstellationen initiieren.

Die phänomenale Erfahrung lehrt tatsächlich, dass Frauen viel seltener soziale Dramatisierungen im Sinne eines ausgeprägten Charisma entfalten. Durch ihre geschlechtsspezifische Sozialisation entwickeln sie nur in Ausnahmefällen phallisch-narzisstische Attitüden, wie sie für das paternalistische und vor allem für das heroische sowie das missionarische Charisma maßgeblich sind. Wenn Frauen vergleichbare Präsentationsformen entfalten, bestehen für sie prinzipiell höhere Stigmatisierungsrisiken als für Männer. Das lässt sich etwa an *Alice Schwarzer* belegen, einer Feministin und Verlagsleiterin mit missionarischen Zügen. Als Führungsfigur ist sie selbst in betont frauen-freundlichen Milieus bis heute stark umstritten (vgl. *taz*, 8. März 1996, 12/13). Und wenn man das Ende von Jeanne d'Arc bedenkt, scheinen Frauen mit stark missionarischen Potenzialen sogar stark gefährdet.

In traditionellen Frauenmilieus wie etwa der Kranken- oder Altenpflege sowie in sozialpädagogischen Kontexten finden wir häufiger maternalistisch-charismatische Varianten. Sie knüpfen an den Archetyp der Frau als Gebärerin oder Schöpferin an. Anders aber als beim *Pater familias* dominiert bei der *Mater* das nährende und infantilisierende Element gegenüber reglementierenden oder gar kastrierenden Ausprägungen. Ähnlich den ersten beiden weiblichen Charismatypen wird auch sie aber nicht als attraktive Frau begriffen, sondern tendenziell abgewertet.

Eine höhere Attraktivität und vor allem eine größere Geschlechtsneutralität weist nur der königliche Archetyp mit seinem reflexiven Verstehen, seiner selektiven Weichheit und seiner Würde auf. Er lässt sich am ehesten auf das weibliche Geschlecht transferieren. Und so präsentiert sich auch tatsächlich manche Leiterin von Firmen oder Instituten als »abgehobene und anbetungswürdige Königin«. In der Mode- oder Kosmetikbranche finden wir personifiziert in Coco Chanel oder Anita Roddick, der Begründerin der Body Shops, manchmal sogar sehr attraktive »Königinnen«. Sie liegen auch auf der Linie von Lady Di, die ja als »Königin der Herzen« gefeiert wurde. Damit knüpft dieser Charismatyp an mittelalterliche Imagines von der »hehren Frau«, von der »Jungfrau Maria« oder aber auch an die »hohe Frau« als Frauenideal der Nazizeit an (*Sigmund* 2000).

Bei weiblichen Charismakonstellationen fehlt aber in der Regel der »Wille zur Macht«, das heißt, es lässt sich behaupten, dass weibliche Charismakonstellationen, egal welchen Typs, selten eine so zwingende narzisstische Schärfe aufweisen wie die männlichen Varianten des heroischen, missionarischen oder paternalistischen Charisma. Aus diesem Grund vermögen weibliche Charismatiker auch nur in Ausnahmefällen über längere Zeit entsprechende Interaktionsdynamiken unangefochten zu realisieren.

6.4 Charisma in organisatorischen Kontexten

In welchen organisatorischen Kontexten finden wir nun welche Arten von Charisma? Nach *Steyrer* (1995) lässt sich die Auftrittswahrscheinlichkeit der vier Charismatypen in Organisationen vor allem nach zwei Gesichtspunkten prognostizieren: nach dem *Lebenszyklus einer Organisation* und nach der *Art einer Organisation.*

Charisma als organisatorisches Prozessphänomen

Zur Beschreibung organisatorischer Prozesse wurden in der einschlägigen Literatur vielfach Entwicklungsmodelle entworfen, die den Lebenszyklus von Organisationen anhand von drei, vier oder fünf Stadien einzufangen suchen (*Lievegoed* 1974; *Quinn & Camaron* 1983 u.a.). Es handelt sich dabei um Modellkonstruktionen, die organisierten Systemen wie Organismen autonome Entwicklungs- bzw. Reifungsprozesse unterstellen und die, vergleichbar vielen Modellen der Entwicklungspsychologie (*Türk* 1989), den Prozess von Organisationen über Krisen voranschreiten sehen. *Steyrer* (1995) bezieht sich bei seiner Charisma-Analyse auf ein Modell von *Pümpin & Prange* (1991), das vier Phasen umfasst: eine Pionier-, eine Wachstums-, eine Reife- und eine Wendephase:

(1) In der *Pionierphase* befindet sich eine Organisation in ihrem Gründungsstadium. Sie wird von einzelnen Personen, gelegentlich auch von einer Personengruppe, ins Leben gerufen und zunächst relativ improvisatorisch geleitet. Der Pionier stellt den eigentlichen Motor des Systems dar. Er bestimmt die Strategie und initiiert alle relevanten Prozesse. Er investiert viel Zeit und Energie in die Entwicklung des Systems, das in diesem Stadium typischerweise eng auf seine Person bezogen ist.

(2) In die *Wachstumsphase* tritt eine Organisation ein, wenn sie entsprechende Märkte erschließen und ihr Angebot auf diesen gut platzieren kann. Merkmale dieses Stadiums sind, dass Effizienz und Effektivität schnell ansteigen und die Motivation aller Beteiligten hoch ist. Durch das Wachstum erhöhen sich allerdings die Managementanforderungen oft dermaßen, dass der oder die Führungskräfte bald überfordert sind.

(3) Solche Komplikationen münden in eine *Reifephase*, in der organisationsinterne und -externe Vorgänge im Sinne einer hohen Funktionsfähigkeit formalisiert werden. Das System pendelt eine neue Balance zwischen Innovation und Bewahrung des Status quo ein. Gegen Ende dieses Stadiums verliert aber das Management oft den Bezug zur Basis, trifft dadurch unsinnige oder zu formalistische Entscheidungen und gibt den Mitarbeitern zu wenig Raum zur Eigeninitiative. Dann stellen sich oft zahlreiche Machtkämpfe über die angemessene Ressourcenverteilung ein.

(4) Die Erstarrung, die sich schon am Ende der Reifephase ankündigte, tritt nun in der *Wendephase* voll zutage. Bei Führungskräften wie bei Mitarbeitern ist eine mangelnde Motivation zu erkennen, sodass das System immer weniger Effizienz erbringt. Aufgrund der Rigidität aller innerorganisatorischen Prozesse und der mangelnden Innovationskraft besteht die Gefahr, dass die Kapitalreserven nur noch zum Erhalt des Systems dienen und dadurch aufgezehrt werden. In diesem Niedergangsstadium müssen grundlegende Korrekturen zum Erhalt des Systems vorgenommen werden.

Angesichts dieses Prozessmodells ergibt es sich fast von selbst, dass vor allem in *Pionierstadien* charismatische Phänomene anzutreffen sind. Hier finden sich je nach Organisationstyp Formen von heroischem oder missionarischem Charisma. *Steyrer* (1995) merkt an, dass dieses Stadium Führern wie Geführten einen geradezu idealen Nährboden zur Kompensation narzisstischer Defizite bietet.

In *Wachstumsphasen* sind alle Organisationsmitglieder so umfassend mit ihren Aufgaben beschäftigt, dass sich soziale Dramatisierungen im Sinne von Charisma selten ergeben. Das bedeutet, je höher der Druck zur Erledigung von Aufgaben ist, desto sachlicher gestalten sich die organisatorischen Prozesse. Dadurch bleibt kaum Raum zur sozialen Dramatisierung.

In *Reifestadien* finden wir je nach der Größe eines Systems vielfach majestätisches oder paternalistisches Charisma. Diese Charisma-Formen entfalten sich im Prinzip erst in stabilen und langfristig angelegten sozialen Konstellationen, wofür das Reifestadium wie geschaffen ist. Je kleiner eine Organisation ist, desto eher erweist sie sich in dieser Epoche als familienähnlich, sodass die Entwicklung von paternalistischem Charisma nahe liegt. Dann ist der Pionier gleichlaufend mit dem System zu einem Schöpfer oder Erzeuger herangereift. In großen Systemen dagegen, wo das Topmanagement zunehmend von Alltagsroutinen befreit ist und dann losgelöst von den übrigen Organisationsmitgliedern agiert, finden wir am häufigsten eine »Majestät« an der Spitze.

In *Wendephasen* dagegen, also in beginnenden Untergangsstadien von Organisationen, tauchen oft wieder heroische oder missionarische Charismatiker auf. In dieser krisenhaften Epoche ergibt sich ja regelmäßig eine hohe Politisierung (*Neuberger* 1995), die oft durch einen neuen Helden oder Heilsbringer gemildert oder beruhigt werden kann. Hier besteht auch ein Bedarf an strategischer Neuorientierung, was kollektive Bereitschaften zur Zentrierung auf einzelne Personen begünstigt. Helden oder Missionare verheißen dann der Organisation angesichts ihres drohenden Untergangs Rettung.

Charisma als Phänomen spezifischer Organisationstypen

Zur Klassifikation von Organisationen zieht *Steyrer* (1995) ein Schema von *Mintzberg* (1991) heran. Dieser differenziert die Gesamtheit von Organisationen nach sechs Kategorien. Er unterscheidet:

(1) unternehmerische Organisationen,

(2) diversifierte Organisationen,

(3) Maschinen-Organisationen,

(4) Organisationen der Professionals,

(5) innovative Organisationen,

(6) missionarische Organisationen.

(1) Charisma in unternehmerischen Organisationen

Hier handelt es sich meistens um kleine bis mittlere Handwerksbetriebe. Im Pionierstadium dominiert meistens ein Held oder Missionar, der mit zunehmender Reife des Systems ein paternalistisches Charisma entfaltet. Diese Charisma-Form ist hier besonders kompatibel, weil Handwerksbetriebe meistens familienähnlich gestaltet sind. Die gesamte Macht konzentriert sich in der Regel auf einen Unternehmensleiter, der als strategische Spitze des Systems die gesamte Unternehmensentwicklung und die Zukunftsvisionen prägt. Solche Organisationen weisen eine einfache, stark informelle und flexible Struktur auf. Sie bewähren sich besonders in wenig komplexen Umwelten. Die Mitarbeiter finden in diesen Systemen allerdings oft vorindustrielle Verhältnisse vor. Das heißt, hier gibt es aufgrund der geringen Größe keine Personalvertretung, die Führung erfolgt so direkt, wie es *Weber* in vorbürokratischen Gesellschaften beschrieben hat, nämlich weitgehend nach Gefühl und Beliebigkeit, sodass die Mitarbeiter einem hohen Maß an Willkür ausgesetzt sind. Für diesen Organisationstyp trifft die von *Weber* postulierte Dichotomie von charismatischer Herrschaft einerseits und Bürokratie andererseits tatsächlich zu.

(2) Charisma in diversifizierten Organisationen

Bei diversifizierten Organisationen handelt es sich zumeist um international operierende Großunternehmen im Bereich der pharmazeutischen, der chemischen Industrie oder in der Lebensmittelbranche. Einer Zentrale von Topmanagern steht jeweils eine ganze Reihe von Divisionsmanagern gegenüber, die für die Leitung einzelner Unternehmen zuständig sind. Es handelt sich um marktorientierte Divisionen, die als dezentralisierte Abteilungen relativ locker um eine Zentralverwaltung gruppiert sind. Die Geschäftsführung der Divisionen erfolgt meistens relativ autonom. Sie weist oft bürokratische Tendenzen auf und entwickelt relativ individuelle Strategien für ihre jeweilige Division.

Das Topmanagement präsentiert sich in der Regel majestätisch, während die Manager der einzelnen Divisionen meistens unter einem so starken Erfolgsdruck stehen, dass ihnen kaum Spielräume zur sozialen Dramatisierung bleiben (*Steyrer* 1995).

(3) Charisma in Maschinen-Organisationen

In diese Kategorie sind trotz breit angelegter Entbürokratisierungskampagnen immer noch manche Großunternehmen, Behörden, aber auch viele Systeme des Sozialbereichs (*Brody* 1993) zu platzieren. Hierher gehören vor allem große Sozial- und Jugendämter, Schulen sowie öffentliche Kranken-, Alten- und Behinderteneinrichtungen. Als Prototypen gehören in diese Rubrik natürlich auch große, von *Goffman* (1972) als »totale Institutionen« designierte Psychiatrieeinrichtungen. Mitarbeiter und Klienten werden hier mehr als in anderen Systemen funktionalisiert. Bei sozialen Dienstleistungseinrichtungen, die diesem Organisationstyp zuzurechnen sind, handelt es sich prinzipiell um Systeme, deren Umwelt hoch institutionalisiert ist. Das heißt, auf diese Einrichtungen nehmen zahlreiche öffentliche Instanzen in Form von gesetzlichen und finanziellen Regelungen Einfluss (*Hasenfeld* 1992). Deshalb erweisen sich auch die individuellen Handlungsspielräume der Mitarbeiter auf allen hierarchischen Ebenen als relativ schmal.

In diesen Systemen besteht eine vergleichsweise geringe Wahrscheinlichkeit für das Auftreten von Charisma. Durch ihren hohen Formalisierungsgrad bleibt den Mitgliedern dieser Systeme meistens nur wenig Raum für soziale Dramatisierungen. Das wird sogleich verständlich, wenn wir uns fragen, wie ein »Held« oder »Missionar« in einem Wohnungs- oder Jugendamt aussehen könnte. Zwar treten gerade hier die Mitarbeiter mit einer Klientel in Beziehung, die zum Teil durch gravierende Krisenerfahrungen charakterisiert ist und sich von den Experten »Rettung« erhofft. Durch den oft niedrigen Status der Klienten bestehen auch ausgeprägte Asymmetrien zwischen Mitarbeitern und Klienten, was die Entstehung von Charisma ebenfalls begünstigen könnte. Durch die bürokratische Struktur dieser Systeme sind aber die Ziele und oft auch der Vollzug der Klienteninteraktionen durch überdurchschnittlich viele formale Regelungen überformt, sodass charismatische Selbstinszenierungen der Mitarbeiter eher lächerlich wirken. Im Übrigen kommen die Klienten aufgrund ihrer hohen Funktionalisierung für die Mitarbeiter kaum als Publikum infrage.

An der Spitze dieser Systeme finden wir in Ausnahmefällen »Majestäten«. In klinischen Einrichtungen sind manchmal Helden in der Gestalt von Chefärzten anzutreffen. In organisatorischen Krisenstadien, wie sie heute in diesem Systemtyp vielerorts durch Reorganisationen herbeigeführt werden, begegnen uns im Mittelmanagement gelegentlich Versuche, heroisches Charisma im Sinne von *Resistance to change* zu etablieren, oder wir finden temporär auftretende Missionare, die das System alternativ ausgestalten wollen.

(4) Organisationen der Professionals

Als Organisationen der Professionals lassen sich Systeme mit leistungsorientierten Kulturen (*Brody* 1993) wie Universitäten und Universitätskliniken einstufen. Auch sie unterliegen in der Regel vielfältigen externen Regulativen. Aufgrund dieser Bedingungen und aufgrund ihrer Größe sind sie ebenfalls meistens relativ bürokratisch strukturiert. Die formalen Ansprüche der Systeme und die damit verbundene Funktionalisierung der Mitarbeiter können aber vom Einzelnen durch seine Fachlichkeit oft umgangen oder gemildert werden. Vor allem den Führungskräften eröffnen sich hier in der Regel vielfältige Räume zur individuellen Ausgestaltung. Das dokumentiert sich etwa darin, dass Universitätsprofessoren außerhalb ihrer speziellen Veranstaltungen keinerlei Präsenzpflicht haben oder dass sie auf der Basis individueller Vereinbarungen honoriert werden.

Aufgrund der Dominanz von Fachlichkeit und dem zumeist hohen Grad an Bürokratisierung begegnen uns hier charismatische Phänomene ebenfalls nur selektiv. Sie bündeln sich auch nur an der Spitze. Charisma auf mittleren Ebenen wirkt dagegen lächerlich und damit stigmatisierend. Zumeist handelt es sich hier nämlich um relativ flache Hierarchien, also um Strukturen mit einer Leitungsfigur an der Spitze, der zahlreiche Mitarbeiter auf fast gleicher hierarchischer Ebene unterstellt sind. Die soziale Dramatisierung der Führungskräfte rankt sich allerdings selten oder nie um außeralltägliche Persönlichkeitsmerkmale, sondern um überragende Fachkompetenzen. Meistens wird von den Mitarbeitern sogar ausdrücklich differenziert etwa in folgendem Sinn: »Fachlich ist er ja brillant, aber menschlich …«. Aus diesem Grund finden wir hier selten paternalistische Charismakonstellationen, die ja immer ein höheres Maß an Beziehungsdichte voraussetzen. Universitätsprofessoren mit hervorstechenden wissenschaftlichen Leistungen initiieren oftmals ein missionarisches Charisma, und um diejenigen, die viel Wert auf ihre Außendarstellung etwa anlässlich von Kongressen legen, ranken sich eher majestätische Konfigurationen. Heroisches Charisma dagegen begegnet uns überdurchschnittlich häufig bei »Medizinerkapazitäten«, vor allem bei solchen, die als hoch qualifizierte Operateure gelten. Sie stellen ja etwa als Professoren für Herzchirurgie eine Gruppierung dar, die geradezu notorisch lebensbedrohliche Krisen von Patienten zu bewältigen hat und dann dementsprechend umjubelt wird.

(5) Innovative Organisationen

In die Rubrik innovativer Organisationen sind privatwirtschaftliche Unternehmensberatungsfirmen oder Softwarehäuser zu platzieren. Diese Systeme bewegen sich auf einem freien Markt, weshalb ihre Handlungsvollzüge durch unternehmerische Kulturmuster (*Brody* 1993) dominiert sind. So ähneln sie strukturell in mancher Hinsicht dem von *Mintzberg* (1991) als »unternehmerische Organisation« bezeichneten Typ. Im Gegensatz zu diesen fehlt ihnen aber ein familiäres, bewahrendes Element, denn hier besteht ja die Notwendigkeit permanenter Innovationen. Strukturelle Ähnlichkeit zu unternehmerischen Organisationen im Sinne von *Mintzberg*, also zu Handwerksbetrieben, weisen sie allerdings insofern auf, als die organisationsinternen Vorgänge meistens ebenfalls schwach formalisiert sind und sich um einen Firmengründer zentrieren, der relativ direkt »regiert«. Anders aber als in den oft strikt patriarchalisch geführten Handwerksbetrieben werden hier immer innovative Anregungen der Mitarbeiter willkommen geheißen, denn erst sie garantieren ja ein marktgerechtes Angebot.

Dieser Organisationstyp startet in seinem Pionierstadium oft mit einem Held oder Missionar an der Spitze. Da aber ein derartiges System bei Zentrierungen auf Einzelne automatisch an Boden verliert, muss jeder Gründer innovativer Organisationen das temporäre Auftreten »kleiner« Heroen oder »kleiner« Missionare als »Nebenbuhler« nicht nur tolerieren, sondern sogar fördern. Denn gerade sie garantieren ja dem System seine innovative Frische. Außerdem finden sich hier meistens Projekte, die aufgrund ihrer zeitlichen Begrenzung ohnedies strukturelle Homologien zu Charismaphänomenen aufweisen (*Blutner et al.* 1999). In einem prosperierenden System dieses Typs ranken sich Charismakonstellationen allerdings auch eher um Fachkompetenzen als um Persönlichkeitsmerkmale, und sie haben einen generell fluktuierenden Charakter.

(6) Missionarische Organisationen

In die Kategorie der missionarischen Organisationen sind in großer Zahl soziale Dienstleistungssysteme einzustufen. Hierher gehören Systeme, die sich mehr oder weniger deutlich um den Psychomarkt (*Gross* 1994) gruppieren, zum Beispiel Erziehungs- und Lebensberatungsstellen, Therapieeinrichtungen und Therapieausbildungsinstitute. In diese Kategorie gehören auch pädagogische Einrichtungen in der Trägerschaft von Kirchen, Gewerkschaften und natürlich von Sekten. Alle diese Organisationen weisen zumeist starke, oft sogar dogmatisch verfestigte Kulturmuster im Sinne einer hohen Sozialität (*Brody* 1993) auf, die auch die Basis für alle Kooperationen bilden. Aus diesem Grund finden wir hier in der Regel schwach entwickelte formale Strukturen. Wenn, etwa im Falle psychotherapeutischer Kliniken, Außeninstanzen Formalisierungen erzwingen, werden diese im Innenraum oft bagatellisiert und durch individuell oder interaktiv orientierte Kulturmuster tendenziell immunisiert.

So treten in diesem Organisationstyp auch fachliche Qualifikationsmerkmale perspektivisch immer zu Gunsten personaler zurück. Die innerorganisatorische Kooperation basiert weniger auf Fachlichkeit oder insgesamt auf Rationalität als vielmehr auf »persönlicher Ausstrahlung« und auf »guten Beziehungen«. So werden die Systeme sehr umfassend durch informelle Phänomene zu stabilisieren versucht. Aufgrund dieser Faktoren sind sie geradezu prädestiniert, Charismakonstellationen zu entfalten. In pädagogischen Tendenzbetrieben oder in pädagogischen Systemen sektiererischer Gemeinschaften, die oft pointierte Missionen vertreten, finden wir noch vergleichsweise harmlose Varianten von Charisma. Hier fungieren Leiter schon nominell vielfach als »Hausvater« oder »Hausmutter«, was eine institutionalisierte und damit gewissermaßen depotenzierte Form eines paternalistischen oder maternalistischen Charisma signalisiert.

Narzisstisch schärfere Varianten ergeben sich vielfach in therapeutischen Einrichtungen und Therapieausbildungsinstituten. Diese Systeme bewegen sich ja seit dem Psychoboom auf einem hoch konkurrenten Markt, auf dem letztlich jeder seine Botschaft als die »allein selig machende« präsentiert. Dementsprechend dominiert hier ein missionarisches Charisma, das an der Spitze privatwirtschaftlicher Systeme oft noch durch Aspekte von heroischem Charisma eingefärbt ist. Hier entfalten sich allerdings potenziell auf allen Hierarchieebenen entsprechende Phänomene. Dadurch ergeben sich oft breite Kampfspiel-Arenen um entsprechende Reviere. Als Bindemittel gegen zentrifugal wirkende Rivalitäten fungiert dann vielfach ein »Chefvisionär«, der allerdings einem hohen Verschleiß unterliegt. Er muss sich nämlich in den Augen seiner »Untermissionare« laufend als würdig erweisen, dass seine Botschaft die aller anderen überstrahlt. Dabei hat er in allen seinen Handlungsvollzügen den Nachweis zu erbringen, dass er die Mission des Systems in perfekter Weise verkörpert. Und er muss den größten Beitrag für dessen Erhalt und dessen Weiterentwicklung leisten. Wenn er in einem dieser Punkte versagt, ist er mehr als die Mitglieder unterer Ränge in Gefahr, stigmatisiert zu werden. Selbst wenn er sich dauerhaft als würdig für seine Position erweist, wird sich sein Charisma langsam veralltäglichen, und er verliert in den Augen seiner Anhänger allmählich an Glanz. Derartige Entwicklungen nehmen in therapeutischen Einrichtungen oder in Therapieausbildungsinstituten gelegentlich das System gefährdende Ausmaße an. Nun muss allerdings einschränkend angemerkt werden, dass seit 1999, seit Inkrafttreten des Psychotherapeutengesetzes, ein Teil dieser Systeme seine Operationsbasis eingebüßt hat. In Zeiten, in denen nur noch Psychoanalytiker und Verhaltenstherapeuten staatlich anerkannt werden, ging zum Beispiel Gestalttherapeuten oder Psychodramatikern vielfach ihre organisatorische Basis verloren und damit ihre Bühne, auf der sie sich dramatisieren konnten.

6.5 Das Konfliktpotenzial charismatischer Konstellationen

Bei der Auseinandersetzung mit dem Konfliktpotenzial charismatischer Konstellationen ist zu unterscheiden, ob es sich um eine »heiße« Charismakonstellation handelt, also um eine, deren Spitze noch mit einem Charismaträger besetzt ist, oder um eine »Charisma-Nachfolge«-Konstellation.

Das Konfliktpotenzial »heißer« Charismakonstellationen

Angesichts innovativer und vor allem angesichts missionarischer Organisationen klangen schon Risiken charismatischer Konstellationen an. Wie *Steyrer* (1995) anmerkt, können zwar moderne Gesellschaften aufgrund ihres Sinnverlustes wahrscheinlich nicht auf ein gewisses Maß an sozialer Dramatisierung in der Arbeitswelt verzichten. Diesbezügliche Extremisierungen stellen jedoch nach Meinung des Autors für jede Organisation ein hohes Risiko dar. Ausgeprägtes Charisma, das sich veralltäglicht oder das sich gar zum Stigma wandelt, zieht regelmäßig eine organisatorische Krise nach sich. Mit dem Verlöschen seines Charisma zieht nämlich der Charismatiker auch das System in den Abgrund. Und Krisen, egal welchen Ausmaßes, können im Innenraum charismatischer Systeme nicht selbst reguliert werden.

Charismatiker an der Spitze eines organisierten Systems verfügen oftmals über eine umfassende formale (oft auch informelle) Legitimation, die es ihnen erlaubt, alle relevanten Prozesse des jeweiligen Systems zu kontrollieren. Sie sind maßgeblich für die Personalauswahl und die Ausgestaltung der Binnenstruktur. Als Mitarbeiter rekrutieren sie im Allgemeinen »Adjutanten« oder »Diener«, das heißt von ihnen emotional abhängige Personen, zu denen sie kollusive Beziehungen unterhalten. Diese garantieren dem Charismatiker seine Vorrangstellung. Bei solchen Mitarbeitern besteht keine Gefahr, dass sie eigene Visionen im Sinne strategischer oder operativer Art entwickeln. Das aber birgt Gefährdungen für das System. Durch eine solche Personalauswahl wird nämlich der innerorganisatorische Dialog einseitig konsensmäßig kanalisiert, sodass keine Fortentwicklung mehr stattfinden kann. Bei »innovativen Organisationen« im Sinne *Mintzbergs* (1991) führt das zum raschen Untergang, bei den anderen Organisationstypen zur schleichenden Erstarrung. Wenn ein verkrustetes System in institutionalisierten gesellschaftlichen Segmenten verankert ist, wie etwa ein Universitätsinstitut, kann es beliebig lange »vor sich hindümpeln«. Bei einem privatwirtschaftlichen System, wie zum Beispiel aus der Softwarebranche, wird das Tempo seines Untergangs durch seine jeweilige Marktlage bestimmt.

Ein anderes Problem charismatischer Konstellationen betrifft die Etablierung angemessener Binnenstrukturen. In Fällen, in denen ein innovatives oder missionarisches System aufgrund seiner marktgerechten Botschaft höhere Wachstumsraten aufweist, ist ein Charismatiker bald mit der Koordination des Systems überfordert. Nun bestünde, um den Übergang in die Reifephase zu gewährleisten, die Notwendigkeit, formale Regelungen zu etablieren. Ausgeprägte Charismatiker, wie wir sie besonders in missionarischen Organisationen finden, verleugnen aber aufgrund ihrer Grandiositätsphantasien lange ihre Überforderung. Außerdem befürchten sie, durch formale Strukturen in ihren individuellen Handlungsspielräumen eingeschränkt zu werden. Aus diesem Grund finden wir bei ihnen die Neigung, eine Organisation in ihren Anfangsstadien zu konservieren, was zu paradoxen Zuständen, nämlich zu »vergreisten Pionierstadien« führt. Solche Situationen werden zwar von der unmittelbaren Anhängerschaft des Charismatikers klaglos mitgetragen, bei den Mitarbeitern an der Peripherie mehrt sich aber meistens der Unmut über automatisch zunehmende Pannen und Reibungsverluste. Das wiederum führt vielfach zur Stigmatisierung des Charismatikers mit den Konsequenzen einer schleichenden Destruktion des Systems.

Derartige Untergangsszenarien erhalten in sozialen Dienstleistungssystemen, allen voran in missionarischen Organisationen eine besondere Schärfe. Die hier in aller Regel individualisierend eingefärbten Sinnsysteme befördern ausgeprägtere Stigmatisierungen eines vormals umjubelten Missionars, als sie in anderen Organisationsformen mit anderen Charismatypen beobachtbar sind. Der interaktive und systemische Charakter dieser Konfiguration wird von den enttäuschten Anhängern kaum oder nur peripher erfasst. Wie vormals als Anhänger bleiben sie, nun allerdings in negativistischer Weise, auf die Zentralfigur fixiert. Außerdem entheben sie sich durch ausschließliche Schuldzuweisungen an diese eine Person der Notwendigkeit, sich mit ihren eigenen kollusiven Prädispositionen zu konfrontieren. Alles das mündet in organisatorische Eskalationen. Dem nun existenziell gekränkten Charismaträger bleibt aufgrund seiner Persönlichkeitsstruktur keine andere Wahl, als seine Kritiker ebenfalls abzuwerten. Das erhöht bei diesen die Bereitschaft zu dessen Stigmatisierung, die der Charismatiker mit paranoiden Gegenangriffen pariert (vgl. dazu die Darlegungen zum »narzisstischen Machtmissbrauch« von *Schmidt-Lellek* 1995).

Aus dem Bisherigen ergibt es sich fast von selbst, dass charismatische Führungskräfte beim drohenden Niedergang »ihres« Systems massiv unter Druck geraten. Dieser Druck kann so weit ansteigen, dass sie ihn nicht mehr abwehren können und sich schweren Herzens entschließen, einen Coach zu konsultieren. Dabei stellt sich in aller Regel schon der Auswahlprozess äußerst schwierig dar. Der Berater muss nämlich aus der Sicht des Charismatikers extrem hohe Anforderungen erfüllen. Er sollte ebenfalls über charismatische Qualitäten, möglichst alternativer Art verfügen, die allerdings den zu Beratenden nach Möglichkeit noch überstrahlen. Wenn nämlich ein Charismatiker schon entschieden hat, sich jemandem anzuvertrauen, will er wenigsten die Gewissheit haben, dass es der oder die »Beste« ist.

Bei Sozialmanagern aus sozialarbeiterischen oder psychotherapeutischen Kontexten verkompliziert sich das Auswahlverfahren erheblich. Führungskräfte dieser Milieus verfügen nämlich aufgrund ihrer beruflichen Sozialisation meistens über eine spezifische Horizontstruktur im Hinblick auf die »richtigen« Beratungsziele und die »richtige« Methodik. Das führt aber dazu, dass sie vorstellungsmäßig laufend bei Spezialisten ihres fachlichen Umfeldes landen, mit denen sie bisher konkurriert haben und denen sie sich jetzt auf keinen Fall als beratungsbedürftig präsentieren wollen. So bleibt ihnen nur der Ausweg, einen Spezialisten zu wählen, der in einem anderen Umfeld ausgewiesen ist und dementsprechend ein alternatives Beratungsparadigma vertritt. Aufgrund der divergierenden fachlichen Positionen bleibt dann aber der soziale Kontrakt zum Berater labil.

Labilisierend für den Kontrakt wirken selbstverständlich auch Sozialisationserfahrungen als Charismatiker. Wer sich über Jahre, vielleicht sogar über Jahrzehnte hinweg in einer fachlichen und womöglich noch in einer psychologischen Top-Position wähnte, entwickelt ein Rollenselbstverständnis, das mit dem eines zu Beratenden konfligieren muss.

Das entscheidendste Hemmnis für den Aufbau eines tragfähigen sozialen Beratungskontrakts stellt aber die narzisstische Persönlichkeitsdynamik von ausgeprägten Charismatikern mit ihren typischen Widerstandsformen dar (*Kernberg* 1988). Coaching beinhaltet ja immer eine kritische Auseinandersetzung mit dem jeweiligen beruflichen Kontext des zu Beratenden. Genau diese Intention mobilisiert aber beim Charismatiker die gesamte ihm zur Verfügung stehende Abwehr. Das wird sogleich verständlich, wenn wir uns deutlich machen, dass eine Führungskraft dieses Typs überhaupt nur dann Beratung beansprucht, wenn ihre berufliche Welt zu wanken oder gar zu zerbrechen droht. In diesem Stadium fühlt sie sich aber schon so umfassend existenziell gefährdet, dass sie sogar betont liebenswürdig vorgetragene Analysen ihrer Situation abwerten oder gar paranoisch beantworten muss.

Aus dieser Sackgasse entkommt der Charismatiker nur dann, wenn er über den Verlust seiner Außeralltäglichkeit trauert. Die Begleitung eines solchen in der Regel sehr elementaren Trauerprozesses fällt aber nicht in die Zuständigkeit eines Coach, sondern in die eines Psychotherapeuten. Wie allerdings *Kernberg* (1988) anmerkt, gelingen solche Prozesse auch in der Psychotherapie nur in Ausnahmefällen.

Das Konfliktpotenzial der Charisma-Nachfolge-Konstellation

Eine andere Haltung begegnet uns bei Führungskräften, die als Nachfolger eines Charismatikers antreten. Sie weisen meistens sogar eine ausgeprägte Bereitschaft auf, beraten zu werden. Für Art und Ausmaß ihres Leidensdrucks ist allerdings von Belang, wie sie in ihre Führungsposition gelangten. Dafür lassen sich drei Ausgangslagen differenzieren:

(1) Im Bereich sozialer Dienstleistungssysteme erfolgt die Personalauswahl von Charisma-Nachfolgern sicher am häufigsten durch *übergeordnete Instanzen*, die in die vormals etablierten charismatischen Konstellationen nicht eingebunden waren und von ihnen vielleicht gar keine Notiz genommen hatten. Diese Situation begegnet uns beim freiwilligen Ausscheiden charismatischer Führungskräfte aus Organisationen, die in größere institutionelle Zusammenhänge kirchlicher oder öffentlicher Träger eingebettet sind.

(2) Eine andere Bedeutung erhält die Auswahl des Charisma-Nachfolgers, wenn ihn übergeordnete Instanzen als *»bessere« Alternative* zur bisherigen, vormals charismatischen, Führungskraft auswählen. Diese Situation begegnet uns vor allem in Wende- bzw. Niedergangsphasen von Systemen, wo ein Kuratorium oder ein Verbandsvorstand einen »neuen Helden« oder einen »neuen Missionar« bestellt. Von diesem wird dann erwartet, dass er den »Karren aus dem Dreck« zieht.

(3) In privatwirtschaftlichen Systemen pädagogischer oder psychotherapeutischer Art wird der Charisma-Nachfolger in aller Regel vom *Charismatiker selbst* »berufen«. Er ist dann häufig vor dessen Ausscheiden schon als Stellvertreter designiert.

Nun stellt die Übernahme einer Position, die vormals ein Charismatiker innehatte, für jede Führungskraft eine Belastung dar. Sie findet ja regelmäßig eine starke Organisationskultur vor, die der Vorgänger über Jahre, vielleicht sogar über Jahrzehnte hinweg auf sich zugeschnitten hatte und in die er nun »hineinspringen« muss. Die Situation verkompliziert sich erheblich, wenn die Kultur Normen aufweist, die grundlegenden Intentionen des Nachfolgers zuwiderlaufen, oder wenn gar die Normen mit der formalen Aufgabenstellung des Systems unvereinbar sind.

Noch turbulentere Irritationen ergeben sich, wenn der Nachfolger von übergeordneten Instanzen als ausdrückliche Alternative zum vormaligen Charismatiker »inthronisiert« wird. Solche Entwicklungen begegnen uns vor allem in Verbänden, deren Geschäftsführung durch »charismatische

Umtriebigkeit« einen Niedergang des Systems in Gang gesetzt hatte, der nun von einem neu rekrutierten Geschäftsführer aufgefangen werden soll. In diesem Fall muss sich der »Neuling« nicht nur mit dysfunktionalen Kulturmustern und ihrer Korrektur herumschlagen, sondern auch noch mit Ansprüchen übergeordneter Instanzen. Sie wünschen sich ja eine möglichst »schnelle Rettung« des Systems, weshalb von ihnen ein hoher Erwartungsdruck ausgeht. Solche Führungskräfte erleben sich in einer schwer erträglichen Sandwichposition, weshalb sie ebenfalls gerne Beratung beanspruchen. In diesen Fällen muss es zunächst um Auseinandersetzungen mit der bisherigen Kultur des Systems gehen. Der Positionsinhaber sollte hier aber von Anbeginn in seinem Bemühen um Korrekturen dysfunktionaler Muster gestärkt werden; denn darin besteht ja im Prinzip auch sein formaler Auftrag. Diese an sich schon schwierige Aufgabe, die immer mit hohen Graden von Einsamkeit einhergeht, kann er menschlich schadloser durchstehen, wenn er vom Coach auch auf Interaktionen mit den übergeordneten Instanzen nach allen Regeln der Kunst vorbereitet wird.

In die schwersten Krisen geraten aber von Charismatikern »auserwählte« Nachfolger. Als potenzielle »Thronerben« wählen Charismatiker vor ihrem Abtreten nur solche Personen aus, die über ausgeprägt kollusive Bereitschaften verfügen. Dadurch ist garantiert, dass sie keine alternativen Intentionen verfolgen und einem Vergleich mit ihrem Vorgänger nicht standhalten können. Auf diese Weise suchen Charismatiker schon zu Lebzeiten ihre posthume Idealisierung und ein institutionalisiertes Verhaftetbleiben im historischen Gedächtnis der Gefolgschaft zu sichern (*Steyrer* 1995). Wie *Mintzberg* (1991) postuliert, initiiert ein derartiger Nachfolger die Bildung verschärfter Kulturmuster, um das Gedenken an den Gründer durch Mythen und Symbole zu bewahren. So bleiben alle Idealisierungen eng auf den Vorgänger bezogen.

Nun bestehen aber seitens der Gefolgschaft immer starke Äquivalenzansprüche, die ein Nachfolger auch bei extrem konformem Verhalten niemals vollständig befriedigen kann. Das erzeugt bei der Gefolgschaft zunehmend Unmut. Der »Erbe« gerät dadurch in ein Dilemma: Alle seine Versuche, den Charismatiker zu imitieren oder gar zu übertreffen, führen auf Seiten der vormaligen Gefolgschaft nur zu seiner Stigmatisierung. Das heißt, er sieht sich unversehens als lächerliche Figur gebrandmarkt. Das führt beim Nachfolger zu einem hohen Leidensdruck, der oft zum Bedürfnis nach Beratung führt.

Solche Beratungen gestalten sich allerdings ungleich schwieriger als bei den zuerst beschriebenen Nachfolgetypen. Ähnlich der Arbeit mit Charismatikern sind hier ebenfalls narzisstische Widerstände, nun allerdings spiegelbildliche, zu erwarten. Im Prinzip kann auch der Charisma-Nachfolger die Unterstützung eines Coach nur dann nutzen, wenn er seine aktuelle Situation ausgiebig betrauert. Nur dann wird es ihm auch gelingen, sich aus seiner psychischen Abhängigkeit vom Vorgänger zu lösen. Bei »Ko-Charismatikern« manifestiert sich die Abwehr eher in einer überhöhten Bereitschaft, auf soziale Kontrakte mit Beratern einzugehen; denn sie sind ja im Gegensatz zu ihrem Pendant für die Übernahme inferiorer Rollen sozialisiert. Das wiederum führt nicht selten zur naiven Unterwerfung und zur erneuten Abhängigkeit – jetzt vom Berater.

Manchmal ergeben sich allerdings bei dieser Konstellation auch überraschende Wendungen. Dann taucht nämlich aus der Peripherie des Systems ein neuer Charismatiker auf, der die ursprüngliche Mission reformuliert und entweder dem nominellen Nachfolger als »graue Eminenz« zur Seite steht oder, was noch häufiger geschieht, den Nachfolger »im Handstreich« entthront. Art und Verlauf derartiger Prozesse bestimmen sich allerdings in hohem Maße nach der Rechtsform des jeweiligen organisatorischen Gebildes. In Vereinen besteht eine hohe Wahrscheinlichkeit, dass in Krisenstadien ein neuer Missionar oder Held gekürt wird. In Gesellschaften des öffentlichen Rechts dagegen können derartige selbst regenerierende Entwicklungen nicht auftreten. Hier ist ja die formale Macht immer auf bestimmte Personen festgeschrieben, die dann auch jede »Selbstheilung« des Systems verhindern können.

6.6 Empfehlungen fürs Coaching

Wenn wir den Beratungsbedarf in Charismakonstellationen systematisieren, ergeben sich potenziell folgende Positionsinhaber: der Charismaträger, sein Stellvertreter oder seine Mitarbeiter sowie sein Nachfolger.

Der Charismaträger

Wie ich oben schon deutlich machte, nehmen *Charismaträger* nur in Ausnahmefällen Coaching in Anspruch. »Väter«, »Helden« oder »Missionare« wollen sich im Rahmen eines kurzfristigen Kontraktes vielfach nur überzeugen, dass »der Coach auch nichts weiß«. Wenn eine längerfristige Beratungsbeziehung zustande kommen sollte, enthält sie immer ein gewisses Maß an therapeutischen Themen; denn für den Charismaträger geht es im Kern um die Enttäuschung, dass sich trotz aller Anstrengungen sein ursprüngliches Bedürfnis doch nicht dauerhaft befriedigen ließ. Das beinhaltet einen mehr oder weniger intensiven Trauerprozess, den Charismaträger mit einem höheren Grad an phallisch-narzisstischen Persönlichkeitsanteilen eher in Aggressivität verwandeln. Dann benötigen sie den Coach als Zuhörer für ihre Wut. Etwas anders verhält es sich bei majestätischen Charismatikern. Dieser Charismatyp wird Coaching auch bei milden Krisen in Anspruch nehmen, seine Bereitschaft, sich mit eigenen Anteilen an der aktuellen Situation auseinanderzusetzen ist insgesamt höher als bei den anderen Charisma-Formen. Dann ist es wichtig, dass der Coach auch hier der erhöhten Kränkbarkeit Rechnung trägt und nur sehr vorsichtig und in kleinen Dosen konfrontiert.

Stellvertreter oder unterstellte Mitarbeiter

Ein erhöhtes Bedürfnis, Coaching in Anspruch zu nehmen, weisen *Stellvertreter* oder *unterstellte Mitarbeiter* in charismatischen Konstellationen auf. So klagen etwa Divisionsmanager oft über die »Majestät an der Spitze, die nichts mehr mitkriegt, was wir da unten machen, aber doch immer wieder ohne uns entscheidet«. Ähnliche Phänomene finden wir auch in Verbänden, wo ein ehrenamtlicher Vorstand Dinge entscheidet, die er wegen der Fachkompetenz eigentlich nur zusammen mit einem hauptamtlichen Geschäftsführer entscheiden kann. Wie ich im nachfolgenden Kapitel noch genauer erläutern werde, ist es in solchen Konstellationen grundsätzlich von Bedeutung, dass der Coach mit dem jeweiligen Mitarbeiter Strategien für die »Führung von unten« (*Wunderer* 1993) einübt. Das lässt sich sehr gut im Rahmen von imaginativen Rollenspielen mit dem Charismaträger auf einem leeren Stuhl bewerkstelligen. Dabei wird ein konkretes Anliegen des Mitarbeiters, etwa an allen relevanten Entscheidungen beteiligt zu werden, dem Vorgesetzten auf einem leeren Stuhl vorgestellt. Sodann findet ein Rollentausch statt, während dessen der Mitarbeiter die Rolle des Vorgesetzten imaginativ einnimmt und dann wieder in seiner Rolle zu diesem spricht. Durch solche Trainingssequenzen gelingt es meistens nicht nur, Art und Inhalt der Argumentation genau auf den Vorgesetzten abzustimmen, auf diese Weise stellt sich meistens auch ein Feeling im Sinne einer verbesserten Einfühlung in den Vorgesetzten ein. Jeder Mensch, so auch der »großspurigste« Vorgesetzte, lässt sich von seinen Mitarbeitern in dem Maße korrigieren, in dem er den Eindruck hat, dass der Mitarbeiter ihn auf eine ganz persönliche Weise anspricht. Besonders kompliziert stellen sich allerdings Korrekturen von ausgeprägten »Helden« oder »Missionaren« dar. In solchen Fällen bleibt Stellvertretern oder unterstellten Mitarbeitern nur die Möglichkeit sehr gezielter strategischer Finessen. Diese sollten allerdings im Coaching genau überlegt werden. Dazu ist es notwendig, die »heimlichen Schwächen« des Charismatikers sowie die informelle Dynamik und die Mikropolitik einer Organisation genau zu erfassen. Dann muss ähnlich einem Strategiespiel genau kalkuliert werden, wann welcher Zug erfolgen soll. Hier sind allerdings auch immer ethische Reflexionen anzustellen, inwieweit es Coach und Klient menschlich vertreten können, hinter dem Rücken des Charismaträgers Strategien zu seiner Veränderung – und damit *Manipulationen* zu entwickeln.

Nachfolger von Charismaträgern

Den größten Coachingbedarf haben aber fraglos *Nachfolger von Charismaträgern*. In diesem Zusammenhang hatte ich drei Nachfolgetypen unterschieden: Einen ersten Nachfolgetyp, der von *übergeordneten Instanzen* gekürt wird, die aber über keine oder nur *geringe Kenntnisse* von der vormaligen charismatischen Konstellation verfügen. Ein anderer Nachfolgetyp wird ebenfalls von übergeordneten Instanzen beauftragt, die aber mit dem Nachfolger eine *ausdrückliche Alternative zum vormaligen Charismatiker* rekrutiert haben. Ein dritter Nachfolgetyp, der »echte« Charismanachfolger, wurde *vom Charismaträger selbst* ausgesucht.

(1) Beim *ersten Typ* besteht eine zentrale Aufgabe des Coach zunächst darin, seinen Klienten mit den untergründigen Erwartungen aller Beteiligten vertraut zu machen und ihn zu unterstützen, dass er diese möglichst geschickt handhabt. Wenn der Charismanachfolger von vorgesetzten Instanzen ohne genaue Kenntnis der Vorgängersituation rekrutiert wurde, ergeben sich bei den Mitarbeitern regelmäßig erhebliche Enttäuschungsreaktionen nicht nur über den Nachfolger, sondern auch über die nächsthöheren vorgesetzten Instanzen. Sie haben nämlich den mehr oder weniger bewussten Anspruch, dass der Nachfolger dem Vorgänger möglichst ähnlich sei. Nach dem Motto: »Denen da oben sind wir doch egal«, vermuten die Organisationsmitglieder, dass sich die Vorgesetzten bei der Auswahl des Nachfolgers in keiner Weise mit der Vorgängersituation beschäftigt haben. Je mehr sich der Nachfolger vom Vorgänger unterscheidet, desto eher wird die Personalauswahl als »Lieblosigkeit« interpretiert. In Fällen, in denen der Charismaträger einen plötzlichen Tod erlitt, können sich die Enttäuschungsreaktionen mancher Mitarbeiter bis zur Verzweiflung steigern. Und in einem psychodynamischen Sinn haben sie ja auch tatsächlich einen schweren Verlust erlitten.

In solchen Fällen ist es dringend notwendig, dass der Coach seinen Klienten darauf vorbereitet, sich in das bestehende organisatorische Ensemble zunächst einmal nur zu integrieren und die Kultur kennen zu lernen. Sodann sollte er aber unterstützt werden, aktiv Vertrauensbeziehungen zu allen Schlüsselpersonen aufzubauen. Dies geschieht sinnvollerweise zunächst durch Einzelkontakte, indem der »Neuling«, nach den hierarchischen Verhältnissen sortiert, allen wichtigen Personen einen eigenen Besuch abstattet, danach sollte er auch vorbereitet werden, coram publico um Vertrauen der Belegschaft zu bitten. Gerade bei Einzelgesprächen ist sehr entscheidend, dass der Nachfolger möglichst jede Kritik am Vorgänger, aber auch an den vorgesetzten Instanzen vermeidet. Wenn sich die Trauerprozesse bei den Mitarbeitern allmählich gelegt haben und der Charismanachfolger einigermaßen Fuß gefasst hat, sollte er überlegen, welche neuen Rituale er in der Firma implementieren kann. Erst dann sollte er beginnen, seine »Duftmarke« deutlicher zu setzen.

(2) Beim *zweiten Nachfolgetyp*, wenn der Nachfolger von vorgesetzten Instanzen als ausdrückliche Alternative zum Vorgänger engagiert wurde, gestaltet sich die Situation noch etwas komplizierter. Dann hat der Nach-

folger nicht nur mit den Äquivalenzansprüchen der Mitarbeiter zu kämpfen, dann bestehen auch seitens vorgesetzter Instanzen besondere Erwartungen an ihn.

Hier sollte im Coaching in einem ersten Schritt sehr sorgfältig ermittelt werden, welche ausgesprochenen und unbedingt auch welche unausgesprochenen Erwartungen voraussichtlich seitens der Vorgesetzten bestehen. Hier handelt es sich häufig um Ansprüche, dass der Nachfolger weniger selbstbewusst, weniger »selbstherrlich«, weniger dynamisch, also insgesamt lautloser oder bescheidener seine Arbeit tut. Wenn er solche Ansprüche einlöst, werden aber nun die Mitarbeiter enttäuscht sein. In solchen Fällen geht es in einem laufenden Wechsel um Auseinandersetzungen mit Ansprüchen der Vorgesetzten und mit Ansprüchen der Mitarbeiter. Da diese beiden sich ausschließenden Erwartungen nicht nahtlos einzulösen sind, muss sich der Charismanachfolger auf jeden Fall damit befassen, welche Ansprüche er nicht einlösen kann und will.

Bei solchen zunächst inneren Klärungen empfiehlt es sich im Coaching, imaginativ oder mit kleinen Figuren, etwa aus dem Szeno-Test-Material, ein Zwei-Fronten-System aufzubauen und dieses miteinander kommunizieren zu lassen. Im Rollentausch nimmt der Klient einmal die Rolle des Vorgesetzten ein und erklärt dem Klienten – auf einem leeren Stuhl – seine Erwartungen; danach nimmt er die Rolle eines für ihn typischen Mitarbeiters ein und versucht nun dessen Erwartungen zu artikulieren. Auf seinen Stuhl zwischen den beiden Fronten zurückgekehrt, lässt er die Ansprüche beider Parteien auf sich wirken. Die entscheidende Unterstützung des Coach besteht nun darin, die Führungskraft zu ermutigen, dass sie unsinnige oder uneinlösbare Anforderungen als solche identifiziert und im Weiteren zurückweist. Zu diesem Zweck muss dann ein Rollentraining für Gespräche mit dem Vorgesetzten, aber auch mit den Mitarbeitern stattfinden. Im weiteren Verlauf sollte er immer deutlicher unterstützt werden, Handlungsstrategien zu entwickeln, mit denen er sich immer mehr von der ursprünglichen Charismakonstellation entfernt. Dazu gehört die Etablierung neuer Rituale, ein eigenständiger Führungsstil und anderes mehr an Eigenständigem.

(3) An schwierigsten gestaltet sich die Situation des *»echten«*, des *dritten Nachfolgetyps*. Er wurde ja vom Charismaträger selbst ausgesucht und eingesetzt. Aller Voraussicht nach handelt es sich hier um eine Persönlich-

keit mit komplementären Charakteristika. Das heißt, er stand zum Charismaträger in einem kollusiven Verhältnis. Genau deshalb wurde er wahrscheinlich vorher immer als »Second Best« betrachtet, sodass er nun, wenn er die Nachfolge antreten soll, von den Mitarbeitern voraussichtlich wenig akzeptiert wird. Jeder Versuch, es dem Charismatiker gleichzutun, gereicht ihm zur Lächerlichkeit, und jeder Versuch, »alles ganz anders zu machen«, wird ihm als Verrat ausgelegt. Er kann es den Mitarbeitern nie wirklich recht machen, weshalb es nur eine einzige Möglichkeit gibt: alles so zu tun, wie er es selbst richtig findet. Das herauszufinden stellt sich aber bei diesem Nachfolgetyp als besonders schwierige Aufgabe dar, die sich im Coaching nur in einem längeren Prozess bewältigen lässt.

Ein zentrales Ziel muss dabei sein, den Nachfolger zu unterstützen, dass er sich »auf die eigenen Füße stellt«, d.h. sich von der Selbstdefinition als Stellvertreter und Stadthalter löst. Parallel dazu sollte er ermutigt werden, mit neuen Rollen wie etwa mit der des Moderators zu experimentieren. Auf dieser Basis könnte er auch andere Organisationsmitglieder animieren, weiterführende Visionen für das System zu entfalten.

7. Konfliktcoaching für Führungskräfte zwischen Haupt- und Ehrenamt

Robert Kurz, Geschäftsführer eines Berufsverbandes mit etwa 10 000 Mitgliedern, erlebt turnusmäßig ein bis zwei Wochen vor der jährlichen Mitgliederversammlung eine Krise. Vor diesem Ereignis prasselt auf ihn jeweils eine kaum zu bewältigende Aufgabenvielfalt und -fülle ein. Die Vorstände, die sich das restliche Jahr über vergleichsweise wenig für seine Arbeit interessieren (Unterschriften unter wichtige Papiere oder relevante Verbandsentscheidungen muss er ihnen gelegentlich sogar in ihrem privaten Umfeld abringen), scheinen nun im Vorfeld des »großen Ereignisses« beseelt von der Idee, über möglichst alle Vorgänge des Verbandes genau informiert zu sein. Zuerst versucht Robert Kurz jeweils, auf alle ihre Fragen so geduldig wie möglich Rede und Antwort zu stehen. Er lässt durch »seine« Sekretärin und einen weiteren Verwaltungsmitarbeiter entsprechende Tabellen und Schaubilder fertigen, die er erklärt, erklärt, erklärt.

Im Vorfeld der großen Jahresversammlung wenden sich außerdem immer etliche Mitglieder mit Anfragen an ihn, die er als verdeckte Kritik an dem amtierenden Vorstand entlarvt oder die in irgendeiner Weise intrigant auf ihn wirken. Durch den hohen Arbeitsanfall schon einigermaßen entnervt, neigt er dazu, diese »scheinheiligen Anfragen«, wie er sie nennt, eher »abzubügeln« oder jedenfalls betont kurzgefasst abzufertigen. Daraufhin beschweren sich genau diese Mitglieder beim Vorstand über ihn, er muss dann eventuell eine Rüge einstecken und agiert noch entnervter. Neben dem Stress mit dem Vorstand und den »einfachen« Verbandsmitgliedern muss er immer wieder erleben, dass Mitglieder, die sich als Helfer angeboten hatten, ihre Aufgaben nicht termingerecht erledigen. So hatte sich im letzten Jahr ein älteres Mitglied, ein sonst durchaus »rühriger Herr«, angeboten, eine neue Mitgliederkartei anzufertigen. Da er aber »im Moment in seiner Firma so viel zu tun hat, konnte die Sekretärin diese Aufgabe nicht mehr schaffen«. Deshalb stand nun Robert bei der diesjährigen Mitgliederversammlung ohne aktualisiertes Mitgliederverzeichnis da. In den ersten beiden Jahren dachte Robert Kurz in diesem Stadium der Mitgliederversammlung jeweils an Kündigung, in den beiden nachfolgenden nahm er Beruhigungsmittel, danach suchte er vor dem kritischen Ereignis immer einen Coach auf.

Jeder Coach, der Geschäftsführer von Vereinen oder Verbänden berät, kennt die vielfältigen Reibungen und Querelen , die sich an der Nahtstelle zwischen Haupt- und Ehrenamt ergeben können. Coaching soll dann zunächst Unterstützung bieten, die aktuellen Komplikationen besser als bisher einzuordnen, zu verstehen und zu handhaben. In manchen Situationen, etwa bei Strategieentwicklungen oder auch bei gravierenden Komplikationen, wird es darüber hinaus sinnvoll sein, neben den Haupt- auch die Ehrenamtlichen zu einem Teamcoaching zu bitten. Für eine kompetente Beratung solcher Funktionsträger verwendet man idealerweise eine innere Landkarte, die es erlaubt, die Relation zwischen Haupt- und Ehrenamt möglichst grundlegend zu erfassen. Und eine solche *»mind map«* wird im Folgenden präsentiert:

Im ersten Schritt werde ich *die formalen Bezüge zwischen Vorstand* und *Geschäftsführung* mit den sich ergänzenden Managementfunktionen beschreiben. Daran anschließend zeige ich, wie die formalen Verhältnisse durch spezifische, hier geradezu regelhaft auftretende informelle Phänomene im Sinne einer *»Führung von unten«* modifiziert werden und in Teilen sogar modifiziert werden müssen. Schließlich thematisiere ich die Aufgaben des Geschäftsführers gegenüber »ehrenamtlichen Helfern«, die als *»Ehrenamtsmanagement«* eine zentrale Bedeutung für die Konfliktprophylaxe haben können.

7.1 Das Ehrenamt und seine organisatorische Einbettung

Das »Ehrenamt« ist ein geradezu selbstverständlicher Bestandteil moderner Gesellschaften (*Langnickel & Gabler* 1997), und wie *Belardi* (1996) und *Händel-Burkhardt* (2000) anmerken, bildet es heute vermutlich die Basis für einen »zweiten« oder »dritten« Arbeitsmarkt. Der zunächst verblüffend administrativ klingende Begriff »Amt« resultiert aus der preußischen Städteordnung von 1809, wonach männlichen Bürgern höherer Stände »Ämter ehrenhalber« verliehen wurden. Die Inhaber eines solchen Amtes sollten in ihrem jeweiligen regionalen Umfeld unentgeltlich arme Leute unterstützen. Sie waren aber auch legitimiert, diese im Hinblick auf ihren Lebenswandel zu kontrollieren und entsprechend zu beeinflussen (*Jacob* 1993, zit.n. *Gumpinger* 1996). Hier liegen ganz unverkennbar Wurzeln für die spätere professionelle Sozialarbeit.

Heute umfasst ehrenamtliche Tätigkeit in Deutschland »nahezu alle Bereiche der Gesellschaft und auch des Staates: Politik, Kultur, Justiz, Freizeit, Jugendarbeit, Sport, Kirchen und Religionsgemeinschaften, Gesundheit und Sozialwesen, Katastrophenschutz und Rettungswesen, Freiwillige Feuerwehren, Arbeitsschutz, Tarifparteien in der Wirtschaft, Wissenschaft, Umwelt und Naturschutz etc.« (*Bundestagsdrucksache* 13/5674 vom 1.10.1996). Ohne Ehrenamt wäre das traditionelle Verbandswesen undenkbar. In den letzten Jahren tritt zum herkömmlichen noch das »Neue Ehrenamt« hinzu, das sich aus Bürgerinitiativen, aus der Frauenbewegung und aus Selbsthilfegruppen speist (*Legewie & Jansen* 1997). Wie *Infratest* 1999 (zit.n. *Händel-Burkhardt* 2000) ermittelte, engagieren sich derzeit in der Bundesrepublik 22 Millionen Menschen ehrenamtlich, was immerhin ein Viertel der Bevölkerung ist.

Ehrenamt ist aber nun nicht gleich Ehrenamt. Zwischen der 12-jährigen Konfirmandin, die am Sonntag beim Kindergottesdienst hilft, und dem Vorstandsvorsitzenden des Deutschen Roten Kreuzes (DRK), der in seinem früheren Berufsleben vielleicht eine Position als Topmanager bekleidet hat, besteht ein gravierender Unterschied: Die Konfirmandin fungiert als ehrenamtliche Helferin auf einer hierarchisch untergeordneten Ebene in ihrer Kirchengemeinde, der Vorstandsvorsitzende des DRK dagegen nimmt als ehrenamtlicher Vertreter seines Verbandes eine zentrale Führungsrolle ein. Es handelt sich dabei nicht nur um ein gesellschaftlich hoch geschätztes Ehrenamt, dessen Inhaber zum Beispiel jeweils zu Neujahrsempfängen des deutschen Bundespräsidenten geladen ist, in dieser Position verfügt er auch über eine enorme Machtfülle. So sind ihm Tausende professioneller Mitarbeiter und natürlich auch entsprechend viele ehrenamtliche Helfer unterstellt. Außerdem trägt er finanzielle Verantwortung für Entscheidungen in Millionenhöhe. Wie sich einschlägigen Dokumentationen entnehmen lässt, dominieren, vergleichbar anderen gesellschaftlichen Bereichen, bei führenden Positionen des Ehrenamtes Männer, bei den untergeordneten dagegen Frauen (z. B. *Pearce* 1993).

In allen Vereinen und Verbänden, die eine gewisse Größe erreicht haben und deren Vereinszweck eine erhöhte Komplexität aufweist, sodass Ehrenamtliche mit der Erledigung aller anfallenden Arbeiten überfordert wären, finden wir hauptamtlich angestellte Geschäftsführer. Diesen unterstehen vielfach weitere professionelle Mitarbeiter. Das heißt, die Geschäftsführung bildet die Spitze einer Hierarchie von Hauptamtlichen. Das professionelle Segment hat aber nun häufig wieder ehrenamtliche Helfer zu »führen«. Formal bleiben die Hauptamtlichen mit ihren ehrenamtlichen Helfern den ehrenamtlichen Vorständen unterstellt, sodass sich folgende formale Grundstruktur ergibt:

Vorstand	——	(System der Ehrenamtlichen)
Geschäftsführer Mitarbeiter, Mitarbeiter, Mitarbeiter	——	(System der Hauptamtlichen)
Ehrenamtliche Helfer	——	(System der ehrenamtlichen Helfer)

In dieser formalen Struktur nimmt die Geschäftsführung mit dem System der Hauptamtlichen eine Sandwichposition unter lauter Ehrenamtlichen ein. Diese Struktur, die sich aus dem Vereinsrecht ergibt, birgt für das reale Verhältnis von Vorstand und Geschäftsführung sowie für das Verhältnis von Geschäftsführung und ehrenamtlichen Helfern ein vielfältiges Konfliktpotenzial.

Konfliktpotenziale im Verhältnis von Vorstand und Geschäftsführung

(1) Zum einen ist die *Motivation* von Ehrenamtlichen und Hauptamtlichen prinzipiell *unterschiedlich* gelagert. Ehrenamtliche erwarten in der Regel keinen materiellen, sondern einen ideellen Gewinn von ihrer Vereinsarbeit. Vielfach suchen sie Wünsche nach Geselligkeit zu befriedigen oder ihrem Leben mehr Sinn zu verleihen. Andere nutzen die Ehrenamtlichkeit als Kompensat für verfehlte Berufskarrieren oder einen nicht realisierten

sozialen Aufstieg (*Schreyögg* 1995). Aus solchen Motiven resultiert häufig ein Überengagement von Vorständen, was Übergriffe in die Aufgaben der Hauptamtlichen nach sich ziehen kann. Im Extrem führt dies zu Situationen, in denen die Ehrenamtlichen alle, auch die banalsten Entscheidungen an sich reißen und die Illusion nähren, dass sie »alles im Griff haben« (*Schwarz* 1997). Solche Situationen finden wir immer dort, wo Ehrenamtliche emotional besetzte Interessen vertreten und die Hauptamtlichen relativ schnell bereit sind, sich depotenzieren zu lassen, etwa in Einrichtungen der Lebenshilfe oder in privaten Kindergärten.

(2) Da die *Aufgabenkomplexität* von Vereinen besonders im sozialen Dienstleistungsbereich immer mehr zunimmt, überlassen viele Vorstände alle relevanten Entscheidungen ausschließlich den Hauptamtlichen. Diese entwickeln dann auf Dauer eigene Zielsetzungen für ihre Arbeit, die vom Vereinszweck vielleicht ursprünglich gar nicht vorgesehen waren oder diesem eventuell sogar zuwiderlaufen. Dann kann es passieren, dass die Ehrenamtlichen in der Öffentlichkeit von Dritten auf diese Situation angesprochen werden, sich schämen und nun als gegenläufige Strategie alle, auch die unbedeutendsten Aktionen der Hauptamtlichen zu kontrollieren suchen. Derartige Verhältnisse begegnen uns bei Einrichtungen in kirchlicher Trägerschaft. Die Mitarbeiter eines Jugendheimes haben vielleicht betont innovative Formen der Freizeitgestaltung entwickelt. Davon hören kirchliche Würdenträger einer anderen Stadt und stellen nun bei einer Synode dem zuständigen Vorstand »peinliche Fragen«, ob er denn diese »Umtriebe« in seinem Einflussbereich auch überprüft habe und moralisch vertreten könne. Eine solche Situation führt aller Erfahrung nach dazu, dass der Vorstand den Hauptamtlichen sein Vertrauen entzieht und sie nun engmaschig zu kontrollieren sucht.

(3) Andere Relationen zwischen Haupt- und Ehrenamt gestalten sich in der Weise, dass der Vorstand dem Geschäftsführer eher smart begegnet, lediglich bestimmte Rahmendaten wie Budgets und Satzungen vorgibt und nur die Einhaltung dieser Vorgaben kontrolliert. In solchen Fällen kann der Geschäftsführer zwar inhaltlich uneingeschränkt schalten und walten. Er hat aber in seinem Vorgesetzten *keinen Dialogpartner* zur Fortentwicklung des Systems und erhält dann auch meistens keinerlei Feedback für seine Leistung.

(4) Wieder andere, vermutlich die häufigsten Situationen sind durch ein »*Wechselbad*« charakterisiert, wie das Beispiel am Anfang zeigt: Manchmal engagieren sich die ehrenamtlichen Vorstände unvorhergesehen intensiv, ein anderes Mal überlassen sie auch die relevantesten Entscheidungen unbesehen der Geschäftsführung.

Konfliktpotenziale im Verhältnis von Geschäftsführung und ehrenamtlichen Helfern

(1) Natürlich spielt auch für dieses Verhältnis die je *unterschiedliche Motivation* eine Rolle. Wo aber Vorstände für ihren ehrenamtlichen Einsatz eine gewisse »Erhöhung« erfahren in Form von Anerkennung auf »öffentlichen Bühnen« oder wo sie ihre Dominanzbedürfnisse in einem größeren Rahmen legitimiert ausleben können, müssen sich ehrenamtliche Helfer eher »bescheiden«. Typischerweise handelt es sich bei der ersten Gruppe überwiegend um Männer, bei der zweiten um Frauen. Die ehrenamtlichen Helfer und Helferinnen sind »um Gottes Lohn« tätig, »um ein gutes Wort«, »für ein glückliches Gesicht« oder »für dankbare Augen«. Es zeichnet sich in den letzten Jahren allerdings ein Trend ab, dass sie keineswegs nur rein immaterielle oder nur ethisch relevante Gegenleistungen für ihren Einsatz erwarten. Sie möchten durch die ehrenamtliche Tätigkeit heute oft ihren Erfahrungshorizont erweitern oder vielleicht sogar in einen Arbeitsplatz hineinwachsen (*Händel-Burkhardt* 2000).

(2) Welche konkrete Tätigkeit sie jeweils tun »sollen« oder »können«, bestimmen jeweils die Hauptamtlichen. Das heißt, diese weisen den ehrenamtlichen Helfern ihre Tätigkeiten zu. Dabei kommt es immer wieder zu Friktionen, weil sich nämlich die Hauptamtlichen nur sehr schwer in die Ehrenamtlichen mit ihrer Motivation einfühlen können und manchmal auch gar nicht wollen. So weisen sie den Ehrenamtlichen immer wieder Aufgaben zu, die für diese in keiner Weise interessant sind oder die sie gar nicht bewältigen können. Den ehrenamtlichen Helfern gegenüber befindet sich allerdings der Hauptamtliche in einer *höchst komplizierten Führungsposition*. Er muss sie für die passende Tätigkeit rekrutieren, sie einarbeiten und fortbilden, also durchaus eine Menge Energie in ihren Beitrag investieren, obwohl für die Relation kein verbindlicher Rahmen besteht. So kann

beispielsweise eine ehrenamtliche Helferin, die als Kassenwart ein erhebliches Wissen in ihrer Funktion angesammelt hat, ohne formale Sanktionen befürchten zu müssen, ihr Ehrenamt »schmeißen«. Dieser Mangel an Formalisierung führt im Allgemeinen dazu, dass sich die Hauptamtlichen von Anfang an zu wenig sorgfältig um den Einsatz und insgesamt um die »Pflege« von Ehrenamtlichen kümmern. Aus diesem Grund sind hier immer wieder Einbrüche in Systemen der Ehrenamtlichen zu beobachten.

7.2 Die formale Relation zwischen Vorstand und Geschäftsführung

Bei Vereinen und Verbänden handelt es sich um Organisationen. Und diese müssen entsprechend gemanagt werden. Diesem Aspekt kommt heute besondere Bedeutung zu, weil viele Vereine und Verbände soziale Dienstleistungen in Bereichen der Alten-, Jugend- oder Behindertenhilfe übernehmen. Diese können sie vielfach nicht aus eigener Kraft leisten, sondern für die Realisierung benötigen sie öffentliche Mittel. Aufgrund der Verknappung dieser Ressourcen verlangen aber nun diejenigen Instanzen, die entsprechende Gelder zu bewilligen haben, zunehmend ein qualifiziertes Management, das dann einen sinnvollen Verwendungsnachweis der Mittel garantiert.

Für dieses wie für jedes andere Management werden in der einschlägigen Literatur fünf Funktionen als relevant benannt: (1) strategische und operative Planung, (2) Organisieren, (3) Personaleinsatz, (4) Führung und (5) Kontrolle (*Steinmann & Schreyögg*, G. 1997). Diese Funktionen wurden ursprünglich im Sinne eines Managementprozesses als aufeinander aufbauend gedacht. Ich habe sie im Zusammenhang mit »Coaching zur Konfliktprophylaxe« schon etwas eingehender beschrieben.

Diese fünf Managementfunktionen müssen nun von den Führungskräften eines Vereins oder Verbandes wahrgenommen werden. Hierbei handelt es sich idealerweise um ein Führungsgremium, das aus den Vorständen und der Geschäftsführung besteht. Sie alle haben nämlich das »Gesamtpaket Management« möglichst sinnvoll unter sich aufzuteilen. Im Idealfall entwickeln sie einen Modus, der einen möglichst professionellen und natürlich auch konfliktfreien Machtausgleich zwischen allen Beteiligten garantiert (vgl. *Schwarz* 1997; *Langnickel & Gabler* 1997; *Philippi* 1999 u.a.).

Die formalen Funktionen des Vorstandes

Rechtlich betrachtet sind die Vorstände Träger der Organisation, also des Vereins oder des Verbandes. Und als solche müssen sie die Zweckbindung der Organisation sicherstellen. Sie tragen also die Verantwortung für eine angemessene Erfüllung des Organisationszwecks. Dabei haben sie dafür zu sorgen, dass letztlich, wie in jeder Organisation, die *Ziele des Systems* mit möglichst sparsamen Mitteln erreicht werden. Zur Realisierung dieser Aufgabe benötigen sie ein *Managementmodell,* das es ihnen erlaubt, trotz ihres prinzipiell begrenzten Zeitbudgets diese Aufgabe zu erfüllen:

(1) Vorstände nehmen im jeweiligen System die Stelle *übergeordneter Manager* ein, d. h. sie bekleiden die höchste Managementposition und sind damit Vorgesetzte der hierarchisch nachgeordneten hauptamtlichen Führungskraft, also des Geschäftsführers oder Einrichtungsleiters.

(2) Als übergeordnete Manager müssen sie die zentralste Managementfunktion, die *strategische Planung* im Sinne genereller Zielformulierungen, Leitbildentwicklungen, der Bestimmung von Leistungsstandards und Kontrollgrößen übernehmen. Als Vereinsvorstand haben sie in diesem Zusammenhang auch die Aufgabe, verschiedene Interessen und Ziele, die innerhalb ihres Vereins repräsentiert sind, zu synthetisieren. Darüber hinaus müssen sie auch Interessen von relevanten Personen außerhalb des Vereins oder Verbandes, etwa aus der Politik und der Öffentlichkeit, insgesamt berücksichtigen. Bei ihrer Zielfindung haben sie also eine Brückenfunktion zwischen internen und externen Stakeholdern, also Interessenvertretern, zu übernehmen. Dabei muss der Vorstand allerdings Prioritäten setzen, welches die wichtigsten Ziele sind, außerdem welche lang-, mittel- oder kurzfristig anzustreben sind. Besonders bei sozialen Dienstleistungssystemen, die sich heute zwar immer umfassender über Märkte regulieren, spielt *normative Steuerung* eine ganz entscheidende Rolle. Und diese muss unbedingt vom Vorstand wahrgenommen werden.

(3) Aufgrund ihrer übergeordneten Managementposition sind die Vorstände *Vorgesetzte von Führungskräften (Einsiedler & Müller* 1993). Daraus folgt, dass sie keine einfachen Formen von Anweisung und Kon-

trolle praktizieren, sondern gemeinsam mit der Geschäftsführung Zielvereinbarungen entwickeln sollten. Daraus folgt außerdem, dass die Vorstände Führungsaufgaben gegenüber den Mitarbeitern unterer Ränge sowie Führungsaufgaben gegenüber ehrenamtlichen Helfern an die Geschäftsführung delegieren müssen. Ein »Durchgreifen« auf untere Hierarchieebenen über den Kopf des Geschäftsführers hinweg würde zu dessen empfindlicher Depotenzierung und damit Kränkung führen. Ausnahmen stellen hier nur rechtlich relevante Ereignisse wie Abmahnungen und Kündigungen dar. Als Vorgesetzte von Führungskräften sollten Vorstände die Geschäftsführung nicht nur betont partizipativ führen, sie also an allen relevanten Entscheidungen beteiligen; sie sollten sich außerdem nicht in deren inhaltliche Belange einmischen. Denn die »Sachfunktionen«, also die Aufgaben, die der unmittelbaren Zielerreichung einer Organisation dienen, müssen gegenüber den Managementfunktionen immer als hierarchisch nachgeordnet betrachtet werden. Im Übrigen hilft die Abstinenz gegenüber inhaltlichen Fragen auch angesichts des stets knappen Zeitbudgets von Ehrenamtlichen bei einer angemessenen Prioritätensetzung. Vorstände sollten sich ohnedies weniger als »Macher« denn als »Galionsfiguren« (*Mintzberg* 1975) und als »symbolische Führer« (*Einsiedler & Müller* 1993) definieren.

(4) Auch *Personal- und Führungsfunktionen* haben Vorstände nur gegenüber der Geschäftsführung, nicht gegenüber den anderen hauptamtlichen Mitarbeitern. So muss ein wesentliches Kriterium für die Auswahl der Geschäftsführung darin bestehen, dass sie über genau die fachlichen und menschlichen Qualifikationen verfügt, die eine umfassende Delegation seitens der Vorstände gerechtfertigt erscheinen lässt.

(5) Aus der Rechtslage von Vereinen und Verbänden ergibt sich zwingend, dass neben der strategischen Planung auch die *Kontrolle als zentrale Aufgabe von Ehrenamtlichen* zu werten ist. Für diese Managementfunktion ist nämlich immer die Spitze eines Systems zuständig, weil ja erst nach einer eingehenden Prüfung aller Vorgänge im System entscheidbar ist, ob die strategische Planung sinnvoll war oder ob sie revidiert werden muss. Es ist aber schon aus praktischen Gründen selbstverständlich, dass auch die Kontrollfunktion nicht ohne Mitbeteiligung der Hauptamtlichen zu realisieren ist. Die Hauptamtlichen sind sogar verpflichtet, dem Vorstand

alle relevanten Unterlagen – auch zur Kontrolle ihrer eigenen Arbeit – zugänglich zu machen. In diesem Punkt ist Kooperation zwischen den beiden Gruppierungen unverzichtbar. Dabei ist es empfehlenswert, dass sich der Vorstand oder die Vorstände und die Geschäftsführung mindestens zweimal im Jahr, unabhängig von Mitgliederversammlungen und sonstigen institutionalisierten Meetings, treffen und über alle relevanten Vorgänge im System konferieren.

(6) Neben der Führungsaufgabe gegenüber der Geschäftsführung hat der Vorstandsvorsitzende allerdings auch eine *Führungsaufgabe gegenüber den übrigen Vorständen.* Aus dem ehrenamtlichen Charakter dieser Relationen folgt allerdings, dass der Vorstand an diese Gruppierung als quasi »Miteigentümer« (*Pearce* 1993) keine formal verbindlichen Ansprüche stellen kann. Ihre Beeinflussung wird ihm nur gelingen, wenn er in ihren Augen »fachlich kompetent« und »menschlich überzeugend« erscheint (*French & Raven* 1959). Dann sollte er seinen Einfluss in der Weise nutzen, dass die übrigen Vorstände im Rahmen ihres jeweiligen Zeitbudgets genau das »Richtige« für den Verein oder den Verband tun.

(7) Besondere Führungsaufgaben ergeben sich für einen Vorstandsvorsitzenden bei Hauptversammlungen, also bei Treffen zwischen Hauptamtlichen und den übrigen Ehrenamtlern. Die Gestaltung dieser Anlässe wirkt für einen Verein ausgesprochen kulturprägend. Hier sollte der Vorsitzende sozial möglichst sensibel, aber doch strikt geplant agieren. Das heißt, er sollte Bedürfnisse der professionellen Mitarbeiter und der Ehrenamtlichen gleichermaßen abzudecken suchen. Idealerweise praktiziert er dabei ein konzeptionell gut durchdachtes *Sitzungsmanagement.* Das schließt zunächst die sorgfältige Vorbereitung der Tagesordnung ein. Dafür empfiehlt es sich, schon im Vorfeld einer Sitzung mit Hilfe entsprechender Informationssysteme die Anliegen der Vereinsmitglieder und des Geschäftsführers zu ermitteln. Außerdem sollte der Vorstandsvorsitzende darauf achten, dass eine Geschäftsordnung verabschiedet wird, außerdem dass Protokolle geführt und verschickt werden. Auf der anderen Seite besteht eine zentrale Führungsaufgabe des Vorsitzenden auch darin, dafür zu sorgen, dass das Vereinsleben nicht in übertriebenem Aktionismus erstickt, dass beispielsweise genügend Zeit zur Befriedigung informeller Bedürfnisse bleibt. Bei allem Streben nach Effizienz sollte der Vorsitzende

also darauf achten, dass sich die Atmosphäre von Sitzungen möglichst gelöst und vertrauensvoll gestaltet. Falls Konflikte auftreten, muss er sich kümmern, dass sie nicht einseitig personalisiert werden oder dass gruppendynamische Prozesse nicht unnötig eskalieren. Da Vereine im Allgemeinen nur schwach formalisiert sind, droht bei Vereinssitzungen immer die Gefahr des informellen Ausuferns. Aus diesem Grund empfehlen etwa *Langnickel & Gabler* (1997), die Treffen gut vorzustrukturieren, aktuelle Gespräche möglichst gezielt auf strategische Themen zu lenken, die Teilnehmer durchaus relevante Punkte ausdiskutieren zu lassen, übermäßig breit angelegte Diskussionen aber doch beherzt einzudämmen. Bei solchen Sitzungen sind die Teilnehmer im Idealfall schon möglichst vorher über relevante Tagesordnungspunkte zu informieren. Der Vorsitzende sollte aber immer Prioritäten setzen und schon im Vorfeld eine klare Rangreihe von Themen festlegen. Wie eine derartige Sitzung im Detail zu führen ist, muss auch mit dem Alter eines Vereins korrespondieren. Bei jungen Systemen sind gruppendynamischen und inhaltlichen Flügelkämpfen mehr Raum zu geben, bei lange bestehenden mehr den Bedürfnissen nach Harmonie und menschlicher Verständigung. Bei großen Verbänden besteht eine Aufgabe des Vorstandes auch immer darin, die jeweiligen formal gewählten »Machtzentren« (*Philippi* 1999) wie die Mitglieder einer Delegiertenversammlung oder eines Präsidiums mit ihren Führungsansprüchen zu berücksichtigen und dadurch angemessen einzubeziehen.

Trotz solcher vereinsspezifischen Führungsaufgaben bleiben die zentralen Managementfunktionen von Vorständen die strategische Planung und die Kontrolle. Und an diesen Primärfunktionen sollten sie auch alle ihre sonstigen Aktivitäten ausrichten.

Die formalen Funktionen der Geschäftsführung

Mit dem Managementmodell für die Vorstände korrespondiert das für die Hauptamtlichen, insbesondere für die Geschäftsführung. Im Prinzip sollten alle Managementfunktionen außer der strategischen Planung und der Kontrolle an die Hauptamtlichen delegiert werden. Die Leitlinie muss sein: Der Vorstand macht die Politik und kontrolliert, die Hauptamtlichen führen aus. Das heißt, sie organisieren das Alltagsgeschäft.

(1) So ist es Aufgabe der Hauptamtlichen, für die *operative Planung* zu sorgen. Die strategischen Ziele des Vorstandes müssen nämlich in Handlungsschritte, in Leistungs- und Ergebnismessungen möglichst umfassend operational umgesetzt werden. Bei der operativen Planung sind die Geschäftsführer zwar die Initiatoren, der Vorstand sollte aber immer in der Weise beteiligt werden, dass die Geschäftsführung zunächst etliche operative Ziele formuliert, sie dem Vorstand übermittelt und dann gemeinsam mit dem Vorstand eine entsprechende Auswahl trifft.

(2) Außerdem ist es Aufgabe der Geschäftsführung für eine *zielgerechte Binnenstruktur*, also für spezifische Formen der Arbeitsteilung, Hierarchisierung und Standardisierung zu sorgen. Damit sich möglichst wenig Kompetenzüberschneidungen und dadurch bedingte Reibungsverluste einstellen, sollte die Geschäftsführung auch Stellenbeschreibungen abfassen, die Abgrenzungen der Aufgabengebiete zwischen Vorstand und Geschäftsführung vorsehen.

(3) Auch die *Personalfunktion* fällt in den Kompetenzbereich der Geschäftsführung. Das heißt, sie hat die Personalauswahl und -entwicklung aller ihr formal unterstellten Mitarbeiter und der ehrenamtlichen Helfer zu bewerkstelligen. Wie oben angesprochen, fällt nur die Auswahl der Geschäftsführung, also die von ihr selbst, in den Aufgabenbereich der Vorstände. Damit kommt Geschäftsführern eine Brückenfunktion zwischen Vorstand und hauptamtlichen Mitarbeitern sowie den Helfern zu.

(4) Geschäftsführer haben die unterstellten Mitarbeiter und die Helfer auch zu *führen*. Sie müssen nämlich dafür Sorge tragen, dass die hauptamtlichen und auch die ehrenamtlichen Helfer die Ziele des Vereins oder Verbandes durch ihr Handeln in loyaler Weise realisieren.

(5) Eine ganz entscheidende Aufgabe bzw. Verpflichtung der Geschäftsleitung gegenüber dem Vorstand ist die *Berichtspflicht*. Im juristischen Sinn handelt es sich dabei um eine »Bringschuld«, also um eine Aufgabe, die Geschäftsführer erbringen müssen, auch wenn sie der Vorstand nicht eigens einfordert. Den Vorstand möglichst auf dem Laufenden zu halten gebietet auch die Fairness, denn ein Vorstand kann ja seine eigentliche Funktion sonst gar nicht ausreichend wahrnehmen. Außerdem ist es ein

prinzipielles Gebot der Loyalität von unterstellten Mitarbeitern gegenüber ihren Vorgesetzten. Dementsprechend muss auch der Geschäftsführer den Vorstand auf dem Laufenden halten.

7.3 Die »Realbeziehung« zwischen Vorstand und Geschäftsführung

Die soeben beschriebene formale Relation zwischen Vorstand und Geschäftsführung ist in ihrer administrativen Grundstruktur als idealtypisch zu bezeichnen. Die realen Verhältnisse zwischen den beiden Instanzen gestalten sich viel häufiger diffus und grenzüberschreitend, was zu vielfältigen Konflikten führen kann. Zwar werden dabei, wie auch in anderen organisatorischen Zusammenhängen, meistens einzelne Personen als Verursacher der Probleme benannt, die Konflikte also personalisiert (*Regnet* 1992). Das Verhältnis zwischen Haupt- und Ehrenamtlichen beinhaltet aber etliche systembedingte Problemherde, die man vor jeder Personalisierung prüfen und zumindest thematisieren sollte.

Wie anhand der formalen Relation schon deutlich wurde, sind die Positionen von Vorstand und Geschäftsführung eng aufeinander bezogen. Das bedeutet streng genommen: Keiner der beiden Positionsinhaber ist wirklich frei, und keiner kann ohne Einbezug des anderen handeln. Diese strukturell bedingte Abhängigkeit erzwingt eine hohe Kooperationsbereitschaft und -fähigkeit, die sich idealerweise in einem harmonischen Zusammenspiel manifestiert. Dieses gelingt aber nur in Ausnahmefällen. Wir finden es zum einen dort, wo die haupt- und ehrenamtlichen Führungskräfte in einer persönlich reifen Beziehung zueinander stehen und dadurch den »strukturellen Zwang« kompensieren können. Wir finden es zum anderen in Konstellationen, wo beide Partner im Sinne einer stabilen Sozialisation über Jahre oder womöglich über Jahrzehnte lange Führungserfahrung in anderen Organisationen verfügen und sich auch menschlich einigermaßen abgeklärt und freundschaftlich begegnen.

Viel häufiger sind aber Situationen, in denen entweder die haupt- oder die ehrenamtliche Führungskraft die »Nerven verliert« und aus dem Abhängigkeitskonnex ausschert. In diesem Zusammenhang werden immer wieder Fälle berichtet, in denen Vorstände ohne Absprache mit der Geschäftsleitung sehr relevante Verhandlungen mit Dritten führen. Die Verhandlungsergebnisse erfahren die Hauptamtlichen dann oft erst nachträglich. So passiert es gar nicht selten, dass Vereinsvorstände etwa heilpädagogischer Einrichtungen Verhandlungen mit Leistungsträgern führen, von denen die Mitarbeiter zunächst keinerlei Kenntnis erhalten, denen sie aber später in ihrem Handeln Rechnung zu tragen haben. Solche Aktionen von Ehrenamtlichen erzeugen fast augenblicklich ein paranoides Klima bei den Hauptamtlichen. Außerdem ziehen sie sofort deren Solidarisierung nach sich. Die Geschäftsführung oder die Einrichtungsleitung wurde ja durch die Aktion der Ehrenamtlichen in der Weise depotenziert, dass sie ihr signalisieren: »Dein fachlicher Beitrag ist in Verhandlungen mit relevanten Leistungsträgern irrelevant«. Aus diesem Grund sieht die hauptamtliche Leitung jetzt möglicherweise auch keine Veranlassung mehr, den Vorständen gegenüber Loyalität zu wahren und als Integrationsfigur zwischen ihnen und den professionellen Mitarbeitern zu fungieren.

Es sind aber auch Fälle zu beobachten, in denen Hauptamtliche aus dem Abhängigkeitszusammenhang aussteigen und unter der Hand, also ohne den Vorstand zu konsultieren, Veränderungen der Zielsetzung des Systems vornehmen. So kann es geschehen, dass Leitungen von Einrichtungen der Schwangerschafts-Konflikt-Beratung durch die Arbeit mit einigen jungen Frauen im Verlauf weniger Jahre ein System der Jugendarbeit als »Nebenzweig« etablieren.

Bei schleichenden oder abrupten Ausstiegen aus dem Kooperationskonnex handelt es sich nicht selten um generelle Widerstände gegen formale Regeln (*Crozier & Friedberg* 1978). Vielfach handelt es sich aber auch um mangelnde Einsicht in die Notwendigkeit einer engen Kooperation. Viele Ehrenamtliche suchen in ihrer Tätigkeit primär ein menschlich anregendes Feld oder sogar eine Bühne, auf der sie sich als Zentrum charismatischer Konstellationen inszenieren können. Ihnen entgeht dabei oft die Bedeutung eines bewussten Managements, das sie hier sogar in enger Kooperation und damit in einer hohen »Angewiesenheit« auf die Hauptamtlichen zu bewältigen haben. Der Tendenz nach finden wir in diesen Feldern viele strukturell verursachte Verständigungsprobleme, denn die Ehrenamtlichen agieren primär beziehungs- und die Hauptamtlichen primär sachorientiert (*Gumpinger* 1996).

Leider verfügen allerdings auch viele Hauptamtliche, zumal im sozialen Dienstleistungsbereich, über ein relativ schwach entwickeltes Verständnis im Hinblick auf den formalen Charakter von Organisationen. Außerdem steht für sie sogar in Leitungspositionen meistens die Arbeit mit den Klienten im Vordergrund. Und die Ehrenamtlichen akzentuieren selbstverständlich noch häufiger die inhaltlichen Ziele »ihres« Systems. Dadurch entwickelt sich in Vereinen selten ein angemessenes Verständnis für die Bedeutsamkeit einer sorgfältigen Administration. Und die ehrenamtlichen Führungskräfte reflektieren im Allgemeinen noch seltener als die Hauptamtlichen die formale Relation zwischen Haupt- und Ehrenamt mit ihren komplexen Ansprüchen.

Manchmal begegnen uns übrigens in Vereinen Situationen, wo Hauptamtliche gleichzeitig als Vorstände fungieren oder Vorstände auch professionelle Rollen übernehmen. Auf den ersten Blick könnte man meinen, dass hier völlig verwirrte Verhältnisse bestehen. Bei näherer Betrachtung stellt sich aber oft heraus, dass aufgrund der Rolleninterferenzen eine relativ hohe Rollenvariabilität mit vielen Möglichkeiten gegenseitiger Identifikation gebildet wurde. In einem solchen Kontext ist man nämlich mit der Situation des jeweiligen Gegenübers verhältnismäßig gut vertraut, sodass gegenseitiges Respektieren und entsprechendes Kooperieren oft leichter gelingt als in Situationen, wo Haupt- und Ehrenamtliche zumindest äußerlich strikt abgegrenzte Rollen einnehmen.

7.4 »Führung von unten« als Aufgabe der Geschäftsführung gegenüber dem Vorstand

Ich beobachte ohnedies, dass in Vereinen und Verbänden, anders als in den meisten anderen Organisationstypen, gerade dann eine dauerhafte Kooperation gelingt, wenn die Beteiligten eben nicht auf maximale Abgrenzung ihrer Rollen beharren. Genauer gesagt, die Kooperation scheint da am besten zu gelingen, wo die Geschäftsführung im Sinne »brauchbarer Illegalität« (*Luhmann* 1964) ihre Kompetenzen bei Bedarf überschreitet und vielleicht sogar laufend »Führung von unten« (*Wunderer* 1993) praktiziert.

Aufgrund der strukturellen Grundkonstellation muss nämlich jeder Hauptamtliche damit rechnen, dass Ehrenamtliche niemals mit der gleichen Kontinuität, Verbindlichkeit und Kompetenz wie Hauptamtliche ihre formalen Managementaufgaben übernehmen. Aufgrund ihrer Motivation oder ihrer Vorbildung sind sie vielfach gar nicht in der Lage, solchen Anforderungen zu entsprechen. Zum Erhalt des Systems und nicht zuletzt auch zum Erhalt der eigenen Arbeitsplätze müssen dann die Hauptamtlichen die jeweiligen Führungsmängel kompensieren. In Fällen, in denen ein Führungsvakuum besteht, sollten sie dieses so weit als möglich ausgleichen. Und in Fällen, in denen die Ehrenamtlichen zu viel an Führung praktizieren, müssen sie die negativen Konsequenzen für das System zu mildern suchen.

In diesem Zusammenhang muss es als zentrale Aufgabe der Hauptamtlichen gelten, die Ehrenamtlichen, obwohl sie ihre formalen Vorgesetzten sind, zu führen. Wie sich einschlägigen Publikationen entnehmen lässt, handelt es sich bei dieser Führungsaufgabe, also der »Führung von unten«, noch offensichtlicher als bei anderen Führungskonstellationen um einen interaktiven Prozess (*Neuberger* 1995), bei dem eine Person eine andere zu beeinflussen sucht. Während in traditionellen Führungszusammenhängen der Ranghöhere sein Gegenüber in seinem Sinne bewegen will (*French &Raven* 1959), begegnen wir hier einer gegenläufigen Konstellation.

Dabei sei allerdings bemerkt, dass die Beeinflussung von Vorgesetzten heute im Zeitalter neuer Organisationstypen, etwa von Projekt- und Matrixorganisationen, vielerorts nicht nur eine Selbstverständlichkeit darstellt, sondern aufgrund der Organisationskultur sogar ausdrücklich erwünscht sein kann. In konventionellen, streng hierarchischen Organisationen dagegen erhält dieser Führungstyp immer noch den Touch des Illegitimen. In Vereinen und Verbänden scheint er aber eine grundlegende Bedingung darzustellen, denn erst auf diese Weise lässt sich die Funktionsfähigkeit eines solchen Systems garantieren, und zwar unabhängig davon, ob es sich um einen Verein mit einer modernen oder mit einer traditionellen Organisationskultur handelt.

Nun sind Ehrenamtliche, wie ich oben zu zeigen versuchte, ohnedies in mehrfacher Hinsicht auf die Zuarbeit des Geschäftsführers angewiesen. Das heißt, sie benötigen Informationen zur Realisierung ihrer Kernaufgaben, also zur Entwicklung der strategischen Planung und der Kontrolle. Aus Gründen ihres eingeschränkten Zeitbudgets oder aufgrund mangelnder Führungserfahrung sind sie aber oft nicht in der Lage, eigene Aufgaben wie etwa die Vorbereitung und Durchführung einer Hauptversammlung in befriedigender Weise wahrzunehmen. Dann ist es sinnvoll, dass der Geschäftsführer die Initiative ergreift und den Vorstand beherzt zu beeinflussen sucht.

Anders aber als in klassischen Führungssituationen, wo sich ein Vorgesetzter zur Beeinflussung seiner unterstellten Mitarbeiter auf seine formale Position berufen kann, müssen hier alternative Machtpotenziale mobilisiert werden (*French & Raven* 1959). Wie sich einschlägigen empirischen Untersuchungen entnehmen lässt (*Kipnis & Schmidt* 1988; *Yukl & Falbe* 1990 u.a.) werden die Beeinflussungsversuche des Geschäftsführers in dem Maße erfolgreich sein, wie er sich auf entsprechende Dialoge mit dem vorgesetzten Ehrenamtler inhaltlich möglichst präzise vorbereitet und damit gezielt sein *Expertentum* als Beeinflussungspotenzial nutzt. Außerdem sollte er seinen Vorgesetzten im Sinne *personaler Beeinflussungsstrategien* möglichst treffsicher als einen je einmaligen Menschen ansprechen und dabei eigene persönliche Potenziale, wie zum Beispiel eine maximale Einfühlung, menschliche Wärme und Respekt, aktualisieren.

Besonders der zweite Aspekt, also die sozio-emotionale Komponente der Interaktion, scheint angesichts der empirischen Forschung für eine erfolgreiche Beeinflussung von zentraler Bedeutung zu sein (vgl. *Wunderer* 1993). Da versteht es sich fast von selbst, dass etwa unverarbeitete Übertragungsmuster von Hauptamtlichen gegenüber ihrem ehrenamtlichen Chef eine massive Behinderung jedes Beeinflussungsversuchs darstellen. Idealerweise entwickelt der Geschäftsführer gegenüber dem Vorstand eine menschlich wärmende und fachlich unterstützende Haltung, sodass sich dieser angenommen und fachlich respektiert fühlt. Wie diese Interaktion im Einzelnen auszugestalten ist, bestimmt sich allerdings nach einer ganzen Reihe von Variablen:

- nach dem Alter von Haupt- und Ehrenamtlichen,
- nach ihren jeweiligen Vorerfahrungen,
- nach der Art ihrer bisherigen Interaktionen,
- nach ihrer jeweiligen Rollendefinition im System,
- nach der Organisationskultur des Systems.

Aus den zuletzt genannten Aspekten wird schon deutlich, dass die beschriebene »Führungsarbeit« ein erhebliches Maß an sozialen Kompetenzen voraussetzt. Diese sind aktuell umso schwerer zu mobilisieren, je mehr gegenseitige Kränkungen und andere konfliktäre Altlasten die Beziehung überlagern.

7.5 »Management von oben« als Aufgabe der Geschäftsführung gegenüber ehrenamtlichen Helfern

Ehrenamtliche Helfer bedürfen als »Helfende« der gezielten Unterstützung, damit sich ihre Funktion »Helfen« für sie selbst befriedigend und für die jeweilige Organisation nutzbringend auswirkt. Zu diesem Zweck müssen sie von den Hauptamtlichen, insbesondere vom Geschäftsführer oder einem eigens dafür zuständen operativen Koordinator, gezielt in das System integriert werden. Wie ich aber oben beschrieben habe, stehen einer sorgfältig geplanten Integration zwei Probleme entgegen: (1) Da die *Motivationslage* von Hauptamtlichen prinzipiell anders gelagert ist als die der Ehrenamtlichen, können sie sich oft nicht gut genug vorstellen, welche Aufgaben in welchem Rahmen einem Ehrenamtlichen gefallen würden, welche für ihn interessant wären und welche nicht. Deshalb fehlt den Hauptamtlichen oft das »richtige Händchen«, womit die ehrenamtlichen Helfer angemessen zu beschäftigen wären. (2) Außerdem begreifen es viele hauptamtliche Führungskräfte auch nicht als selbstverständlichen Bestandteil ihres Aufgabengebietes, die ehrenamtlichen Helfer zu *führen*. Aufgrund der Tatsache, dass sich diese Gruppierung niemals in der gleichen verbindlichen Weise in eine Organisation integrieren lässt wie Hauptamtliche, verkennen Führungskräfte in derartigen Organisationen vielfach die Bedeutung dieser Aufgabe, oder sie drücken sich davor angesichts ihrer sonstigen Arbeiten.

Der Einsatz ehrenamtlicher Helfer stellt sich in vielen Organisationen als ungeplantes »Durchwursteln« dar. Die Helfer sollen möglichst keine Ansprüche stellen, den Hauptamtlichen aber möglichst die lästigen Aufgaben mit besonders unbeliebten Klienten abnehmen und insgesamt mit einer Rolle als »Notnagel« zufrieden sein. Auf diese Weise sinkt natürlich die Motivation der Ehrenamtlichen. Sie verlassen das System bald wieder, was die Hauptamtlichen in ihrer Annahme bestätigt, dass man auf Ehrenamtliche »sowieso nicht bauen« kann, weil sie »zu unverbindlich« sind.

Im Prinzip bedarf die Zusammenarbeit mit ehrenamtlichen Helfern der präzisen Vorbereitung, der regelmäßigen menschlichen Unterstützung und der fachlichen Förderung. Im Idealfall ergreift der Geschäftsführer eines derartigen Systems die Initiative, diese Aufgabe im Sinne eines »Volunteer-Managements« wahrzunehmen. Zur Unterstützung stehen in angelsächsischen Ländern wie z.B. in Großbritannien, wo Ehrenamtlichkeit schon traditionell eine große Rolle spielt, zum Teil sogar staatliche Agenturen bereit (*Biedermann* 1998). Allerdings hat sich in den letzten Jahren auch in Deutschland eine Reihe einschlägiger Systeme entwickelt. Da sie aber bei unterschiedlichen freien Trägern angesiedelt sind und dadurch vergleichsweise unkoordiniert operieren, ist ihr Wirkungsgrad derzeit noch nicht besonders hoch. Deshalb ist es notwendig, dass sich ein jeweiliger Geschäftsführer für den Einsatz von ehrenamtlichen Helfern an Modellen aus dem angelsächsische Raum orientiert. Dann wird er entweder selbst diese Aufgabe übernehmen oder sie an einen »Ehrenamtlichen-Koordinator« delegieren (*Händel-Burkhardt* 2000).

Das Volunteer-Management sollte entsprechend den klassischen Managementfunktionen Planung, Organisation, Personalarbeit, Führung und Kontrolle (*Steinmann & Schreyögg*, G. 1997) systematisiert werden (*Pearce* 1993):

(1) Jedem Engagement von Ehrenamtlichen sollte eine *Planungsphase* vorausgehen. In dieser wird idealerweise ein Gremium gebildet, das sich aus Vorstand, Geschäftsführung, einem Vertreter der Hauptamtlichen, einem bereits amtierenden ehrenamtlichen Helfer und eventuell einem Klientenvertreter zusammen setzt.

(2) In diesem Gremium wird nun entschieden, wie die neue ehrenamtliche Kraft in der *Organisation* platziert werden soll. Es wird eine entsprechende Stellenbeschreibung entwickelt, die eine sinnvolle Aufgabenverteilung zwischen Haupt- und Ehrenamtlichen vorsieht. Die neue Kraft sollte auch ihren Platz in einem Organigramm erhalten.

(3) Danach wird die Personalgewinnung und Personalauswahl in Angriff genommen. Die *Personalgewinnung* erfolgt über eine Stellenbeschreibung. Als »Visitenkarte« der jeweiligen Einrichtung sollte sie folgende Aspekte enthalten (*Händel-Burkhardt* 2000):

- Die grundlegende Botschaft der Organisation, z.B.: »Wir unterstützen blinde Menschen bei ihrem Wunsch nach Mobilität.«
- Die konkrete Aufgabenbeschreibung, z.B.: »Wer hat Lust, mit Blinden auf einem Tandem-Fahrrad spazieren zu fahren?«

- Gegenleistungen der Organisation, z. B.: »Wir bieten Ihnen regelmäßige Supervision und ein Fortbildungsseminar pro Jahr.«
- Erwartungen an den Ehrenamtlichen, z. B.: »Wir erwarten von Ihnen, dass Sie bei eigener sportlicher Betätigung auch noch anderen helfen möchten« usw.

Auch die *Personalauswahl*, also die Rekrutierung der Ehrenamtlichen sollte sorgfältig vorbereitet sein. So ist zu überlegen,

- welche Anforderungen an den Kandidaten oder die Kandidatin gestellt werden,
- wer bei dem Gespräch anwesend sein soll, wie die Situation insgesamt zu gestalten ist,
- wie es gelingen kann, ungeeignete Kandidaten abzulehnen, ohne sie unnötig zu kränken.

(4) In dem oben angesprochenen Gremium sollte auch die *Führung* angesprochen werden, wie der oder die Ehrenamtliche zielgerecht zu steuern ist. Dabei ist zu bedenken, dass im ehrenamtlichen Rahmen »Beeinflussung durch Legitimation« (*French & Raven* 1959) entfällt, weil ehrenamtliche Tätigkeiten keinem formalen Zwang unterliegen. Es bieten sich aber andere Beeinflussungsmechanismen an:

- Als »Belohnung« gelten für Ehrenamtliche zunächst immaterielle Verstärker wie Anerkennung usw. Es ist aber auch an materielle zu denken wie interessante Fortbildungen oder eine Einladung zu einem Abendessen.
- »Bestrafung« lässt sich natürlich in Form von Kritik bei Kritikgesprächen applizieren.
- Ein sehr wesentlicher Steuerungsmechanismus ist in Ehrenamtlichen-Milieus grundsätzlich eine befriedigende Beziehung zu einer hauptamtlichen Zentralfigur, häufig zu einem Leiter oder einer Leiterin bzw. zu einem Geschäftsführer. Diese binden die Ehrenamtlichen oft durch ihre Persönlichkeit an sich.
- Für Ehrenamtliche, die primär an einem Kompetenzgewinn interessiert sind, erhält natürlich das Expertentum der Hauptamtlichen einen besonderen Stellenwert als Steuerungsmechanismus.

(5) Und wie in jedem Managementprozess ist auch in diesem Rahmen *Kontrolle* relevant. Zum einen hat auch der ehrenamtliche Helfer oder die

ehrenamtliche Helferin für ihre Tätigkeit Feedback verdient. Außerdem muss natürlich die Organisation in irgendeiner Weise überprüfen, inwieweit die Tätigkeit des Ehrenamtlichen nützlich oder womöglich schädlich ist. Als Kontrollmaßnahme hat sich besonders die Gruppen- oder Teamsupervision bewährt. Für ehrenamtliche Helfer erfüllt sie neben der Evaluation ihrer Arbeit noch zwei weitere Funktionen: Supervision erhöht die Kompetenz von Ehrenamtlichen und erhöht dadurch auch ihren »Wert« für die Organisation. Außerdem fördert sie die Integration in die Organisation.

Wenn alle diese Gesichtspunkte berücksichtigt werden, zieht sich eine Organisation einen ausgesprochen kompetenten und selbstbewussten Stamm von ehrenamtlichen Helfern heran.

7.6 Empfehlungen fürs Coaching

Fürs Coaching geht die Initiative in der Regel von professionellen Akteuren aus, meistens vom Geschäftsführer. Dabei kann die Beratung schwerpunktmäßig auf die Relation von Vorstand und Geschäftsführung oder von Geschäftsführung und ehrenamtliche Helfer gerichtet sein.

Coaching für die Relation von Vorstand und Geschäftsführung

Die Beratung sollte folgende Themenbereiche abdecken:

(1) In einem ersten Schritt sollten Coach und Klient die *Organisationsgeschichte* untersuchen. Das heißt, sie rekonstruieren die bisherige Entwicklung des Systems mit möglichst vielen seiner Parameter. In diesem Zusammenhang interessieren alle haupt- und alle ehrenamtlichen Persönlichkeiten, die bislang auf das System Einfluss genommen haben. Des Weiteren interessiert die Gründungsgeschichte mit ihren jeweiligen Krisen und der Art ihrer Bewältigung.

(2) Außerdem ist die *formale Struktur* mit ihren spezifischen Machtzentren und mit ihrer formalen Machtverteilung zu rekonstruieren. So sind

beispielsweise in vielen dieser Systeme die Vorstände an Weisungen von »Delegiertenkonferenzen«, »Präsidien« oder vergleichbaren Gremien gebunden, die als ehrenamtliche Kontrollorgane fungieren. Deren Anforderungen haben dann die Hauptamtlichen in ihrem Handeln Rechnung zu tragen. Eine weitere Differenzierung ergibt sich bei Fachverbänden durch Untergliederungen in Sektionen. In solchen Situationen entwickeln sich meistens Strukturen im Stile von »Matrix-« oder »Projektorganisationen«, bei denen fachlich kompetente Ehrenamtliche punktuell zu bestimmten Belangen auch rangniederen Fachvertretern aus dem hauptamtlichen Lager Weisungen erteilen können.

(3) Je komplexer aber nun in einem Verein oder Verband die formale Struktur ausgestaltet wird, als desto vielgestaltiger erweisen sich die Machtverhältnisse und damit die *Mikropolitik* (*Neuberger* 1995). Sie zu durchschauen und konstruktiv zu handhaben ist ein zentraler Erfolgsfaktor für alle haupt- und ehrenamtlichen Führungskräfte. Besonders deshalb ist beim Coaching von Mitgliedern dieses Systemtyps immer eine möglichst eingehende Rekonstruktion des gesamten Aktionsfeldes zu empfehlen.

(4) Darüber hinaus sollte die *Organisationskultur* (*Schein* 1996) mit ihren jeweiligen Protagonisten und eventuellen Subkulturen untersucht werden.

(5) Daran anschließend sind die *administrativen* Konstituenten zu ermitteln. Anhand der soeben dargestellten Landkarte sollte man die Relation zwischen den Haupt- und Ehrenamtlichen eruieren und nach Gründen für Abweichungen von der beschriebenen Idealnorm suchen.

(6) In einem weiteren Schritt sind alle *Konfliktpotenziale* und vor allem die aktuell virulenten *Konflikte* mit ihrem Ist-Zustand und ihrem Prozess möglichst präzise zu diagnostizieren.

(7) Aus allen diesen Befunden sind dann *Handlungsstrategien* zur Verbesserung der Gesamtsituation abzuleiten. Dabei ist es in vielen Fällen sinnvoll oder sogar notwendig, die Geschäftsführung für eine systemkonforme »Führung von unten« zu fitten. In diesen Zusammenhang gehört auch die Bearbeitung oder Auflösung entsprechender Blockaden, die Hauptamtli-

che an der Realisierung dieser Aufgabe hindern. Hier spielen häufig Übertragungen im Sinne einer »Verwechslung mit früheren Interaktionspartnern« oder Projektionen eigener nicht-akzeptierter Persönlichkeitsanteile eine Rolle. Den Abschluss bildet meistens ein Rollentraining, um neue Handlungsmuster für die Interaktion mit dem Vorstand einzuüben.

(8) Im Verlauf solcher Arbeitssequenzen, in denen die Relation zwischen Vorständen und Geschäftsführung thematisiert wird, besteht allerdings die Gefahr, dass sich der Coach – gewissermaßen von Profi zu Profi – eher mit der Rolle des hauptamtlichen Interaktionspartners identifiziert. Einseitige Parteilichkeit kann er aber prinzipiell leichter überwinden, wenn er sich deutlich macht, dass Coaching als Maßnahme der Personalentwicklung nicht nur einem einzelnen Klienten nützen soll, sondern auch dem Gesamtsystem. Einseitige Parteinahme für die Position der hauptamtlichen Führungskraft erweist sich vor allem dann als Problem, wenn auch die ehrenamtlichen Vorstände im Sinne eines Teamcoachings in die Beratung einbezogen werden. Gerade durch dieses Setting ließen sich in vielen Fällen Vereine oder Verbände besonders günstig beeinflussen.

Coaching für die Relation von Geschäftsführung und ehrenamtlichen Helfern

Für das Verhältnis zwischen Geschäftsführung und ehrenamtlichen Helfern sind wieder andere Themenstellungen im Coaching relevant:

(1) Wenn es um diese Relation geht, ist es eine zentrale Aufgabe des Coach, die Geschäftsführung dafür zu gewinnen, dass sie das »*Ehrenamtlichen-Management*« als eine *professionelle Aufgabenstellung* zu verstehen lernt. Und sie sollte darauf vorbereitet werden, dass die Qualität einer Organisation, in der Ehrenamtliche tätig sind, in hohem Maße davon abhängig ist, wie sorgfältig die ehrenamtlichen Helfer in das System eingebaut werden.

(2) Dazu ist es in einem nächsten Schritt notwendig, die Führungskraft zu unterstützen, dass sie diese Überzeugung auch an ihre unterstellten Mitarbeiter, aber auch an die Vorstände übermittelt. Da nämlich die Geschäftsführung niemals das gesamte Management der Ehrenamtlichen in eigener

Regie leisten kann, ist es notwendig, dass sie in ihrem Haus Mitstreiter gewinnt. Das bedeutet im Prinzip, einen *kulturellen Wandlungsprozess* in Richtung Ehrenamtlichen-Management einzuleiten.

(3) Eine Voraussetzung dafür ist allerdings auch, dass sie selbst zunächst ein möglichst sensibles *Feeling für die Motivationslage* der ehrenamtlichen Helfer entwickelt. Erst dann kann sie nämlich entsprechende Sichtweisen an andere Mitglieder des Systems weitergeben, dass Ehrenamtliche beispielsweise nicht »Notnagel« sein wollen und nicht mit unbeliebten Aufgaben abzuspeisen sind.

(4) Als Nächstes sollte der Coach die Geschäftsführung unterstützen, dass sie eine *professionelle Planungsphase* in Gang setzt. Dafür sollte sie mit den relevantesten Instanzen im System die Stellung der neuen ehrenamtlichen Helfer im System festlegen. Sodann sollte sie in diesem Gremium auch initiieren, dass für die Stelle eine angemessene Stellenbeschreibung vorbereitet wird. Die konkrete Stellenbeschreibung kann dann natürlich der Geschäftsführer oder ein anderer Hauptamtlicher, an den diese Aufgabe delegiert wird, verfassen.

(5) Sodann sollte der Geschäftsführer anregen, dass in diesem Gremium auch noch *Auswahl- und Ausschlusskriterien* bei der Personalauswahl festgelegt werden. Durch ein solches Vorgehen lässt sich nämlich die Personalauswahl von Ehrenamtlichen in einem System besser verankern.

(6) Bei dem *Auswahlgespräch* selbst sollte möglichst der Geschäftsführer oder sein formaler Vertreter anwesend sein. Er sollte auch die Situation führend gestalten, denn ihm obliegt in diesem Rahmen idealerweise die Letztentscheidung bei der Personalauswahl. Er sollte übrigens auch die Führung übernehmen, falls ein Bewerber oder eine Bewerberin eine Absage erhalten. Für solche Situationen fühlen sich Hauptamtliche in dieser Art von Systemen meistens nicht gut gerüstet, weshalb im Coaching ein entsprechendes Rollentraining stattfinden sollte.

(7) Die Geschäftsführung sollte auch darauf vorbereitet werden, welche Besonderheiten in der *Führung von Ehrenamtlichen* eine Rolle spielen oder spielen sollten. Zu diesem Zweck sind im Coaching die wesentlichen

Beeinflussungspotenziale mit ihren Besonderheiten bei Ehrenamtlichen durchzuspielen.

(8) Und die Geschäftsführung sollte auf jeden Fall darauf vorbereitet werden, wie mit ehrenamtlichen Mitarbeitern *Kritikgespräche* zu führen sind. Hier lässt sich bei Hauptamtlichen regelmäßig eine Hemmung beobachten, weil sie meinen: »Die kriegen doch sowieso nichts, und dann soll ich sie auch noch kritisieren?« Dabei wird meistens verkannt, dass Ehrenamtliche prinzipiell mehr von ihrer Tätigkeit haben, wenn sie auch als Dialogpartner, der Kritik vertragen kann, ernst genommen werden.

8. Konfliktcoaching für Führungskräfte in Familienunternehmen

Großartige Unternehmerpersönlichkeiten haben keine Nachfolger. Diese Wahrheit musste Ernst Reinhardt Piper bis zur bitteren Konsequenz erfahren. Sein Vater hatte in den Nachkriegsjahren den Münchner Verlag wirklich groß gemacht und ihm einen renommierten Platz am Markt verschafft. Als dieser 70 Jahre alt war, trat Ernst Reinhardt, damals 30-jährig, als designierter Nachfolger in der Funktion eines geschäftsführenden Gesellschafters in den Verlag ein. Es war eigentlich immer schon klar gewesen, dass von den sechs Kindern Ernst Reinhardt das Werk fortsetzen würde, da er sowohl die Liebe zum Geschäft als auch offensichtlich das Zeug dazu mitbrachte. Der Junior wuchs schnell in verantwortliche Positionen hinein. Er repräsentierte die Firma nach außen, betreute eine eigene Produktsparte, versuchte die serie piper (Taschenbuchreihe) aufzubauen und sich auch konzeptionell Einiges einfallen zu lassen. Hier mischte sich nach anfänglicher Anerkennung auch ein kritischer Ton in die öffentlichen Kommentare des Seniors. Zudem waren auch die privaten Beziehungen durch einige Turbulenzen deutlich kühler geworden. Ernst Reinhardts Mutter war gestorben, der Vater hatte bald darauf mit 76 Jahren nochmals geheiratet; der Sohn hatte sich von seiner Frau getrennt und das Leben mit einer 15 Jahre jüngeren Partnerin aufgenommen, was dem Vater angeblich missfiel. Ob es nun tatsächlich geschäftliche Meinungsverschiedenheiten waren, ob die inzwischen etwas schwächliche Marktposition des Unternehmens ausschlaggebend war oder aber die familiale Situation, ist nicht wirklich zu klären; jedenfalls landete 13 Jahre nach dem Eintritt seines Sohnes in die Firma sein 83-jähriger Vater den großen Coup: Völlig überraschend für seinen Sohn verkaufte er seine Firma Anfang 1995 an einen schwedischen Partner. Offensichtlich traute der Vater seinem Sohn die erfolgreiche Weiterführung des Unternehmens nicht zu. Ernst Reinhardt muss nun für sich entscheiden und klären, ob er im ehemaligen Familienbetrieb unter einem fremden Miteigentümer weiter arbeiten will und kann und was er mit seinen 20 Prozent Anteilen macht« (nach *Kotteder* 1994, zit.n. *Wimmer* et al. 1996, 264f.).

In der aktuellen Debatte entsteht vielfach der Eindruck, als wenn unsere Wirtschaft nur noch aus Publikumsgesellschaften besteht. De facto sind aber Firmen in Privat- bzw. Familienbesitz auch heute noch weit verbreitet. Als Klein- oder Mittelbetriebe, aber natürlich auch als Großunternehmen wie BMW oder gar als Holding wie etwa Douglas erzeugen sie immerhin zwei Drittel des Bruttosozialprodukts in deutschsprachigen Ländern. Außerdem sind 65 Prozent aller Arbeitnehmer in ihnen beschäftigt (*Wimmer* et al 1996). Aus diesem Grund werden sie vielfach als »Rückgrat der Wirtschaft« bezeichnet (*Albach & Freund* 1989). Trotz ihrer Vielgestaltigkeit, die vom »Tante-Emma-Laden« bis zum multinationalen Unternehmen reicht, weisen sie ein typisches Merkmal auf: die Vereinigung zweier Lebensbereiche, Familie und Arbeit. Aus diesem Faktum ergibt sich wahrscheinlich kein grundsätzlich höheres Konfliktpotenzial als bei anderen Unternehmen, die Konflikte weisen aber Charakteristika auf, die Familienunternehmen als eine relativ homogene Gruppe in Erscheinung treten lassen. Und genau das muss fürs Coaching in diesen Systemen bedacht werden.

In diesem Kapitel soll nämlich der Coach eine Landkarte erhalten für das Konfliktcoaching von Familienunternehmern, für deren Nachfolger und für angestellte Manager, die in Familienunternehmen tätig sind oder tätig werden wollen. In einem ersten Schritt werde ich den Unterschied zwischen »Unternehmer« und »Manager« thematisieren. Danach sollen die Spezifika von Familienunternehmen beleuchtet werden, und zwar in ökonomischer, soziologischer und psychologischer Hinsicht. In einem dritten Schritt wenden wir uns typischen Konfliktpotenzialen von Familienunternehmen zu. Den Abschluss bilden auch hier Empfehlungen fürs Coaching.

8.1 Zur Differenz zwischen »Unternehmer« und »Manager«

Menschen, die sich wenig mit wirtschaftlichen Zusammenhängen beschäftigen, vermögen meistens nicht zwischen einem »Unternehmer« und einem »Manager« zu unterscheiden. Zur gesamtgesellschaftlichen Verortung von Familienunternehmen ist diese Unterscheidung aber von zentraler Bedeutung. Während Produktionsstätten bis zur Industrialisierung prinzipiell von Eigentümern kontrolliert wurden, lässt sich seit den 20er Jahren und deutlicher seit der 30ern ein tiefgreifender Strukturwandel vor allem in der Kontrolle von Großunternehmen beobachten. So ermittelten *Berle & Means* schon 1932 in den USA, dass 50 Prozent aller Unternehmen Publikumsaktiengesellschaften darstellten. Die Autoren behaupteten, dass sie voraussichtlich den neuen Typ in der Wirtschaftswelt repräsentieren, und sie differenzierten nun zwischen »eigentümergeleiteten« und »managergeleiteten« Unternehmen. Dadurch entstand im angelsächsischen Raum eine häufig gebrauchte Unterscheidung zwischen »Managern« und »Eigentümern«, wobei die Manager als kapitallose Funktionäre und die Eigentümer durch ihr eingebrachtes Kapital definiert sind.

Das Zentrum der Debatte bildete das Postulat von der »Trennung von Eigentum und Verfügungsgewalt« (*Steinmann & Schreyögg*, G. 2000, 6), oder anders gesagt, jetzt wurde deutlich, dass die Geschäftspolitik großer Unternehmen in vielen Fällen von kapitallosen Managern bestimmt wird. Diese Feststellung kam einer Revolution gleich, denn die offizielle Ökonomie jener Zeit verfolgte noch die These, dass Führungskräfte eine Wirtschaftsorganisation nur dann engagiert und entsprechend erfolgreich führen können, wenn sie als »Kapitalist« aus einem persönlichen Eigennutz handeln. In den nachfolgenden Jahrzehnten wurde es aber zunehmend üblich, dass Manager und nicht mehr ausschließlich Eigentümer sogar Großunternehmen kontrollieren. Der Aufsichtsrat stellt das formale Kontrollorgan dar, das vom Vorstand und von den Banken bestimmt wird. Dabei haben Banken meistens nicht nur einen eigenen Aktienbesitz, sie stellen auch Depots bereit, in denen Kleinaktionäre ihre Aktien lagern. Die Banken sind dann diejenigen Instanzen, die im Sinne von Delegation über viele Stimmen der Kleinaktionäre verfügen. Deshalb bestimmen Banken in den Aktionärsversammlungen zusammen mit den angestellten Managern im Allgemeinen die Politik eines Unternehmens. Daraus folgt, dass sich Manager von Aktiengesellschaften vor allem mit den Bankvorständen ins

Benehmen setzen müssen, um handlungsfähig zu sein. Oder umgekehrt gesagt, der Vorstandsvorsitzende einer Publikumsgesellschaft ist nur dann zu stürzen, wenn die Bankvorstände ihn untragbar finden.

In der BRD ermittelte *Helge Pross* (1965) erstmalig auf der Basis von Daten aus dem Jahr 1958, dass 40 Prozent des Gesamtumsatzes von Großunternehmen durch Manager mit Banken als Vertretern der Kleinaktionäre kontrolliert werden. Heute liegt der Anteil managerkontrollierter Unternehmen deutlich über dem Anteil der eigentümerkontrollierten. Und bei den 25 größten Banken und Versicherungen dominiert ohnedies die Managerkontrolle (*Steinmann & Schreyögg, G.* 2000).

Aus dem Bisherigen ergibt sich umgekehrt, dass Familien- bzw. Privatunternehmer einen ganz direkten Zugriff auf unternehmensrelevante Entscheidungen haben. Sie müssen sich selbstverständlich auch nicht mit dem »Shareholder-Value«, also dem ominösen Wert eines Unternehmens an der Börse herumschlagen. Dementsprechend haben sie auch keine feindliche Übernahme durch eine andere Aktiengesellschaft zu befürchten. Familienunternehmer brüsten sich vielfach damit, dass sie »keine Sklaven der Börse« sind (*Kets de Vries* 1996). Sie sind stolz auf die eigene Firma, die oft sogar ihren Namen trägt. Darin dokumentiert sich schon äußerlich die enge Verbindung zur Identität des Unternehmers. Und genau diese starke emotionale Verbindung ist der Vorteil von Familienbetrieben – aber natürlich auch ihr Gefährdungspotenzial. De facto können aber die meisten Familienbetriebe nicht auf Mitarbeiter außerhalb der Familie verzichten und größere Unternehmen selbstverständlich auch nicht auf angestellte Manager.

So gliedert sich das gesamte soziale Feld von Familienunternehmen, vor allem wenn sie ein Mittel- oder Großunternehmen darstellen und schon über mehrere Generationen bestehen, in drei von einander abhängige Gruppierungen (*Brown* 1998): (1) Da ist zunächst die *Familie*, von der vielleicht manche Mitglieder in der Firma mitarbeiten, von denen manche etwas erben und manche einen formalen oder informellen Einfluss auf die Firma nehmen. (2) Eine andere Gruppe stellt das *Management* dar. Es wird in manchen Fällen ausschließlich aus der Familie rekrutiert, in anderen Fällen, in denen die Kinder der Pioniere die Firma nicht leiten wollen, nur aus angestellten Managern, und in wieder anderen Fällen setzt sich das Management aus Eigentümern *und* kapitallosen Führungskräften bzw. angestellten Managern zusammen. (3) Die dritte Gruppe sind die *Eigentü-*

mer, die entweder aktiv in Führungspositionen fungieren oder die als Besitzer einer Aktienmehrheit an der Firma nur noch ihr Kapital arbeiten lassen, ansonsten vielleicht irgendwelche dem Unternehmen angeschlossene Stiftungen oder Ähnliches leiten.

8.2 Die Spezifika von Familienbetrieben

Um die Besonderheiten von Familienbetrieben zu erfassen, sollte man sie im Hinblick auf soziologische, ökonomische und psychologische Gesichtspunkte betrachten.

Soziologische Besonderheiten

Historisch gründen sich Familienbetriebe auf ein traditionelles »familienökonomisches Modell« (*Pfau-Effinger* 2000, 87). Im Gegensatz zur modernen Ehe, die sich primär auf die gegenseitige gefühlsmäßige Anziehung der Partner gründet, stellte früher das Bindemittel der gemeinsame Besitz dar, in unserem Zusammenhang also die gemeinsame Firma. Bis ins 18. Jahrhundert hinein galten solche Familienmodelle als Regel. Hier hatte auch die Frau einen klar abgegrenzten und oft durchaus gleichberechtigten Aufgabenbereich im gemeinsamen Unternehmen. Erst im Verlauf der Industrialisierung entwickelten sich neuartige familiale Muster, wonach der Mann außerhalb der Familie einem Beruf nachgeht, die Frau aber von der männlichen Erwerbstätigkeit losgelöst nur noch innerfamiliäre Reproduktionsfunktionen ausübt, also den Haushalt versieht und die Kinder betreut. Wie in der Familiensoziologie immer wieder konstatiert (vgl. *Mitterauer & Sieder* 1991), hat die moderne Familie seit der Industrialisierung mit ihrem »Hausfrauenmodell der Versorgerehe« (*Pfau-Effinger* 2000) einen erheblichen Funktionsverlust erlitten. Früher war es nicht nur Aufgabe der Familie, den Lebensunterhalt gemeinsam zu erwirtschaften, sondern auch die Alten und Kranken zu versorgen sowie die nachfolgende Generation mit relevanten Kulturtechniken vertraut zu machen. Heute müssen intensive gegenseitige Emotionen zwischen den Partnern und zu den Nachkommen diesen Funktionsverlust kompensieren (*Luhmann*

1982). Dementsprechend erleben moderne Menschen Beruf und Familie als grundsätzlich getrennte Lebensbereiche (*Lehner* 1999).

Im Gegensatz zu postindustriellen reduktionistischen Formen blieb in Familienunternehmen ein wesentlicher Teil traditioneller Funktionen erhalten. Hier stellt nämlich das Geschäft immer *das* entscheidende Bindemittel der Familienmitglieder dar, und mit diesem gehen gemeinsame Aufgaben und gemeinsame Sorgen einher. *Wimmer* et al. (1996, 190) meinen deshalb, dass in Familienunternehmen die Firma jeweils einen »Dritten« symbolisiert, der die gesamte Familie zusammenhält. Damit gehen allerdings auch massive Rollenzuschreibungen an die Ehepartner und die Kinder einher. Der Unternehmer braucht die Familie zur Rechtfertigung seiner Schinderei, und die Familie braucht den Unternehmer zu ihrem faktischen Erhalt, aber auch für ihre soziale Platzierung.

Im Gegenzug wird von allen Beteiligten Verzicht erwartet. Der Unternehmer plagt sich notfalls Tag und Nacht, erwartet aber, dass seine Frau und seine Kinder ihn klaglos entbehren. Die Kinder sollen notfalls auf einen Teil ihrer Kindheit verzichten, wenn sie früh in die Firma hineinsozialisiert werden. Sie lernen aber meistens ohnedies von früh an, für die Firma mitzudenken. Wenn sie auf Partnersuche gehen, erwarten die Eltern, dass sie auch wieder an die Firma denken, indem sie sich fragen, ob der Partner oder die Partnerin in den Betrieb passen würden. Denn in der Regel besteht ein Weiterführungsanspruch an die Kinder. Das erzeugt automatisch eine starke Binnenorientierung in den jeweiligen Familien.

Zwischen Mann und Frau ergibt sich meistens eine spezifische Geschlechterspezialisierung: Während der Mann das Unternehmen leitet, dient die Frau als Hüterin der Sozialbelange. Außerdem fungiert sie als Mittlerin zwischen Unternehmer und Belegschaft sowie zwischen Unternehmer und der sonstigen Familie. In Klein- und Mittelbetrieben ist außerdem die Mitarbeit von Frauen üblich. Erst bei Großunternehmen finden wir die typische postindustrielle Hausfrauenehe (*Pfau-Effinger* 2000). In kleinen Firmen und solchen mittlerer Größe lassen sich im Prinzip zwei verschiedene Rollenentwürfe von Frauen beobachten: (1) Die Frau fungiert vom Hintergrund aus in einer Vermittlerfunktion zwischen Familie und Firma sowie zwischen Vater und den Kindern, oder (2) die Frau arbeitet im Unternehmen mit und übernimmt eigene Aufgaben, besonders oft die Finanzverwaltung, eventuell auch relevante Repräsentationsfunktionen.

Die gemeinsame Sorge um die Firma führt auch zwischen den Geschwistern meistens zu einer engen Koppelung, wie überhaupt in Familienunternehmen vielfach ein hohes Maß an Dichte im Sinne »verstrickter Familien« (*Menuchin* et al. 1983) zu beobachten ist. Aufgrund der gemeinsamen ökonomischen Interessen, die Familienmitglieder von Außenstehenden unterscheiden, finden wir hier soziale Konstellationen, die einer »Festung« gleichen, mit denen man sich jedenfalls gegen andere abschottet (*Richter* 1970). Ein besonderes Tabuthema stellt die Einkommenssituation der Familie dar. »Mit fremden Leuten redet man nicht übers Geld«, ist ein wichtiges Leitmotiv. Da es sich bei Außenstehenden allerdings jeweils um potenzielle Kunden handelt, bleibt man möglichst freundlich, allerdings in einem eher unverbindlichen Sinn. Und man streitet sich nie in der Öffentlichkeit, denn »was sollen bloß die Leute denken«, stellt eine wichtige Norm solcher Familien dar. Die Außenpräsentation hat jedenfalls möglichst makellos zu sein.

Ökonomische Besonderheiten

Familienunternehmen haben eine ganz erhebliche *volkswirtschaftliche* Bedeutung. Und wie *Wimmer* et al. (1996) postulieren, werden in den nächsten Jahren 75 Prozent aller Firmen, die in westeuropäischen Ländern nach Ende des zweiten Weltkriegs gegründet wurden, an die nächste Generation übergeben – oder verkauft. Wie eingangs angesprochen, werden in ihnen zwei Drittel des Bruttosozialproduktes erzeugt, und 65 Prozent aller Arbeitnehmer sind in diesem Organisationstyp tätig. Für die Unternehmer selbst stellt Eigenständigkeit ein hohes Ideal dar. Man scheut sich sogar bei größeren Investitionen, Fremdkapital aufzunehmen, weil man den Banken gegenüber eher in Distanz bleiben möchte. Gerade heute im Zeitalter der feindlichen Übernahmen berichten viele Unternehmer, wie stolz sie darauf sind, ein eigenständiges Familienunternehmen zu sein.

Betriebswirtschaftlich betrachtet, weisen Familienbetriebe tatsächlich eine ganze Reihe von Vorteilen auf:

(1) Ein Familienunternehmer, insbesondere eines Klein- oder Mittelbetriebes, kann wie ein selbstherrlicher Fürst oder wie ein Abenteurer etwas

wagen, was für Publikumsgesellschaften kaum möglich ist. So kann er sich auf *Nischenprodukte* spezialisieren (*Piore & Sable* 1985) und dadurch rascher auf Märkte reagieren als Firmen mit einer komplexen Entscheidungsstruktur.

(2) Aufgrund der Eigentümerzentrierung weisen diese Firmen ohnedies »schlanke«, also *hierarchiearme Strukturen* auf, die ihnen mehr Wendigkeit ermöglichen. Wegen der höheren Effizienz wurde dies im Verlauf der Lean-Debatte auch für Publikumsgesellschaften (*Corsten & Will* 1993) angestrebt.

(3) Und eine »*Segmentierung der Geschäftsfelder*« mit kleinen überschaubaren Einheiten, wie es in großen Firmen ebenfalls neuerdings angestrebt wird, weisen viele Familienbetriebe aufgrund ihrer zumeist geringen Größe schon von sich aus auf.

(4) Wir finden hier auch *selten* sehr *formalisierte Strukturen*, weil aufgrund der Eigentumsverhältnisse, die immer durch das Familiäre begleitet sind, das Informelle dominiert. In Familienunternehmen läuft nämlich vieles über persönliche Beziehungen, weshalb man auch tatsächlich weniger anonymisierte Regeln benötigt.

(5) Die Mitarbeiter entwickeln in der Regel eine ausgeprägte *emotionale Nähe* zur Eigentümerfamilie, oder sie wachsen geradezu familien-ähnlich in die Firma hinein. Auch dieses Phänomen ersetzt die formale Abstimmung in diesen Organisationen.

(6) Aufgrund ihrer strukturellen Besonderheiten weisen Familienunternehmen in der Regel auch eine konsequente *Orientierung an den Wünschen der Kunden* auf. Das ist besonders ausgeprägt bei Pionieren, also bei Firmengründern, denn sie entwickeln ihre Produkte oft in unmittelbarer Nähe zu ihren Kunden.

Diesen Vorteilen steht allerdings eine ganze Reihe von Nachteilen gegenüber (*Wimmer* et al. 1996):

(1) In Familienunternehmen wird *selten eine reflektierte Personalpolitik* betrieben. Deshalb finden wir auch nur in Ausnahmefällen gut durchdachte Maßnahmen der Personalrekrutierung und -entwicklung.

(2) In diesen Milieus gibt es fast ausnahmslos »Aufsteiger«, also Mitarbeiter, die nur innerhalb des Systems befördert werden. »Seiteneinsteiger«, also Führungskräfte, die von anderen Firmen rekrutiert werden, sind kaum integrierbar. So bleiben Familienunternehmen meistens in sich *»geschlossene Systeme«* mit starken Organisationskulturen (*Steinmann & Schreyögg*, G. 2000).

(3) *Moderne Managementansätze* werden *selten* realisiert. Planung wird vom Eigentümer eher intuitiv vorgenommen, die Organisationsgestaltung bleibt improvisatorisch, Personal wird innerhalb der Firma rekrutiert, das maßgebliche Modell für die Führung bleibt die Familie, und Kontrolle wird vielfach nur mit Hilfe traditioneller Formen des Rechnungswesens realisiert.

(4) Ein grundsätzliches Problem vieler Familienunternehmen besteht ohnedies in der *Dominanz von Sachfunktionen gegenüber Managementfunktionen.* Ein Ingenieur, ein Biologe oder ein Informatiker setzt eine fachlich zündende Geschäftsidee um, sodass sich die Firma einige Jahre lang gut entwickeln kann. Spätestens in der nächsten Generation reicht aber das Expertenwissen etwa als Ingenieur zur erfolgreichen Leitung der Firma nicht mehr aus. Jetzt wäre Managementwissen nötig, dessen Erwerb aber vielen Familienunternehmern zu mühsam scheint.

(5) Das *Management* von Familienunternehmen erweist sich allerdings zunehmend als *problematisch,* weil die Führbarkeit der Geführten heute nachgelassen hat. Zudem ist fraglich, ob die Familie als Bindemittel noch ausreicht. Die Zentrierung von Entscheidungen an der Spitze wie die zumeist autokratische Führung von Familienunternehmern wird seitens der Mitarbeiter heute häufig moniert. Deshalb verlassen oft gerade besonders qualifizierte Mitarbeiter verärgert die Firma.

(6) Managementpositionen werden in Familienunternehmen oft von Mitgliedern der Familie besetzt, die über *keinerlei formale Ausbildung* für die Übernahme solcher Tätigkeiten verfügen. Außerdem erlangen auch immer wieder Tanten, Onkel oder andere Mitglieder der Familie unkontrollierbaren Einfluss auf das Geschehen im Betrieb.

(7) Aufgrund der familiären, beziehungsorientierten Muster besteht regelmäßig eine gewisse *Konfliktscheu.* Aus Sorge, mit Familienangehörigen in Streit zu geraten, die man etwa bei Familienfeiern immer wieder

trifft, vermeidet man selbst gegenüber Personen außerhalb der Familie jede gezielte Konfrontation. So werden auch in den Firmen selten gut funktionierende Streitkulturen entwickelt. Wir finden eher Rituale von Beschuldigung und gnädiger Verzeihung. Die Konfliktscheu kann sich zur wirtschaftlichen Katastrophe auswachsen, wenn bei Liquiditätsengpässen die Probleme kollektiv verleugnet werden, die Banken keinen Kredit mehr gewähren und dann alle internen Schwierigkeiten auf den Ärger mit den Banken verschoben werden.

(8) Die *Organisationskulturen* weisen zwar immer Elemente familialer Muster auf, was sich schon in der großen Bedeutung persönlicher Beziehungen dokumentiert. Die Spezifität einer Kultur bestimmt sich aber besonders deutlich nach dem Pionier und seinen Überzeugungen. Alle Rituale, Normen, Standards und Basisannahmen, die man in einem Familienbetrieb noch in der zweiten oder dritten Generation vorfindet, weisen einen Bezug zur Gründerpersönlichkeit auf. Wenn diese pathologische Züge aufweist, etwa im Sinne einer paranoiden Dynamik, bilden sich auch diese noch einige Generationen später ab (*Kets de Vries* 1996).

(9) Viele Familienunternehmen bieten das Bild eines »*vergreisten Pionierstadiums*«. Die Gründer verleugnen vielfach selbst mit 80 Jahren ihren eigenen Alterungsprozess und kleben als Unternehmer noch an Produktphilosophien, die sie als junger Mann etwa Anfang der 60er Jahre entwickelt haben. Sie befürchten prinzipiell einen Machtverlust. Sie handeln dann stereotyp nach altbewährten Mustern und merken oft gar nicht, dass die Firma aufgrund ihres Größenwachstums oder der Erweiterung ihrer Angebotspalette längst ihrem Pionierstadium entwachsen ist und formalisiert werden müsste. Eine solche Firma vergreist dann trotz improvisatorischer Strukturen.

(10) In diesem Organisationstyp ist davon auszugehen, dass aufgrund der Machtverhältnisse Innovationen primär von oben ausgehen müssen oder jedenfalls von oben angestoßen werden sollten (*Schwass* 1997). Unternehmer, die ihre Firma 25 Jahre oder länger leiten, kleben aber oft am Altbewährten und lassen auch seitens der Mitarbeiter keine innovativen Ideen gelten.

(11) Wenn Familienunternehmen in ernste Liquiditätsengpässe geraten, neigen die Unternehmer dazu, dies lange zu verleugnen, jedenfalls nicht

Konkurs anzumelden; denn sie möchten sich ja nicht in der Öffentlichkeit, etwa bei den Rotarier-Freunden oder im Lyonsclub, als Versager outen. So werden die *Finanzlöcher* zunächst durch den *Verkauf von Privateigentum,* meistens von Immobilien kompensiert. Das geschieht gar nicht selten so lange, bis die Firma auf Druck der Banken letztlich doch noch Konkurs anmelden muss, die Unternehmerfamilie aber über keinerlei Privatvermögen mehr verfügt und dann vollständig verarmt ist.

(12) Sehr komplizierte ökonomische Probleme ergeben sich vor allem bei der *Firmenübergabe* an die nächste Generation und bei *Vermögensübertragungen* wegen Scheidung, Tod usw. In solchen Fällen mussen der Firma oft große Summen entnommen werden, was ihre Liquidität schwächt und manchmal sogar ihren Untergang einleitet. Zur Vermeidung solcher dramatischen Entwicklungen wird prinzipiell empfohlen, noch in ökonomischen Blütezeiten realistische Gesellschafterverträge auszuhandeln (*Wimmer* et al. 1996).

Psychologische Besonderheiten

Die Zentralfigur eines Familienunternehmens ist der Pionier. Zwischen ihm und »seiner« Firma besteht immer eine Symbiose. Denn, wie *Wimmer* et al. (1996) behaupten, für Firmengründer ist immer eine Reihe existenzieller Motive zur Gründung »ihrer« Firma maßgeblich: So handelten sie zum Beispiel in der Nachkriegszeit oft aus einer existenziellen Mangelsituation heraus, um sich und ihrer Familie eine Existenzgrundlage zu schaffen. Im weiteren Verlauf verselbständigen sich aber die Ursprungsmotive. Die Unternehmer suchen dann sich und anderen zu beweisen, dass sie es »schaffen«, ihre Firma zu erhalten, auszubauen und zur Blüte zu bringen. Ein anderes Leitmotiv stellt der Wille zur Autonomie dar. In Unternehmerkreisen wird immer wieder die wirtschaftliche und vor allem die persönliche Eigenständigkeit betont. So ist oft zu hören: »Ich brauche mir von niemandem sagen zu lassen, was richtig und was falsch ist.«

Kets de Vries (1996), Managementtheoretiker und Psychoanalytiker, taucht tiefer in die Psychodynamik von Firmengründern ein. Er postuliert, dass bei aller Unterschiedlichkeit einige Persönlichkeitsmerkmale bei allen vorzufinden seien:

(1) Sie besitzen *Energie* und *Durchsetzungsvermögen*, außerdem eine starke *Vorstellungskraft*, um Visionen zu entwickeln. Dadurch gelingt es ihnen, auch andere für ihre Visionen zu begeistern. Was in der amerikanischen Literatur seit den 80er Jahren als »transformationale Führung« beschrieben wurde (*Conger* 1992), bezeichnet *Kets de Vries* (1996) als »Führung durch Verführung«.

(2) Ergänzend kann man postulieren, dass Firmengründer eben nicht bereit sind, sich bescheiden in eine bestehende Organisation zu integrieren, sondern im Sinne *phallisch-narzisstischer* (*Reich* 1933) *Persönlichkeitsanteile* lieber ihr »eigenes Ding« auf die Beine stellen.

(3) Familienunternehmer neigen dazu, alles kontrollieren zu wollen. Bei manchen von ihnen kann sich das zu einer regelrechten *Kontrollsucht* auswachsen. *Kets de Vries* vermutet auf dem Hintergrund seiner Beratungserfahrung, dass die meisten von ihnen wohl schlechte Erfahrungen mit dem eigenen Vater gemacht haben und nun jeder Autorität grundsätzlich skeptisch gegenüberstehen. Dabei handelt es sich im psychoanalytischen Verständnis um *negative Vaterübertragungen*, die oft schon der Motor zur Gründung des eigenen Unternehmens waren. »Dann bin ich eben mein eigener Chef und niemandem Rechenschaft schuldig.«

(4) Diese Skepsis gegenüber väterlichen Autoritäten dehnt sich allerdings vielfach auf andere Personen männlichen Geschlechts aus. So kann sie sich auch als *Misstrauen gegenüber den Mitarbeitern* äußern. Wenn das Misstrauen überhand nimmt, finden wir im jeweiligen Unternehmen eine ausgeprägte Mikropolitik, die geradezu paranoide Züge annehmen kann.

Solche Merkmale, die im Prinzip Ausdruck einer mehr oder weniger ausgeprägten narzisstischen Persönlichkeit sind *(Kets de Vries* 1996), erzeugen fast automatisch Ambivalenzen gegenüber potenziellen Nachfolgern. Erfahrungsgemäß bleiben Firmengründer immer ängstlich, ob das Geschaffene von den Nachfolgern auch bewahrt wird. Und eigentlich leitet sie die Sehnsucht, dass alles so bleiben soll, wie sie es in ihren besten Jahren geschaffen haben. Im Übrigen ist eine solche Firma oft so eng auf den Gründer zugeschnitten, dass sie für den oder die Nachfolger ohnedies selten sofort passend ist. Dem Pionier selbst scheint meistens keines der Kinder der »richtige« Nachfolger oder die »richtige« Nachfolgerin zu sein. Das ist auch kein Wunder, denn Firmengründer entwickeln oft ausgeprägte charismatische Konstellationen, in die überhaupt kein Nachfolger passt – und die aus dem eigenen Haus schon gar nicht.

In den Anfangsjahren, wenn die Firma vielleicht immer wieder zu scheitern droht, sich gegen alle Widrigkeiten dann aber doch durchsetzt, entwickeln Pioniere oft Züge von »heroischem Charisma« (*Steyrer* 1995). Sie agieren dann wie Helden, die sich in feindlichen Welten durchsetzen müssen. Im weiteren Verlauf, wenn sie an ihrem Erfolg gereift, aber natürlich auch biologisch älter geworden sind, wachsen sie in »paternalistische« Charismakonstellationen hinein. In einem archetypischen Verständnis sind sie dann zwar bedingungslos bereit, ihr »Rudel«, also ihre Familie zu beschützen, aber wehe, wenn eines aus der Reihe tanzt oder sich gar kritisch gegen den Rudelführer wendet – dann drohen empfindliche Sanktionen.

In Charismakonstellationen gibt es eben immer nur eine einzige Zentralfigur, die von den anderen, eben ihren Bewunderern, umkreist wird und die gar nicht genug bekommen kann vom Applaus über ihre Heldentaten. So verhält es sich leider vielfach auch mit den Nachfolgern von Firmengründern. Ihre Söhne oder Töchter bleiben im Vergleich zum Vater meistens viel blasser. Und wenn sie in die Firma einsteigen, werden sie von den Mitarbeitern schnell in einer Second-Best-Position wahrgenommen und vom Vater ohnedies vorzugsweise als Assistent eingesetzt. Trotz zumindest verdeckter Vorbehalte gegenüber den Managementqualifikationen des Nachwuchses bestehen Firmengründer in der Regel darauf, dass die Führung in der Familie bleibt. »Ich habe mich doch nicht für andere abgeschuftet, ihr müsst das Geschaffene für die Familie erhalten«, ist ihr Argument. Der Pionier bleibt dann auch nach seinem Tod der Gigant, an dem sich alle seine Nachkommen messen lassen müssen.

Normalerweise verlassen Kinder ab einem bestimmten Alter das Elternhaus. Bei Familienunternehmen wird aber meistens damit gerechnet, dass sie eines Tages zurückkehren, um die Firma zu übernehmen. Nach dem Motto: »Eines Tages gehört dir sowieso alles«, halten sie oft sogar die katastrophalsten Demütigungen aus. Vielfach entwickeln Söhne, weil sie sich dem Vater nicht gewachsen fühlen, eine starke Mutterbindung, wie zum Beispiel *Ford* junior oder *Watson* junior (*Kets de Vries* 1996). Das aber bringt ihnen meistens auch noch die Verachtung des Vaters ein. Wir finden hier jedenfalls seltener Vater- als Muttersöhne (*Kast* 1990), weil der Vater von den Söhnen als unnachahmlicher Koloss erlebt wird, der als Identifikationsfigur zu weit entfernt bleibt.

Aus allen diesen Gründen geschieht die Übergabe der Firmen oft erst im hohen Alter, wenn auch die Nachfolger schon wieder pensionsreif sind. Familienunternehmer sind nämlich sechs mal häufiger über 65 Jahre alt als Topmanager in Publikumsgesellschaften. Sie arbeiten 25 Jahre und länger in ihren Unternehmen (*Schwass* 1997). Es lässt sich insgesamt behaupten, dass die dramatischste Situation in der Existenz eines Familienunternehmens die Generationenablösung darstellt. Das dokumentiert sich schon darin, dass nur drei bis fünf Prozent von Familienunternehmen den Übergang von der zweiten in die dritte Generation schaffen. Der psychologisch bedeutendste Übergang ist allerdings sicher der vom Pionier an den oder die unmittelbaren Nachfolger. Es ist aber sinnvoll, dass Familienunternehmer spätestens ab 55 Jahren ein Übergabekonzept entwickeln und ein Testament verfassen. Wenn nämlich im Falle ihres plötzlichen Todes keine entsprechenden Papiere vorhanden sind, können sich ausgesprochen zerstörerische Kämpfe zwischen verschiedenen Erben ergeben.

8.3 Typische Konfliktpotenziale von Familienunternehmen

Einige Konfliktpotenziale habe ich schon bei den psychologischen Besonderheiten von Familienunternehmen angedeutet, denn die enge Koppelung von Familie und Unternehmen zieht vielfältige Konflikte psychologischer Art nach sich. Das führt auch dazu, dass sich Konflikte auf der familialen Ebene schnell als Konflikte im Unternehmen auswirken und umgekehrt. Und es führt dazu, dass die Konflikte selten auf die sachliche Ebene eingegrenzt bleiben, sondern relativ rasch emotional aufgeladen höhere Eskalationsstufen erreichen. Ungelöste Familienkonflikte werden jedenfalls oft auf der Firmenbühne ausgetragen. Dadurch erreichen sie schnell eine soziale Ausweitung auf die Meso- und sogar auf die Makro-Ebene. Das wiederum stellt jeweils einen Tabubruch und dadurch einen Wendepunkt für weitere Eskalationen dar, weil in diesen Familien im Allgemeinen die Regel gilt: »Was in der Familie geschieht, darf nicht nach außen dringen.« Dabei drehen sich die Konflikte um drei Themenkomplexe (*Brown* 1998):

um Geld, um Macht und um Liebe. Das heißt, es geht immer wieder um Fragen, wer was vom Besitz erbt, wer die Entscheidungsmacht im Unternehmen hat, wer Macht über die Ressourcenverteilung erlangt und wer mit wem in Liebe verbunden ist. *Kets de Vries* (1996) beschreibt drei Konflikttypen in Familienunternehmen: (1) Generelle Konfliktkonstellationen in Familienbetrieben, (2) Konflikte, die sich aus der Persönlichkeit des Familienunternehmers ergeben, und (3) Konflikte, die aus Nachfolgesituationen entstehen.

Generelle Konfliktkonstellationen in Familienbetrieben

Nun werden Konflikte zwar schon durch die Allgegenwärtigkeit von Doppelrollen begünstigt, dass etwa eine Führungskraft gleichzeitig der Sohn des Unternehmers ist oder die Tochter als Vertriebsleiterin fungiert (*Kets de Vries* 1996). Es lassen sich aber einige grundlegende Konfliktkonstellationen von Familienunternehmen umreißen:

(1) Als »*Problem von Nepotismus*« beschreibt *Kets de Vries* Situationen, in denen die Familienlogik das Rationale überrollt. Dann werden unfähige oder unqualifizierte Familienmitglieder auf wichtige Positionen im Unternehmen »gehievt«. Sie können ihre Position aber nur ausfüllen, wenn angestellte Mitarbeiter der Firma sie tatkräftig unterstützen. Dabei erwarten Familienmitglieder fast grundsätzlich ein Entgegenkommen von Nicht-Familienmitgliedern. Anderenfalls erleiden die Mitarbeiter Nachteile oder befürchten zumindest solche. Das aber führt dazu, dass sich die helfenden Mitarbeiter strukturell gekränkt fühlen. »Nur weil der zur Familie gehört, bekommt der hier eine solche Position.« Angesichts derartiger Situationen wird es vor allem schwierig, qualifizierte Führungskräfte in der Firma zu halten.

(2) Eine andere Konfliktkonstellation benennt der Autor als das »*Verwöhnte-Kind-Syndrom*«. Ein Gründer arbeitet hart, vielleicht Tag und Nacht. Deshalb kümmert er sich kaum um seine Familie. Er rechtfertigt sein Verhalten mit dem Hinweis darauf, dass er ja alles nur für seine Frau und seine Kinder tut. Im Laufe der Zeit entwickeln sich aber doch Schuldgefühle über seine ständige Abwesenheit. Dann schenkt er zum Beispiel

seinen kleinen Kindern die größten Teddybären, die er auftreiben kann, und später, wenn sie größer sind, die neuesten Sportwagen. Die Nachkommen sind dann gewöhnt, alles zu bekommen, was man sich nur denken kann – aber natürlich keinen Verzicht zu leisten oder Disziplin zu mobilisieren, was für den Erwerb qualifizierter Aus- und Fortbildungen zentrale Voraussetzungen sind. Bei einem plötzlichen Ableben des Vaters sind die Erben dann völlig unfähig, eine Firma zu leiten. In solchen Konstellationen verfügen sie in der Regel auch nicht über genügend Selbstkritik, um sich einzugestehen, dass sie zur Weiterführung des Unternehmens nicht in der Lage sind. So versuchen sie es vielleicht dennoch bis zu einem raschen Konkurs.

(3) Der »*Geist des Gründers*«, den ich eben schon als Zentrum einer »paternalistischen« Charismakonstellation beschrieben habe, manifestiert sich selbstverständlich in autokratischen Umgangsformen. Mitarbeiter, die nicht spuren, werden schnell abgemahnt und beim nächsten Mal aus der Firma entfernt. Das erzeugt aber auf Dauer Mitarbeiterkollektive von Jasagern, die äußerst konfliktscheu jede kontroverse Meinung zu den Positionen des Gründers vermeiden. Dieses auch als »*group think*« (*Janis* 1972) bekannt gewordene Phänomen führt zum Zwang, immer einer Meinung zu sein, und selbstverständlich zu mangelnder Lernfähigkeit. In einer solchen Organisation kann sich keinerlei Innovation mehr entwickeln.

(4) Ein anderes konfliktäres Phänomen beschreibt *Kets de Vries* als »*Melken der Firma*«. Dann entnehmen Nachfolger dem Firmenbudget große Summen zur Befriedigung privater Luxusbedürfnisse. Dabei handelt es sich um Verhaltensweisen, die auf Mitarbeiter einer Firma immer anstößig wirken. Nach dem Motto: »Wir rackern uns ab, und die Erben schmeißen das Geld mit vollen Händen zum Fenster raus«, sind hier regelmäßig massive Einbrüche der Motivation zu beobachten.

Konflikte aus der Persönlichkeit von Firmengründern

Kets de Vries geht grundsätzlich davon aus, dass Firmengründer über eine narzisstische Persönlichkeitsstruktur verfügen, wobei allerdings seit *Kernberg* (1980) zwischen einem gesunden und einem pathologischen Narzissmus unterschieden wird.

Der *gesunde Narzisst* zeichnet sich aus durch Energie, Schwung, Kreativität – und natürlich durch eine gehörige Portion Lust an der Außendarstellung. Alles das kommt auch der Firma zu Gute. Ihn erfüllt Dankbarkeit gegenüber dem, was ihm das Leben schenkt, und er anerkennt auch die Leistung Anderer. Ein charakteristisches Merkmal ist, dass er seinen Alterungsprozess zwar zunachst auffallend intensiv betrauert, im Laufe der Zeit aber doch verarbeiten kann. Er erwirbt im Weiteren genügend Reife, die es ihm erlaubt, trotz vielleicht mancherlei kritischer Einwände sich mit den eigenen Eltern zu versöhnen und auch an der Entwicklung seiner eigenen Kinder Freude zu entwickeln. Dadurch erwirbt er ein Selbstwertgefühl, das ihm den Aufbau einer stabilen innerer Wertbasis erlaubt.

Ganz anders stellen sich Menschen mit *pathologischem Narzissmus* dar. Sie bleiben ihr Leben lang gierig nach Erfolg, Beifall und Bewunderung. Ab dem vierzigsten Lebensjahr, wenn die jugendliche Frische des äußeren Erscheinungsbildes langsam nachlässt, keine grundsätzlich neuen Erfolge im Beruf mehr zu erringen sind und sich vielleicht auch Eroberungen in der Liebe nur noch unter Mühe realisieren lassen, stellt sich ein misanthropischer Missmut ein. Die Erfolge anderer werden abgewertet und sogar die eigenen, die man früher errungen hat, nur noch bagatellisiert. Es entwickelt sich ein ausgeprägter Neid auf alles Jugendliche, weil der eigene Alterungsprozess in keiner Weise integriert werden kann und nur noch unter dem Gesichtspunkt des nahenden Todes erscheint. Das erzeugt auf Dauer eine eigentümliche Mischung aus Aggressivität und Depression.

Menschen dieses Typs entwickeln im Laufe der Zeit paranoide Züge, die sich auch in der Firma als pathologische Organisationskultur manifestieren. Manche dieser Firmen wird regelrecht zum Polizeistaat. Unternehmer mit einer derartigen Persönlichkeitsstruktur agieren nicht nur ihren Mitarbeitern gegenüber rigoros autoritär, ihre Pathologie führt vielfach auch gegenüber ihren Kindern zu einem Terrorregime. Hier finden wir gelegentlich geradezu archaische Formen von Aggressivität, ja von Vernichtungssucht, die an Abraham und Isaak erinnern. Den Söhnen und Töchtern solcher Unternehmer kann man nur raten, aus dem Feld zu gehen und sich eine vom Vater gänzlich losgelöste Zukunft aufzubauen.

Konflikte aus Nachfolgesituationen

Der Tod des Pioniers und überhaupt die Übergabe an die nächste Generation als Tod einer Ära stellen immer besondere Krisen im Leben eines Familienunternehmens dar. Solche Krisen lösen Angst aus, weshalb sie regelmäßig archaische Formen der Angstbewältigung mobilisieren. Sie führen beispielsweise zur Verlagerung auf einen Sündenbock oder zur Ernennung eines Messias.

In Nachfolgesituationen finden wir gar nicht selten scharfe gemeinschaftlich inszenierte Eskalationen. Wegen der engen Koppelung von Unternehmen und Familie erhalten solche Konflikte schnell eine hoch emotionalisierte Komponente. Sie bewegen sich rasch bis zur fünften oder sechsten Eskalationsstufe und sind kaum mehr auf Sachthemen zu reduzieren. Sie ranken sich ganz unübersehbar um Geld, Macht und Liebe. Über das Erbe, also um Macht und Geld, entflammen bei den Kindern und ihren Partnern, selbst wenn sie sich sonst als eher harmlose Zeitgenossen präsentieren, die hässlichsten Gefühle von Neid, Missgunst, Bosheit und Rachsucht. In den Kampfspielen sind auch alle Arten von Liebe zu finden: Elternliebe, Kinderliebe, Gattenliebe, aber auch illegitime Liebesphänomene zwischen den Fronten. Die Konsequenzen der kämpferischen Aktionen werden von den Beteiligten aber keineswegs nur als negativ erlebt. Der gemeinsame Kampf eines Paares gegen ein anderes führt beispielsweise häufig zur Stabilisierung der eigenen Beziehung. In anderen Familien können sich die Kontrahenten aus dem Weg gehen, hier sind sie aber durch die Firma ständig zur Kooperation gezwungen. Oftmals wird der Kampf im Sinne von Rosenkriegen sogar von einer Generation zur nächsten weitergeführt.

Im Zusammenhang mit Nachfolgefragen sind auch alle Arten von »unheiligen Triaden« zu finden, in denen etwa die Mutter mit dem Sohn gegen den Vater agiert, in denen beide Eltern gegen ein Kind antreten, oder wir finden Koalitionen von Geschwistern gegen den Vater, wo die Mutter heimlich auf Seiten der Kinder steht. Dabei handelt es sich vielfach um Triangulationen im Sinn von *Menuchin* et al. (1978), also um Generationen überschreitende Konstellationen.

8.4 Empfehlungen fürs Coaching

Coaching richtet sich potenziell an drei Personengruppen in Familienunternehmen: An die Familienunternehmer, an ihre Nachfolger und an angestellte Manager. Von diesen drei Gruppen beanspruchen am häufigsten angestellte Manager Beratung. Für sie sind die Konflikte im Familienunternehmen oft schwer fassbar, als »untergründiges Grollen« erzeugen sie aber auch bei ihnen durchaus Existenzängste. Einen erheblichen Beratungsbedarf artikulieren oft auch potenzielle Nachfolger, die sich mit Fragen beschäftigen wie etwa: »Soll ich ins Unternehmen eintreten oder nicht und unter welchen Bedingungen?« Die Familienunternehmer, insbesondere wenn sie die Pioniere sind, beanspruchen nur in Ausnahmefällen Beratung. Wenn es sich um narzisstische Persönlichkeiten handelt, ist für sie die Rolle des zu Beratenden wenig akzeptabel. Sie treten nur dann in eine Beratung ein, wenn ihnen das Wasser bis zum Halse steht. Den Weg zum Coach finden allerdings viel häufiger Unternehmerinnen.

Empfehlungen fürs Coaching von Familienunternehmern

Abgesehen von der Bearbeitung aktueller Themen sind für das Coaching von Familienunternehmerinnen und -unternehmern vor allem drei Themengruppen relevant: (1) die Selbstbewertung des Unternehmers in der aktuellen Situation im Sinne einer Konfliktprophylaxe, (2) die Regelung von Konflikten in Familie und Unternehmen sowie (3) vertragliche Regelungen für die Nachfolge.

Eine wichtige konfliktprophylaktische Maßnahme ist die Selbstbewertung des Unternehmers in seiner Firma. Im Verlauf ihres Bestehens ergibt sich nämlich häufig die Frage, ob noch genügend innovative Frische vorhanden ist. *Schwass* (1997, 41) schlägt deshalb vor, dass Berater eine Anleitung zur Selbstbewertung geben, die in zwei Schritten erfolgt. Der erste Schritt sieht die Analyse der eigenen Entwicklung des Unternehmers mit folgenden Fragen vor:

- Fragen nach der Persönlichkeit: Bin ich heute stärker nach innen orientiert, sowohl im persönlichen als auch im Geschäftlichen, als vor fünf Jahren?
- Fragen nach der Leistung: Wie haben sich meine persönlichen Ziele und meine Methoden zu ihrer Verwirklichung in den letzten fünf Jahren entwickelt?

- Fragen nach der Flexibilität: Rege ich mich zunehmend auf, wenn ich bedrängt werde, Produkte und Verfahren zu ändern und anzupassen, die gut zu funktionieren scheinen?
- Fragen nach der Kreativität: Bin ich zunehmend mehr daran interessiert, das Erreichte zu bewahren, und weniger daran, künftige Potenziale auszuschöpfen?

Der zweite Schritt befasst sich mit dem Vergleich zu anderen Familienunternehmern. Er beinhaltet:

- Fragen nach der Persönlichkeit: Sind die anderen stärker nach außen orientiert als ich?
- Fragen nach der Leistung: Sind die persönlichen Ziele und die Methoden zur Verwirklichung der Ziele bei den anderen aggressiver und ehrgeiziger als bei mir?
- Fragen nach der Flexibilität: Ist Erfolgsdruck für die anderen ein stärkerer Anreiz als für mich?
- Fragen nach der Kreativität: Schöpfen die anderen zukünftige Potenziale aktiver aus als ich?

Als konfliktprophylaktische Maßnahmen fürs Familienunternehmen schlagen *Wimmer* et al. (1996) vor allem Auseinandersetzungen über Nachfolgefragen vor. Sie sollten folgende grundlegende Punkte umfassen:

(1) Unter dem Schlagwort »Trennung von Führung und Kapital« sollten sich Familienunternehmer mit Fragen beschäftigen, welche fachlichen Voraussetzungen Familienmitglieder, die in der Firma mitarbeiten wollen, erbringen müssen im Sinne von Ausbildung, Fortbildung und Vorerfahrungen.

(2) Außerdem sollten sie sich damit befassen, wie eine sachlich angemessene Auswahl ihrer Führungsnachfolge auch durch Personen außerhalb der Familie aussehen könnte.

(3) Einen wesentlichen Punkt betreffen auch rechtliche Regelungen für den Konfliktfall. Für diese sollte der Familienunternehmer einen Juristen zu Rate ziehen.

(4) Wesentlich ist auch, dass der Unternehmer im Verlauf eines Coachings darauf aufmerksam gemacht wird, ob er vielleicht einem Mythos von der »gerechten Lösung« nachhängt und dementsprechend seine Firma an alle seine Kinder gleichmäßig verteilen will. Dabei vergisst er möglicherweise, dass sie keineswegs alle gleich gut in der Lage sind, eine Firma zu führen, und vielleicht über ganz andere Talente verfügen.

(5) Im Verlauf des Coachings sollte man den Unternehmer auch immer wieder darauf aufmerksam machen, dass die Kontinuität einer Firma oft am besten durch ihre Teilung zu wahren ist, dass der eine Teil von einem Nachfolger und der andere von einem anderen übernommen werden kann.

Wenn Familienunternehmer *Konflikte innerhalb des Unternehmens* thematisieren, werden sie wie alle anderen Konflikte im Coaching behandelt. Wenn es sich allerdings um Konflikte handelt, in die auch Familienmitglieder involviert sind, muss neben der Firma auch jeweils die Familiendynamik rekonstruiert werden.

Wenn es um innerfamiliäre Konflikte geht, die in die Firma hineinragen und den Kreis der Eigentümer sowie den Kreis der Führungskräfte tangieren, ist es sinnvoll, ein *Teamcoaching* zu veranstalten. Insbesondere bei großen Firmen schlägt *Bonnie M. Brown* (1998, 66 f) zu diesem Zweck folgende thematischen Orientierungen vor:

(1) Die Familie sollte einen Familienrat bilden, innerhalb dessen sie ihre Werte im Sinne von Leitbildern und Visionen formuliert.

(2) Dieser Familienrat sollte dann Richtlinien entwickeln für die Besetzung und Bewertung von Führungspositionen innerhalb des Unternehmens, welche Ausbildung Familienmitglieder etwa benötigen, um im Management des Unternehmens mitzuarbeiten; welche Berufserfahrungen in welcher Branche und von welcher Dauer sie mitbringen sollten; welche Leistungsanforderungen an Familienmitglieder gestellt werden und wie diese zu bewerten sind. Hier sind auch Fragen zu beantworten nach ihrer möglichen Entlassung oder nach Konsequenzen, wenn sie den Anforderungen nicht genügen.

(3) Der Familienrat sollte außerdem Regeln für die erweiterte Familie und die Eigentümersituation entwickeln: Können etwa angeheiratete Verwandte im Management mitarbeiten? Dürfen sie Anteile in Form von Aktien am Unternehmen besitzen? Was passiert, wenn sich eine angeheiratete Person wieder scheiden lässt, arbeitsunfähig wird oder das Unternehmen verlässt?

(4) Außerdem sollte der Familienrat Regeln für die Gesamtstruktur der Familie entwickeln: Wie werden Geschäftsführer und Aufsichtsräte gewählt? Wer leitet die Familie? Wer vertritt die Eigentümer?

(5) Der Familienrat sollte außerdem Verträge für Nachfolgesituationen ausarbeiten, damit das Unternehmen vor familieninternen Konflikten geschützt ist.

In Fällen, in denen sehr kompakte Konflikte innerhalb der Familie bestehen, ist es sinnvoll (und gelegentlich sogar notwendig), dass die Familie auch einen Familientherapeuten aufsucht. In den letzten Jahren wurde im Zusammenhang mit Konflikten in Familienunternehmen übrigens das Konzept der »Familien- bzw. Organisationsaufstellungen« von *Hellinger* (o.J.) populär (vgl. das entsprechende Video im Auer Verlag). Davor sei dringend gewarnt, denn der Autor gibt hier zum Teil völlig unhaltbare Aussagen von sich, dass etwa in Familienunternehmen, die von Personen außerhalb der Familie oder von angeheirateten Mitgliedern geleitet werden, besonders massive Konflikte entstehen würden. Ein eklatantes Gegenbeispiel ist hier etwa die Firma Gerling, die ausschließlich von Nichteigentümern geleitet wird und außerordentlich erfolgreich ist. Ein anderes blühendes Beispiel ist die Firma Erco, die sich gerade unter der Leitung des Schwiegersohnes zu einer weltweit erfolgreich operierenden Firma entwickelt hat.

Empfehlungen fürs Coaching mit Nachfolgern

Sehr viel häufiger werden Coaches von den Nachfolgern oder von den potenziellen Nachfolgern von Familienunternehmen bemüht. Hier lassen sich im Anschluss an *Wimmer* et al. (1996) auch einige prinzipielle Empfehlungen aussprechen:

(1) Der Übergang von einem Unternehmer zum nächsten sollte immer als »sauberer Schnitt« gestaltet werden.

(2) Der Nachfolger sollte sich auf keinen Fall darauf einlassen, als Kompagnon des Vaters oder gar als sein Assistent zu fungieren.

(3) Es ist ohnedies günstiger, wenn er sich erst ein eigenes Standing durch qualifizierte Ausbildungen, durch Bewährung in anderen Unternehmen, durch Aufenthalte im Ausland und anderes mehr erarbeitet.

(4) Wenn dann der Nachfolger kommt, muss der Pionier aber auch wirklich die Führung an den Nachfolger abgeben und sich zur Ruhe setzen.

(5) Er sollte die Firma entweder vollständig übergeben oder eigenständig zu führende Teile an den Nachfolger abtreten.

Anderenfalls sollte der designierte Nachfolger lieber Abstand nehmen von einer Führungsposition im elterlichen Unternehmen und eher helfen, einen entsprechenden »Ersatz« in Person eines angestellten Managers zu finden. Bei solchen Entscheidungen, die für designierte Nachfolger oft mit einem erheblichen Trauerprozess verbunden sind, muss der Coach gute Unterstützung bei der Verarbeitung geben.

Empfehlungen für Coaching mit angestellten Managern

Aus dem Bisherigen lässt sich schon erahnen, dass auch angestellte Manager in Familienunternehmen mit einer Vielzahl von Konflikten konfrontiert sind. Selbstverständlich sollten auch diese im Coaching jeweils möglichst genau rekonstruiert werden. Ihnen als Firmenangehörigen, die nicht zur Familie gehören, lassen sich aber auch einige grundsätzliche Empfehlungen geben:

(1) Sie sollten sich möglichst nicht in familiäre Konflikte hineinziehen lassen, obwohl es immer wieder passieren kann, dass man sie als Schiedsrichter oder Moderator zwischen unterschiedlichen Teilen der Familie bemühen will.

(2) Für solche und vergleichbare Fälle sollten angestellte Führungskräfte Außenstehende als wohlwollende Moderatoren oder Unternehmensberater benennen, die auch ihr Vertrauen haben.

(3) In Konfrontation mit Konfliktphänomenen, wie sie *Kets de Vries* schildert (»verwöhnte Kinder« oder »unfähige Nachfolger«), lässt sich nur raten, das »eigene Ding zu tun«. Das heißt, im Idealfall lässt sich die Führungskraft nicht weiter beeinträchtigen und versucht, ihre eigenen Aufgaben möglichst kompetent zu erledigen.

(4) Auf Dauer wird sich allerdings ein »Familienanschluss« nicht vermeiden lassen. Das heißt, in allen diesen Systemen bestehen familienähnliche Organisationskulturen, auf die sich die Mitarbeiter einstellen müssen. Im Idealfall finden sie das für sie und die Firma passende Maß zwischen Nähe und Distanz.

(5) Wenn sie familienähnliche Organisationskulturen nicht ertragen können, sollten sie lieber eine Position in einem anderen Unternehmen annehmen.

9. Konfliktcoaching für Führungskräfte bei der Transformation von der Plan- zur Marktwirtschaft

Vor der Wende arbeitete Herrmann Hollstein in einem Baukombinat in Thüringen als Chef der Abteilung für die Instandhaltung von Baumaschinen. Seine Firma wurde von der Treuhandanstalt schon bald abgewickelt, sodass er als Maschinenbauingenieur den Entschluss fasste, sich selbstständig zu machen. Da um ihn herum eine ganze Reihe kleiner Baufirmen entstand, die sich voraussichtlich keinen großen Maschinenpark würden leisten können, entschied er sich, eine Firma zu gründen, die Baumaschinen vermietet, instand setzt und eventuell sogar verkauft. Da derartige Maschinen allerdings relativ kapitalintensiv sind und Herrmann Hollstein nur über ein Grundstück verfügte, das er beleihen konnte, benötigte er zusätzliches Kapital. Durch Vermittlung einer Bank fand er einen Teilhaber, der als in Bayern ansässiger »Wessi« nun die Mehrheit in der neu gegründeten »Baumaschinen GmbH« innehatte. Dieser Teilhaber, Herr Fendt, der auch in eine Reihe ähnlicher Firmen investiert hatte, war primär mit seiner Vermögensverwaltung beschäftigt. Er reiste jeden Monat einmal aus München an, um Herrmann Hollstein gute Ratschläge zu geben. Dieser war jedes Mal von seinem Teilhaber sehr beeindruckt. Die vielen amerikanischen Managementbegriffe »inhalierte« Herrmann Hollstein jeweils wie eine Offenbarung und die Entschiedenheit, mit der Herr Fendt diese oder jene strategische Doktrin von sich gab. Das Beste aber war das äußere Erscheinungsbild. Herr Fendt reiste jeweils mit einer sehr viel jüngeren, blonden Frau in einem Mercedes Cabrio mit vielen Koffern an, um in einem nahe gelegenen Hotel ein oder zwei Nächte zu verbringen. Die Frau von Herrmann Hollstein, die das Finanzielle in seinem Büro abwickelte, murmelte zwar immer etwas leicht Abfälliges vor sich hin, musste aber zugestehen, dass Herr Fendt ein durchaus attraktives Bild bot.

Nun hatte Herrmann fast sofort nach der Firmengründung seinen Schwager, den Mann seiner Schwester, und einige frühere Kollegen angestellt. »Die haben ja keine Arbeit mehr, denen muss man doch unter die Arme greifen,« war sein Motto für ihre Einstellung. Zunächst erwiesen sie sich tatsächlich als hilfreich, weil sie viele Kunden von Herrmann Hollstein von ihrem früheren Betrieb kannten. Im Laufe der Zeit stellte sich aber heraus, dass besonders der Schwager die Baumaschinen zu unglaublich guten Konditionen an »seine Kumpel« vermietete, sodass sich fast keine Rendite mehr ergab. Herrmann sah zunächst nur hilflos zu, bis ihn seine Frau auf die zunehmend schwieriger werdende wirtschaftliche Situation aufmerksam machte. Aber auch jetzt war er kaum imstande, mit dem Schwager ein wirklich ernstes Wort zu reden. Als der Teilhaber aus München eine Erhöhung der Leihgebühren anmahnte und er dessen Ansinnen an den Schwager weitergab, äußerte sich dieser mehr als abfällig über den »Scheiß-Besserwessi«. Am Ende von fünf Jahren produzierte die Firma nur noch Defizite, sodass die Banken keinerlei Kredite mehr vergaben und auch Herr Fendt nicht mehr bereit war, weiteres Kapital zu investieren. So musste Herrmann schweren Herzens Konkurs anmelden.

Selbst nach mehr als zehn Jahren haben sich die Verhältnisse im Osten Deutschlands immer noch nicht vollständig denen im Westen angeglichen. Das ist auch kein Wunder, denn trotz aller ursprünglichen Vereinigungseuphorie lässt sich kaum bestreiten, dass hier zwei höchst unterschiedliche Länder zusammenwachsen sollten. In der DDR und in der BRD waren über Jahrzehnte hinweg zwei unterschiedliche Nationalkulturen mit je unterschiedlichen Sinnsystemen entstanden (*Kaelble* et al. 1994). Auf dem Hintergrund des sozialistischen Wirtschaftssystems und seiner Sozialisationsagenturen entwickelten die Bürger der DDR spezifische Denk-, Wahrnehmungs- und Handlungsmuster, die in deutlichem Kontrast zu den Mustern der marktwirtschaftlich sozialisierten Menschen in der BRD standen. Nach dem Zusammenbruch des »real existierenden Sozialismus« und dem darauf folgenden »Einigungsvertrag« sahen sich allerdings die Ostdeutschen gezwungen, möglichst schnell und möglichst nahtlos westdeutsche Muster mit ihren marktwirtschaftlichen Intentionen zu adaptieren und nun gleichfalls »marktgerecht« zu handeln. Das führte bei vielen Menschen zu erheblichen Reibungsverlusten, die sich, wie *Feichtinger & Fink* (1999) behaupten, im Postkommunismus als »kollektiver Kulturschock« auswirken.

Dieser bis heute noch keineswegs abgeschlossene systembedingte Transformationsprozess stellt an alle Beteiligten hohe Anforderungen. Sie betreffen vor allem die Führungskräfte, die in den neuen Bundesländern tätig sind. Gerade sie gelten ja als die »Scharniere« (*Pohlmann & Schmidt* 1995, 217) für einen reibungslosen Übergang von der Plan- zur Marktwirtschaft. Im Prinzip fungieren sie als Protagonisten für das Gelingen oder Misslingen des gesellschaftlichen Wandels. Im marktwirtschaftlichen Verständnis tragen sie aufgrund ihrer formalen Steuerungsfunktionen auch tatsächlich die entscheidende Verantwortung für das Gelingen oder Misslingen des Transformationsprozesses.

Das gilt allerdings nicht nur für Führungskräfte mit Ostsozialisation, sondern auch für solche, die aus dem Westen stammen und nun in Ostdeutschland tätig sind. Ostmanager mussten sich selbstverständlich umfassend in marktwirtschaftliche Sinnsysteme mit ihren jeweiligen Ansprüchen einarbeiten. Westmanager haben aber gleichfalls eine schwierige Aufgabe zu bewältigen. Sie stehen nämlich wie eine Führungskraft, die im Ausland tätig wird, vor der Aufgabe, sich in ein ihnen zunächst fremdes Milieu zu integrieren und die Denk-, Wahrnehmungs- und Handlungsmuster der Mitarbeiter und des organisatorischen Umfeldes verstehen zu lernen. Außerdem müssen sie zur Kenntnis nehmen, dass sich ein Großteil der Mitarbeiter aufgrund der Transformationsprozesse bis heute in einer kollektiven Depression befindet. Nur auf dem Hintergrund eines solchen Verständnisses können sie nämlich im jeweiligen Ensemble adäquat handeln. Anderenfalls erzeugen sie schwerwiegende Motivationsblockaden, die in kollektive Widerstände münden und dann schnell auch gut geplante Initiativen zunichte machen.

Zur Bewältigung dieses vielfältigen Konfliktpotenzials sollten beide Gruppen von Führungskräften, die aus Ost wie die aus West, alle verfügbaren Formen der Personalentwicklung wie Seminare und Trainings nutzen (*Selter* 1997). Und sie sollten besonders Coaching in Anspruch nehmen, weil es ihnen erlaubt, alle aktuell relevanten Themen in ihrem Führungskontext zu verhandeln. Für diese Aufgabe sollten sich aber nun Coaches aus Ost wie aus West ein umfassendes Verständnis für die arbeitsweltlichen Zusammenhänge von Ostdeutschen erarbeiten. Coaches aus dem Westen haben sich dabei, Kulturanthropologen vergleichbar, in eine »*terra incognita*« vorzuarbeiten. Und Coaches aus dem Osten müssen lernen, die ihnen vertrauten Organisationswelten aus einer exzentrischen

Position auf den neuen, jetzt eben marktwirtschaftlichen Folien zuzuordnen.

In diesem Abschnitt umreiße ich zunächst einen konzeptionellen Rahmen zur Analyse von Denk-, Wahrnehmungs- und Handlungsmustern in wirtschaftlichen Transformationsprozessen. Außerdem werde ich zeigen, dass sich die Transformation, einem Kulturschock vergleichbar, phasenweise vollzieht und für viele Ostdeutsche noch keineswegs abgeschlossen ist. Auf dem Hintergrund dieser Ansätze stelle ich dann wesentliche Merkmale von Ostbetrieben dar. Dabei werde ich in einem ersten Schritt zentrale Charakteristika innerbetrieblicher Milieus darstellen, sodann die Führungskräfte mit ihren spezifischen Mustern. Zum Abschluss thematisiere ich Fragestellungen, die für das Coaching von Ostmanagern und für das von Westmanagern, die in Ostdeutschland arbeiten, besonders bedeutsam sind.

9.1 Ein konzeptioneller Rahmen zum Verständnis wirtschaftspolitischer Transformationsprozesse

Jeder Coach benötigt konzeptionelle Positionen, die es ihm erlauben, das ihm Begegnende zu strukturieren und auszudeuten. Das gilt in unserem Zusammenhang vor allem für Phänomene des Transformationsprozesses von der Plan- zur Marktwirtschaft. Als gesellschaftliche und vor allem wirtschaftspolitische Ereignisse sind sie mit möglichst gegenstandsangemessenen Konzepten zu fassen. Hier bietet sich, wie einige Autoren (*Koch & Woderich* 1992; *Thomas* 1992; *Lettke* 1996 u.a.) zeigen, zunächst der Ansatz von *Bourdieu* an (vgl. 1982, 1992, 1998), der vor allem die *perspektivischen Komplikationen* des Transformationsprozesses zu erklären vermag. Außerdem ist das Konzept des »Kulturschocks« von *Oberg* (1960) hilfreich, das neuerdings von *Feichtinger & Fink* (1999) auf Phänomene im Postkommunismus angewandt wurde. Dieser Ansatz erhellt insbesondere die *emotionalen Schwierigkeiten*.

Perspektivische Komplikationen nach Bourdieu

Der Soziologe *Bourdieu* beschäftigt sich mit grundlegenden gesellschaftlichen bzw. wirtschaftspolitischen Transformationsprozessen und ihren jeweiligen Implikationen. Die Besonderheit seines Ansatzes besteht darin, dass Phänomene auf der Mikroebene, wie sie etwa *Piaget* (1946) präzisiert hat, mit solchen auf der Makroebene, wie sie zum Beispiel *Elias* (1976) in seinem »Prozess der Zivilisation« beschrieb, verschmolzen werden. Außerdem stellt der Autor eine Verbindung her zwischen objektiven Strukturen einerseits und subjektiven Konstruktionen andererseits (*Schwingel* 1995).

Bourdieu (1982) argumentiert ähnlich wie die sozialen Konstruktivisten (z.B. *Berger & Luckmann* 1969), dass Menschen in ihrem jeweiligen »Feld«, das heißt, in ihrem sozio-ökonomischen, kulturellen und sonstigen Kontext, einen je spezifischen »Habitus« entwickeln. Darunter versteht der Autor relativ überdauernde, generalisierte Dispositionen im Denken und im Wahrnehmen, die das Handeln leiten. Diese Denk-, Wahrnehmungs- und dazugehörigen Handlungsmuster stellen Schemata dar, die Menschen im Sinne kollektiver Lern- und Konditionierungsprozesse in der handelnden Auseinandersetzung mit einem jeweiligen gesellschaftlichen Kontext entfalten. Im Verlauf der Primärsozialisation werden die ersten Muster erworben. Sie stellen dauerhafte Folien dar, die zur Strukturierung aktueller Erfahrungen dienen. Wenn die Schemata der Akteure in vergleichbaren Feldern ausgebildet wurden, weisen sie eine hohe Vergleichbarkeit auf. Sie bestimmen die jeweiligen Einstellungen, Meinungen, Überzeugungen oder Beurteilungen, auf deren Basis sich die betreffenden Menschen dann leicht verständigen können. Diese Muster sind auch maßgeblich dafür, was eine Mehrheit von Akteuren als richtig oder falsch, schön oder hässlich, gut oder schlecht sowie sinnvoll oder sinnlos beurteilt.

Mit Hilfe dieser Schemata strukturieren Menschen ihre je spezifische Welt, die sie auf genau diese Weise auch laufend reproduzieren. Das heißt, die Sozialstruktur, aus der die jeweiligen Schemata hervorgegangen sind, wird mit eben diesen Schemata auch dauerhaft aufrechterhalten. Der beschriebene Vorgang garantiert den Akteuren nicht nur Handlungssicherheit in komplexen Sozialwelten, sondern sie können auf diese Weise auch ihr Handeln in einem jeweiligen Feld optimieren. Wenn sich allerdings das Feld, in dem die Schemata als perfekt funktionierende Muster ausgebildet wurden, ändert, behalten Menschen in aller Regel ihre vormals kollektiv entwickelten Schemata bei. Dieses von *Bourdieu* (1982) als »Hysteresie«-Effekt benannte Phänomen bezeichnet das Beharren auf alten Mustern, die sich in einem gewandelten Feld als dysfunktional erweisen müssen. In solchen Fällen passen also die Denk-, Wahrnehmungs- und Handlungsschemata nicht mehr in den jeweiligen Kontext. Um angemessen funktional zu handeln, müssten dann neue Muster ausgebildet werden.

Zur Differenzierung der jeweiligen Felder und der in ihnen bevorzugt praktizierten Handlungsstrategien verwendet *Bourdieu* (1982) den Begriff des »Kapitals«. Mit »Kapital« bezeichnet der Autor Potenziale ökonomischer, kultureller, sozialer, symbolischer und politischer Art, über die Akteure in ihrer feldspezifischen Praxis verfügen:

(1) Als *ökonomisches Kapital* sind im Anschluss an *Marx* die ihnen zugänglichen Geldmengen oder auch geldwerte Güter wie Immobilien zu verstehen.

(2) Als »*kulturelles Kapital*« bezeichnet *Bourdieu* die Wissensbestände der Akteure, ihre Interessen und ihre Möglichkeiten, ihr kulturelles Kapital zu ihrem Vorteil zu nutzen (*Bourdieu* 1998).

(3) Als »*soziales Kapital*« bezeichnet der Autor die Gesamtheit aller Ressourcen, die mit dem Besitz eines dauerhaften Netzes von institutionalisierten Beziehungen, gegenseitigem Kennen und Anerkennen verbunden sind (*Bourdieu* 1982).

(4) Unter »*symbolischem Kapital*« versteht *Bourdieu* Prestige, Status oder Image wie etwa den Markennamen eines Produkts oder auch das Ansehen eines Unternehmens in der Öffentlichkeit.

(5) Als »*politisches Kapital*« schließlich fasst der Autor Potenziale zusammen, die vor allem für den »real existierenden Sozialismus« typisch waren. Durch dieses Kapital gelang es nämlich politisch machtvollen Akteuren, sich öffentliche Ressourcen wie Wohnungen, Dienstwagen oder Wochenendhäuser privat anzueignen und im Sinne einer dynastischen Nomenklatura sogar für ihre Nachkommen zu reservieren (*Bourdieu* 1998).

Das Volumen der Kapitalsorten und ihre Zusammensetzung als Kapitalstrukturen korrespondieren nach *Bourdieu* mit den sozialen Bedingungen, unter denen Habitus entstanden ist. Wenn in einem Feld das kulturelle Kapital etwa in Form hoher formaler Bildungsabschlüsse dominiert, entwickeln Akteure fast automatisch Schemata, die es ihnen erlauben, dieses Kapital sozial oder ökonomisch für sich zu nutzen. Auf dem Hintergrund des »Hysteresie-Effektes« ist es allerdings einleuchtend, dass ein Habitus in dem Feld am erfolgreichsten ist, in dem er ursprünglich entwickelt wurde. Es ist dann ebenso einleuchtend, dass bei Änderungen des Feldes und der Etablierung neuer Kapitalsorten die ursprünglich entwickelten Muster untauglich werden.

Und genau solche Effekte lassen sich auch für den Transformationsprozess von der Plan- zur Marktwirtschaft postulieren: Im marktwirtschaftlichen Feld »Unternehmen« entwickeln Akteure typischerweise vielfältige Muster, mit denen sie soziales, kulturelles, symbolisches und politisches Kapital in ökonomisches transferieren. Die Erfolgschancen von Unternehmern oder Managern bestimmen sich dann grundsätzlich danach, wie gut es ihnen gelingt, einen entsprechenden Habitus zu entwickeln. In den Feldern der Planwirtschaft konnten derartige Schemata kaum entwickelt werden. Die hier üblichen Muster zentrierten sich um andere Kapitalsorten mit anderen Konversionsregeln. So lässt sich auf dem Hintergrund dieser Konzeption postulieren:

(1) Die grundlegende Anforderung, mit der Ostmanager heute konfrontiert sind, besteht darin, die in der DDR ehemals dominierenden Kapitalsorten für sich neu zu gewichten und in ökonomisches Kapital zu konvertieren (*Lettke* 1996). Für einen betrieblichen Kontext folgt daraus, dass Führungskräfte Ost nicht nur ihre eigenen Muster verändern müssen, sondern auch ihre Mitarbeiter zur Modifikation ihrer Muster zu animieren haben.

(2) Westmanager sind dagegen mit fast gegenläufigen Anforderungen konfrontiert. Sie müssen sich, um in den für sie fremden Systemen überhaupt als Beeinflussende akzeptiert zu werden (*French & Raven* 1959), zunächst mit den Wahrnehmungs-, Deutungs- und Handlungsmustern der Mitarbeiter beschäftigen. So müssen sie auch die hier ursprünglich bevorzugten Kapitalsorten zu erfassen lernen, um die je spezifischen Transformationsanforderungen zu formulieren und dann natürlich durchzusetzen.

Das Konzept des »Kulturschocks« von Oberg

Ein anderes Konzept, das erst neuerdings auf den Transformationsprozess im Postkommunismus bezogen wurde, ist das des »Kulturschocks« von *Oberg* (1960). Der Ansatz wurde ursprünglich zur Erklärung von psychischen Auffälligkeiten einzelner Menschen bei längeren Auslandsaufenthalten oder bei Emigration entwickelt. *Feichtinger & Fink* (1999) wenden das Erklärungsmuster nun im Sinne einer Erweiterung auch auf kollektive Prozesse von der Plan- zur Marktwirtschaft an.

Unter »Kulturschock« verstehen einschlägige Autoren (*Hays* 1972; *Hofstede* 1997 u. a.) zunächst einen Zustand von Stress und Beklemmung, bei dem Formen des emotionalen und intellektuellen Rückzugs auftreten, bei dem eine grundlegende Unsicherheit, welche Normen und Standards jetzt gelten sollen, zu Tage treten, und wo die Neigung zu Verwirrung, Ängstlichkeit und Apathie besteht. *Hofstede* (1971: 209) spricht von einer »Regression«, bei der man die einfachsten Dinge neu zu erlernen hat. Autoren, die sich mit Phänomenen des Kulturschocks befassen, unterscheiden im Allgemeinen vier Phasen:

(1) Die *erste Phase* ist durch eine euphorische Stimmung mit Aufregung und Freude über das Neue charakterisiert. Dieses Stadium wird als *»Honeymoon«* beschrieben.

(2) In der *zweiten Phase*, dem eigentlichen Kulturschock, werden nun die Unterschiede zwischen der eigenen und der neuen Kultur sehr scharf wahrgenommen; dadurch ergeben sich Gefühle von Fremdheit, ja sogar von Heimweh nach dem vertrauten Milieu. Jetzt tauchen auch Gefühle von Unzulänglichkeit auf, die mit psychischen wie physischen Belastungen einhergehen.

(3) In der *dritten Phase* lernt dann der Fremdling unter den neuen Bedingungen zu »funktionieren«. Es werden lokale Werte übernommen, und es wird eine vordergründige Form der Anpassung praktiziert, wodurch das Selbstvertrauen wieder steigt. Jetzt werden auch neue soziale Netzwerke aufgebaut, denn die Integration ins Gastland schreitet voran.

(4) Die *vierte Phase* lässt sich als Epoche der Stabilisierung bezeichnen, von der *Hofstede* (1997, 210) meint, dass sie drei verschiedene Formen

aufweisen kann: Eine Stabilisierung findet entweder auf einem niedrigeren Niveau als früher oder auf dem gleichen Niveau wie früher statt, oder das frühere Niveau wird jetzt an Stabilität sogar übertroffen.

Im Prinzip handelt es sich hier um einen fundamentalen Anpassungsprozess an neue soziale Bedingungen, den *Feichtinger & Fink* (1999) eben nun für die Entwicklung von der Plan- zur Marktwirtschaft postulieren:

(1) Die *erste Phase* war auch durch eine überbordende, hier eben kollektive Euphorie charakterisiert. Nach den vielen Jahren in geschlossenen Gesellschaften des Ostblocks erlebte man jetzt einen gigantischen Aufbruch in die Freiheit, aber natürlich auch ein *»waiting for the supermarket«* (*Melich* 1997: 32). Man war diese Mangelwirtschaft nun endgültig leid. Dadurch entwickelten sich in den ersten Jahren völlig übersteigerte Erwartungen an den Kapitalismus.

(2) In der *zweiten Phase*, die für viele bis heute nicht überwunden ist, nämlich für all diejenigen, deren faktische Lebenssituation sich in keiner Weise verbessert sondern sogar verschlechtert hat, setzt heute ein erhebliches Maß an Orientierungslosigkeit ein. Hier finden wir nicht nur mentale Probleme, sondern auch mangelndes Selbstvertrauen, Apathie, Rückzug und vor allem Rückbesinnung auf »die guten alten Zeiten im Sozialismus«. So berichten in den letzten Jahren vor allem Manager, die aus dem Westen kamen, von trotzigen Rückfällen der Mitarbeiter in frühere Zeiten, die von Improvisation und Chaos geprägt waren. Und sie berichten von massiven Schwankungen der Mitarbeiter zwischen Bescheidenheit und Selbstüberschätzung. Bei den Mitarbeitern wird oft die Sehnsucht nach einer paternalistischen anstatt nach einer partizipativen Führungskraft laut. Bei Westmanagern taucht immer häufiger der Wunsch nach Beendigung ihres Engagements im Osten auf. Und tatsächlich lässt sich in den letzten Jahren ein erheblicher Trend zur »Heimkehr an westliche Herde« beobachten. Bei vielen Ostbürgern aber rührt sich das »Heimweh nach den alten Zeiten«. Solche Haltungen prägen sich umso deutlicher aus, je mehr sich Menschen in Form eines geschlossenen Kollektivs in dieser Stimmung bestätigen. Das trifft ganz gewiss für viele kleine Ortschaften in den neuen Bundesländern mit hoher Arbeitslosigkeit zu.

(3) Selbstverständlich gelangten auch viele Menschen Ostdeutschlands in die *dritte Phase*, wo sie sich durchaus einigermaßen befriedigend den neuen Zeiten anpassen konnten.

(4) Und selbstverständlich begegnet man auch Menschen, die sich im Sinne einer *vierten Phase* in die Marktwirtschaft sehr konstruktiv und sogar weit über dem ursprünglichen Niveau integrieren konnten.

Eine entscheidende Aufgabe von Führungskräften in Ostdeutschland besteht jedenfalls darin, den Menschen in den Betrieben oder sonstigen Organisationen zu helfen, dass sie das zweite negativistische Stadium des Kulturschocks überwinden und in ihrem Integrationsprozess in »konstruktivere Fahrwasser« gelangen.

9.2 Die Spezifika von Ostbetrieben

Es lässt sich behaupten, dass das betriebliche Feld in Ostdeutschland seit der Wende grundlegenden Wandlungen unterworfen war. In unserem Zusammenhang interessiert zunächst, welche Deutungs- und Handlungsmuster in den Organisationen Ostdeutschlands ursprünglich transportiert wurden, welche führungsrelevanten Bedingungen für die Mitarbeiter beobachtbar waren und heute noch beobachtbar sind. Dabei beschäftigt uns vor allem, welche »Kapitalsorten« früher in welcher Weise gehandhabt wurden und welche Konsequenzen sich daraus für aktuelle Prozesse im Zusammenhang mit dem »Kulturschock« ergeben. Es sei aber schon an dieser Stelle bemerkt, dass in allen sozialistischen Ländern, so auch in der DDR, in der Alltagspraxis der Menschen aus ideologischen Gründen ökonomisches Kapital in den Hintergrund trat. Stattdessen dominierten kulturelle, symbolische, soziale und selbstverständlich politische Kapitalsorten. Besonders die heute sehr viel geringere Bedeutung sozialer und kultureller Kapitalsorten erzeugt vielfältige Frustrationen, was eine Verarbeitung des beschriebenen Kulturschocks vielfach behindert.

Der Transformationsprozess stellt natürlich an Mitarbeiter auf allen Hierarchiestufen und dabei besonders an die älteren von ihnen auf unteren Ebenen große Anforderungen. Sie sind oft gänzlich überfordert, die notwendigen Veränderungen zu vollziehen. Sie erleben die »neuen Zeiten« vielfach als kollektive Kränkung und damit als Bedrohung ihrer Identität. Und deshalb reagieren sie vielerorts mit gemeinschaftlichem Widerstand. Solche Reaktionen werden verständlich, wenn wir uns deutlich machen, dass betriebliche Handlungsschemata als Organisationskulturen (*Schein* 1995), das heißt, als kollektive Muster zu begreifen sind. In Ostdeutschland wurden sie ursprünglich im Feld sozialistischer Betriebe etabliert. Nach der Wende, also nach der Veränderung des ökonomischen Feldes, erwiesen sich diese Muster zunehmend als untauglich. Im Sinne von Trägheitseffekten (*Bourdieu* 1982) lässt sich aber annehmen, dass sie bis heute praktiziert werden und als kollektive Phänomene auch nur langsam zu verändern sind.

Wie *Alt* et al. (1994) zeigen, wies die innerbetriebliche Situation in der DDR eine Dominanz kultureller und sozialer Aspekte auf. So konstatiert *Gensior* (1992), dass Betriebe der ehemaligen DDR geprägt waren durch eine vertrauensvolle Zusammenarbeit, durch die Abwesenheit expliziten Leistungsdrucks und durch ein hohes wechselseitiges Verantwortungsgefühl der Gruppenmitglieder untereinander. *Kohli* (1994, 50) spricht sogar von einem betrieblichen »Familialismus«.

Der Arbeitsplatz nahm einen für Westbürger kaum vorstellbaren Raum in Leben der Menschen ein. Alle Betriebe verfügten über ein breites Angebot an sozialen und kulturellen Aktivitäten. Sie reichten von Kinderkrippen, Kindergärten, Horten sowie Kultur- und Freizeitangeboten für Erwachsene, Jugendliche und Kinder bis hin zu Seniorenfreizeiten. Innerhalb der Betriebe fanden als »Brigadeaktivitäten« laufend Feste und Feiern statt. Für viele Menschen deckte der Betrieb die Mehrzahl ihrer sozialen Bedürfnisse nach Verbundenheit und Geselligkeit ab. Durch die Wende fielen diese Funktionen fast vollständig weg, denn aus Kostengründen mussten fast alle Betriebe in kürzester Zeit ihr soziales und kulturelles Angebot reduzieren. Außerdem wurden fast alle alten Arbeitskollektive durch Entlassungen ausgedünnt. Die für den Kapitalismus typische Trennung von Arbeit und Freizeit hielt nun auch hier Einzug. Diese Dichotomie konnten aber die meisten Mitarbeiter bis heute nur schwer bewältigen, d. h. sie vermissen mehrheitlich die alte Geselligkeit im Betrieb. Ihr Selbstverständnis als Mensch müssen sie jetzt stärker als früher von ihrer Berufsrolle ablösen. Sie sind dadurch mit Rollenanforderungen konfrontiert, die jedem Einzelnen eine hohe Integrationskraft abverlangen (*Schmidt & Schönber-*

ger 1996). Aufgrund der Arbeitsmarktlage lassen sich noch nicht einmal Anklänge an die alten Gemeinschaftsbezüge herstellen, denn heute wird ja jeder Kollege als potenzieller Konkurrent erlebt.

Betriebe waren bis zum Ende der DDR äußerlich vergleichsweise bürokratisch gestaltet. Es gab vielfältige formale Regeln, die dem Einzelnen kaum individuelle Entscheidungs- und Gestaltungsräume ließen. Aufgrund ihres breitflächigen Gemeinschaftslebens wiesen betriebliche Systeme aber ein ausgeprägtes »kollektives Unterleben« (*Alt* et al. 1994) auf. Das dokumentierte sich besonders in Prämierungen. Zwar wurden diese wie vieles andere an offiziellen Gemeinschaftsaktivitäten meistens als notwendiges Übel belächelt, durch ihren beträchtlichen Geselligkeitswert boten aber auch diese Ereignisse ein hohes Maß an subjektiver Befriedigung. Natürlich war man sich meistens unausgesprochen einig, dass eine linientreue Teilnahme lächerlich wäre. Die Mehrzahl der Mitarbeiter genoss aber gerade die daraus resultierende untergründige Solidarität mit den übrigen Belegschaftsmitgliedern. Die Verleihung von Orden oder Ehrentiteln spielten diejenigen, die sie erhielten, zwar als »belanglos« oder gar als »lächerlich« herunter, wenn aber andere ausgezeichnet wurden, ärgerte man sich, dass »die« oder »der« und nicht man selbst geehrt wurde (*Schmidt & Schönberger* 1996).

Bei diesen Ehrungen und Preisverleihungen handelte es sich im Sinne von *Bourdieu* (1982) um symbolisches Kapital. *Zimmermann* (1994) vermutet, dass sie wie die Titel eine Kompensation für die Knappheit monetären Kapitals darstellten, denn sie spielten im Berufsleben der Menschen ebenfalls eine große Rolle. *Zimmermann* (1994, 343) meint sogar, dass sich die DDR als »Meritokratie« bezeichnen lässt. Im Laufe der Jahrzehnte war nämlich eine enorme Ausweitung zu beobachten. So wies das »DDR-Handbuch« in seiner letzten Ausgabe sieben Orden, fünfzehn Preise, 72 Medaillen und 49 Ehrentitel als staatliche Auszeichnungen aus. Daneben verliehen auch Massenorganisationen wie der FDGB und die Blockpartien Ehrungen. Solche Ereignisse wurden immer in der Presse genannt und jeweils mit den anderen Ehrungen des Betreffenden aufgeführt.

Das Verhältnis zu den Vorgesetzten war meistens durch Paternalismus geprägt. Da Führungskräfte an Weisungen von oben gebunden waren, zu ihrer Durchsetzung aber über wenig Sanktionspotenziale verfügten und außerdem für eine »gute Betriebsgemeinschaft« zu sorgen hatten, lag es für sie nahe, eine elternhafte Rolle zu übernehmen. Zwischen Mitarbeitern und Kadern bestand vielfach ein stilles Einverständnis, dass man zwar an die Planvorgaben von oben gebunden war, dass aber das Plansoll ohne besondere Konsequenzen jeweils nach unten korrigiert werden konnte und weder der Führungskraft noch den übrigen Werktätigen besondere Nachteile daraus erwuchsen.

Das gesamte System, das sich äußerlich hoch bürokratisch präsentierte, erzeugte geradezu regelhaft Handlungsstrategien, die *Luhmann* (1964) als »brauchbare Illegalität« beschrieben hat. Das formale Regelwerk war dermaßen ausgefeilt, dass es völlig unmöglich war, sich daran zu halten. Zur Kompensation kultivierte man gemeinschaftlich unausgesprochene Regeln für die geradezu institutionalisierten Überschreitungen des offiziellen Regelwerks. Das heißt, alles dies geschah mit Wissen der Leiter, denn erst auf diese Weise gelang es, wenigstens einen Teil des Plansolls zu erreichen. Nach der Wende hatte das einerseits zur Folge, dass insbesondere Handwerker aus Ostdeutschland bei Führungskräften durchaus beliebt waren: »Die Leute können gut improvisieren«. Führungskräfte aber, die Wert auf präzise Aufgabenerledigung legten, waren und sind bis heute oft der Verzweiflung nahe. Wenn der Chefarzt die Mitarbeiter einer therapeutischen Klinik bittet, die Abschlussberichte für ihre Patienten anzufertigen, sagen sie grundsätzlich »ja«. Die Berichte kommen aber nicht. Auf erneute Mahnung sagen sie wieder »ja«. Die Berichte kommen aber immer noch nicht. Als ein Mitarbeiter wegen eines derartigen Versäumnisses vom Chefarzt formal abgemahnt wurde, war der sprachlos vor Staunen, denn die jeweils durchaus freundlich vorgetragene Ermahnung hatte er nur als formale Erinnerung an eine Aufgabe gewertet, die nicht unbedingt zu erfüllen sei und von der auch der Mahnende vermutlich nicht annahm, dass man sie tun müsse.

Der hohe Gemeinschaftssinn von Mitarbeitern und Führungskräften dokumentierte sich noch weit nach der Wende darin, dass die Gewerkschaftsvertreter kaum je kämpferische Positionen gegenüber der Geschäftsleitung einnahmen. Im Gegenteil, sie zeigten meistens eine sehr konstruktive Haltung gegenüber Reorganisationsvorhaben, selbst wenn sie mit dem Abbau von Arbeitsplätzen einher gingen (*Lungwitz & Preusche* 1996). Bei den sonstigen Mitarbeitern führt die ausgeprägte Kollektivhaltung heute allerdings selten dazu, sich für den Fortbestand des Betriebes verantwortlich zu fühlen. An diesem Punkt schlagen meistens noch die alten Überzeugungen des bürokratischen Sozialismus durch, nach dem Motto: »Egal, was wir tun, die da oben werden die Dinge schon regeln.«

Die vielfach bestehende Nähe zu den Vorgesetzten in Verbindung mit dem gut entwickelten Gemeinschaftsleben unter den Mitarbeitern führte zu blühenden informellen Strukturen. Sie manifestierten sich symbolisch in sehr persönlich ausgestalteten Jubiläumsfeiern, in einer betont privatistischen Raumgestaltung, in gemeinsam angeschafften Kaffeemaschinen, Blumentöpfen oder Tischdecken. Als Führungskräfte aus dem Westen, denen die Bedeutung dieser informellen Strukturphänomene unverständlich waren, diese Symbole kurzerhand »auf den Müll« werfen ließen oder jedenfalls möglichst schnell abschaffen wollten, entlud sich stellvertretend für den Verlust vieler sozialer und kultureller Kapitalsorten der geballte Unmut der Belegschaft. Zwar wünscht sich kaum jemand die alte DDR mit ihrer Misswirtschaft und ihrem breitflächigen Spitzelsystem zurück, die Trauer über die verlorene Kollektivkultur mit ihrer Symbolik sitzt aber tief. Aufgrund der neu gewonnenen Freiheiten kann diese Trauer allerdings selten prägnant artikuliert werden. Sie manifestiert sich im Gewand des Kulturschocks eher verdeckt als diffuse Depression und Apathie oder als ungerichteter gesellschaftlicher Unmut (*Alt* et al. 1994).

9.3 Die Führungskräfte von Ostbetrieben

Aus einschlägigen Untersuchungen geht hervor, dass die Rekrutierungspraxis und das Rollenset von DDR-Führungskräften deutliche Differenzen zu Westmanagern aufwiesen. Im Sinne von Trägheitseffekten ist anzunehmen, dass die in diesem Zusammenhang gebildeten Denk-, Wahrnehmungs- und Handlungsmuster bis heute eine mehr oder weniger starke Wirkung entfalten.

Wie *Zimmermann* (1994) darstellt, verließen die meisten Unternehmer schon in den frühen 50er Jahren die DDR, sodass unternehmerische Traditionen in Ostdeutschland langsam untergingen. Seit Ende der 50er und verstärkt seit den 60er Jahren wurde seitens der Partei eine »Kaderpolitik« etabliert, die sich deutlich von der »Personalpolitik« in Westdeutschland unterschied. Während bei der westdeutschen Rekrutierungspraxis Sach- und Managementkompetenzen im Vordergrund standen, betonten sozialistische Länder jeweils die »politische Zuverlässigkeit« der Kandidaten. Im Ursprungsverständnis Lenins, der den Kaderbegriff prägte und mit einer Modellfunktion für größere Kollektive verband, sollten Führungskräfte neben Fachkenntnissen vor allem über ein »fundiertes, anwendungsbereites marxistisch-leninistisches« Wissen verfügen (*Zimmermann* 1994, 323). Das heißt, sie mussten als spezifisches kulturelles Kapital eine hohe »Linientreue« aufweisen, die sich symbolisch nicht in der Parteimitgliedschaft erschöpfte, sondern auch in entsprechenden Beurteilungen durch Vorgesetzte und Prämierungen für »gesellschaftliche Tätigkeiten« manifest wurde.

Als Kader hatten sie auch jeweils die Aufgabe, sich um »Nachwuchs-« und »Reservekader« zu kümmern, also um Stellvertreter und Nachfolger. So gehörte die »Kaderbildung« zum selbstverständlichen Bestandteil aller Betriebspläne. Diese Nachwuchskader wurden auf entsprechende Bildungseinrichtungen gesandt, über die man in der DDR in großer Zahl verfügte. Es ist davon auszugehen, dass alle Hochschul- und Fachhochschulabsolventen als potenzieller Kadernachwuchs galten. Es lässt sich sogar umgekehrt vermuten, dass viele ihre Hochschul- oder Fachhochschulausbildung erst aufgrund von Kaderplanungen absolvierten. Vor Ende ihrer Ausbildung erhielten sie meistens einen Arbeitsvertrag, das heißt, eine Stellenzusage für einen bestimmten Betrieb.

Im Verlauf dieser Aus- und Weiterbildungen wurden zahlreiche Titel vergeben. Etliche von ihnen waren außerhalb der DDR gänzlich unbekannt, für die Betreffenden spielte es aber eine nicht unerhebliche Rolle, wenn der jeweilige Titel ihr Namensschild im Betrieb zierte. An den Titeln dokumentiert sich der geradezu kompensatorische Charakter kultureller Kapitalaspekte. Das von der SED propagierte Postulat, die Einkommensunterschiede zwischen den jeweiligen Funktions- und Statusgruppen möglichst niedrig zu halten, führte dazu, dass auch Spitzenkader keine außergewöhnlich hohen Gehälter bekamen. Ökonomisches Kapital spielte also beim Aufstieg im Sozialismus keine besondere Rolle, zumal in der Mangelgesellschaft DDR für Geld ohnedies nicht viel zu haben war. Neben kulturellen Kapitalsorten erwies sich allerdings für die Kader ihr politisches Kapital als besonders bedeutsam. Es bestand in Privilegien wie Fortbildungen, Zuteilung von Wohnraum oder Möglichkeiten, attraktive Urlaubsreisen oder Kuren zu machen (*Zimmermann* 1994).

Anders als in Westdeutschland, wo ein freier Arbeitsmarkt für gehobene

Positionen bestand, und viele Manager mehrfach zwischen unterschiedlichen Betrieben, Branchen und sogar verschiedenen Nationen wechselten, war der Aufstieg von DDR-Führungskräften unmittelbar mit dem Betrieb verbunden, in den sie zu Beginn ihres Berufslebens eingetreten waren. Sie wechselten lediglich die Positionen oder die Ressorts innerhalb ein und desselben Betriebes. Durch die spezifische Kaderpolitik waren branchen- und betriebsübergreifende Rekrutierungen jedenfalls kaum möglich, sodass Führungskräfte dauerhaft in ihrem Stammbetrieb blieben (*Köhler* 1995). Schon durch diesen Umstand entwickelten sich vielfältige dichte sozio-emotionale Bindungen zwischen den Führungskräften und ihren unterstellten Mitarbeitern sowie dem sonstigen betrieblichen Sozialnetz.

Diese hohe Bedeutung sozialen Kapitals lag auch auf der Linie der offiziellen Parteidoktrin. Im planwirtschaftlichen Ensemble bestand nämlich eine vorrangige Aufgabe von Führungskräften in der Schaffung einer »guten Betriebsgemeinschaft« (*Zwarg* 1993). Die klassischen Managementfunktionen Planung, Organisieren, Personaleinsatz, Führung und Kontrolle (*Steinmann & Schreyögg*, G. 1997) konnten dagegen, wie *Ladensack* schon 1982 anmerkte, nur in sehr reduzierter Form wahrgenommen werden. Die Planung wurde in der Regel von übergeordneten Instanzen bewerkstelligt, die Organisation war nach dem Modell sowjetischer Bürokratie gestaltet (*Lepsius* 1994), die Personalpolitik orientierte sich vorrangig an staatlichen Vorgaben (*Fröhlich* et al. 1993), Kontrollen mussten in einem Staat mit verordneter Vollbeschäftigung weitgehend folgenlos bleiben – und die Führung oblag primär der Partei.

Im gesellschaftspolitischen Verständnis der DDR stellte »Führen« ein hochbrisantes Phänomen dar. Es erinnerte nämlich allzu schnell an den »Führer« und sein »Tausendjähriges Reich«. Führung musste also besonders sorgsam wahrgenommen werden, was man eigentlich nur der Partei zutraute. Betriebsleiter hatten dagegen Führung eher im Sinne von *Human Relations* zu realisieren (*Zwarg* 1993). Das Ziel bestand darin, »sozialistische Beziehungen« zwischen Leitung und Kollektiv zu entwickeln. Diese Führungshaltung basierte auf mitmenschlichen Werten und erzeugte dementsprechend auch bei der Belegschaft eine hohe Bindung an den jeweiligen Betrieb.

Im Hinblick auf die Steuerung des Leistungsprozesses, also im Hinblick auf die Forderung einer optimalen Funktionsfähigkeit waren Leitungen in der DDR ohnedies relativ machtlos, denn sie verfügten ja kaum über entsprechende Sanktionspotenziale. Auch die Kostenentwicklung konnten sie kaum steuern (*Zwarg* 1993), sodass sich viele von ihnen gar nicht mehr sonderlich um ökonomische Belange kümmerten. In den 80er Jahren wuchs allerdings der staatliche Druck auf die Betriebe, bessere Effekte zu erbringen. Die Leiter konnten aber wenig ausrichten, weil sie ja keine zusätzlichen Sanktionsmittel erhielten. So verlegten sie sich oft schon mangels anderer Funktionen auf die Überwachung der »politischen Zuverlässigkeit« ihrer Mitarbeiter.

Einschränkend muss man allerdings sagen, dass hier nur ein Trend beschrieben wird. Die Betriebe der DDR boten durchaus kein einheitliches Bild. Die dargestellten Phänomene variierten von Betrieb zu Betrieb und von Branche zu Branche. Besonders Firmen, die für das nicht-sozialistische Ausland produzierten, wiesen schon vor der Wende Muster auf, die denen kapitalistischer Betriebe vergleichbar waren (*Hübl* 1995).

Nach der Wende wurden im Rahmen von Restrukturierungsprozessen die alten Kader in den meisten Betrieben gleich ihres Amtes enthoben (*Mense-Petermann* 1997). So sind hier seit den 90er Jahren fast nur noch Nachwuchskader zu finden. *Rappensberger & Maier* (1996) konnten nur 8 Prozent Führungskräfte ausfindig machen, die schon vor dem Einigungsvertrag in Spitzenpositionen tätig waren. Die derzeit amtierenden Führungskräfte erlebten den Transformationsprozess überwiegend als Gewinn. Im Gegensatz zu ihren Vorgängern können sie nun endlich ein unternehmerisches Rollenverständnis entwickeln (*Zwarg* 1993; *Alt* 1996). Das heißt, sie können etwa im Hinblick auf die Personalpolitik relativ frei disponieren, müssen sich nicht laufend um eine »gute Betriebsgemeinschaft« kümmern oder um die »politische Zuverlässigkeit« ihrer Mitarbeiter. So hat die Leitertätigkeit eine generelle Aufwertung erfahren. Und für die einzelne Führungskraft dokumentiert sich schon an ihrer formalen Position, dass sie den Transformationsprozess »geschafft« hat.

In vielen Firmen verliefen und verlaufen die Dinge indes nicht so reibungslos. Da ja ostdeutsche Führungskräfte, auch die derzeit amtierenden, zunächst über keinen Maßstab für ein angemessenes unternehmerisches Handeln verfügten, entwickelten sie zunächst oft vollkommen idealisierte Vorstellungen vom »Westmanager« (*Galander* 1995). Sie unterstellten ihm maximale wirtschaftliche Rationalität in einer durch Effizienz geprägten Umwelt (*Lungwitz & Preusche* 1996). Im Sinne einer überschießenden Anpassung an kapitalistische Normen oder auch im Sinne von Widerstand gegen die »alten Kollektivverhältnisse« wehrten sich manche dieser neuen Führungskräfte sogar, die alten symbolischen, kulturellen und sozialen Kapitalsorten mit ihrer tiefen Verankerung in den jeweiligen Betrieben als organisationskulturelle Relikte zur Kenntnis zu nehmen (*Becker* et al. 1996). Das führte gelegentlich zur massiven Demotivierung der Belegschaft.

Wie aber *Lettke* (1996) anhand einer empirischen Untersuchung zeigt, begegnen wir bei ostdeutschen Führungskräften viel häufiger entgegengesetzten Phänomenen. Im Sinne der von *Bourdieu* beschriebenen Hysteresie-Effekte verharren sie vielfach in ihren alten Schemata, die sich eben primär um kulturelle und soziale Güter ranken. Ein Transfer dieser Potenziale in ökonomisches Kapital liegt für sie oft weit außerhalb ihrer Vorstellungen, sodass sie beispielsweise selbst auf die Gefahr eines Konkurses hin keine Mitarbeiter entlassen (*Lungwitz & Preusche* 1994). In der Mehrzahl geben sie vor allen ökonomischen Vorteilen menschlichen Werten den Vorrang. Die alten Kollektivzwänge scheinen sich bis heute als positiv zu wertender Gemeinsinn erhalten zu haben. Diesem sind sie aber oft sogar bereit, die Funktionsfähigkeit der gesamten Firma zu opfern (*Lettke* 1996).

Die ausgeprägte soziale Verbindlichkeit von Ostmanagern spiegelt sich auch an ihrem immer wieder beklagten Mangel an Mobilität (*Becker* et al. 1996). Diese von *Lettke* (1996) als »Bodenständigkeit« bezeichnete Haltung besagt, dass sie vielfach lieber auf eine gut dotierte Position verzichten, als in eine ihnen noch fremde Stadt umzuziehen.

9.4 Das aktuelle Konfliktpotenzial von Führungskräften in Ostdeutschland

Die Haltung von Managern, die in Ostdeutschland tätig sind, weist im Hinblick auf den Umgang mit Transformationsproblemen Ost/West erhebliche Unterschiede auf je danach, ob sie im Westen oder im Osten sozialisiert wurden. Je danach mobilisieren sie auch ein je unterschiedliches Konfliktpotenzial.

Führungskräfte aus dem Westen

Bei *Führungskräften aus dem Westen* sind im Sinne eine groben Typologie zwei Gruppen zu unterscheiden: (1) die »*Ungeduldigen*«, die Unterschiede zwischen Ost und West verleugnen, und (2) die »*Pädagogen*«, die das Unterschiedliche beider Teile Deutschland in einem edukativen und konstruktiven Sinn betonen.

(1) Die »Ungeduldigen«

Bei den »Ungeduldigen« steht im Prinzip eine Verleugnung von Unterschieden im Vordergrund. »Jetzt haben wir doch schon so viel investiert und nachbeschult, jetzt muss doch endlich der Durchbruch kommen.« Sie verstehen nicht, warum ihre im Westen bisher praktizierten Erfolgsrezepte im Osten nicht oder nur mit erheblicher Verzögerung greifen. Sie wollen nicht zur Kenntnis nehmen, dass Ostdeutschland Ausland war (und in Teilen noch ist) und deshalb bewährte Strategien aus Westdeutschland nicht so leicht greifen können. Diese Gruppe von Führungskräften neigt durch ihre Ungeduld dazu, die Mitarbeiter zu bedrängen und vor allem abzuwerten, wodurch breitflächiger Widerstand und dadurch im gesamten System ausgesprochen kontraproduktive Effekte entstehen. So reagieren Westmanager oft völlig verständnislos, wenn sich Mitarbeiter immer wieder bei ihnen vergewissern, ob sie dieses oder jenes »richtig« machen. In Verkennung der früheren patriarchalischen Interaktionsdynamik zwischen Vorgesetzten und unterstellten Mitarbeitern weisen sie solche Ansprüche als »Unselbstständigkeit« barsch zurück. Daraufhin müssen sich die Mitarbeiter zurückgestoßen und demotiviert fühlen.

(2) Die »Pädagogen«

Diejenigen Führungskräfte aus Westdeutschland, die das Unterschiedliche der beiden Teile Deutschlands nicht nur vage zur Kenntnis nehmen, sondern auch detailliert erfassen und interpretieren können, begreifen ihre Führungsaufgabe in einem edukativen Verständnis als Pioniertätigkeit, bei der sie versuchen, das frühere Kollektivverständnis konstruktiv zu wenden. Solchen Führungskräften gelingt es im Idealfall, den Mitarbeitern eine Vision über »unser Unternehmen im 21. Jahrhundert« nahe zu bringen. Dann gelingt es im Sinne transformationaler Führung (*Burns* 1996), die Belegschaft für die gemeinsame Aufgabe und für den Erfolg »unserer Firma« zu begeistern. Bei dieser Gruppe handelt es sich übrigens häufig um Führungskräfte, deren Eltern die DDR vor dem Bau der Mauer verlassen haben und die nun eine Herzensangelegenheit darin sehen, ostdeutsche Betriebe wieder »flott« zu bekommen. Diese Führungskräfte neigen allerdings manchmal durch ihr ausgeprägtes Verständnis zu einer übermäßig milden Haltung, mit der sie dann als »hilflose Helfer« (*Schmidbauer* 1977) von ihren Mitarbeitern ausgebeutet werden. Durch ihre Gutwilligkeit sind sie gelegentlich in der Gefahr, die untergründigen informellen Handlungsstrategien von Ostdeutschen zu »übersehen«.

Führungskräfte aus dem Osten

Bei *Ostmanagern* lassen sich ebenfalls zwei unterschiedliche Positionen beobachten: (1) Ein Teil von ihnen sind die besonders »*Ehrgeizigen*«, die wie viele Westmanager dazu neigen, Unterschiede zwischen Ost und West zu bagatellisieren oder zu verleugnen. (2) Ein anderer Teil sind die »*Traditionalisten*«, die ohne ernstliche Auseinandersetzung mit irgendwelchen Unterschieden zwischen Ost und West gemäß den alten Mustern wie früher einfach weiter agieren.

(1) Die »Ehrgeizigen«

Für die Verleugnung von Unterschieden zwischen Ost und West bei Ostmanagern lassen sich einige Gründe nennen:

(A) Ostdeutsche haben oft den Eindruck, von Westdeutschen als Menschen zweiter Klasse betrachtet zu werden. Deshalb suggerieren sie sich selbst allzu gerne perfekte Gleichheit zwischen beiden Teilen Deutschlands.

(B) Außerdem ist nicht zu verkennen, dass nach der Wende ein schon lange schwelender Generationenkonflikt virulent wurde. Die DDR stellte nämlich eine Gerontokratie dar, in der selbst über 50-Jährige wie etwa *Egon Krenz* noch in sohn-ähnlichen Positionen verharren mussten. So ist es durchaus verständlich, dass nach der Wende, als endlich sogar die »ganz jungen Nachwuchskader ans Ruder kamen«, von diesen die frühere Ära mit ihren wesentlichen Charakteristiken äußerst kritisch gesehen wurde und dass jetzt allzu gerne verleugnet wird, dass Reste diese Ära bis in die Gegenwart hineinragen.

(C) Ein anderer Grund, die Unterschiede zwischen Ost und West zu verleugnen, resultiert vermutlich daraus, dass gegen Ende der DDR eine breite Front von Intellektuellen und Technokraten sich gegen die Nomenklatura stellte. Das heißt, Inhaber kulturellen Kapitals wandten sich gegen Inhaber von politischem Kapital (*Bourdieu* 1998). In Gesprächen mit ostdeutschen Managern sind immer wieder technokratische Argumente zu hören, wie erleichtert sie sind, dass jetzt endlich Leistung belohnt wird, dass »Nichtstuer« entlassen werden können und dass die »ausufernde Feierei« endlich eingeschränkt wird. So neigen sie aus einem Wunschdenken heraus auch dazu, die Beharrungskraft der alten Muster zu unterschätzen.

Mit der Freude über die neue Dominanz des Leistungsprinzips geht bei etlichen Vertretern dieses Typs allerdings eine generelle Abwertung der alten sozialen Werte einher. Die Mitarbeiter erleben das fast sofort als »soziale Kälte« und als übertriebene Anpassung an westliche Normen. Die betreffenden Manager werden dann hinter vorgehaltener Hand als »Wendehälse« denunziert, und die Mitarbeiter fühlen sich in ihren Bedürfnissen nicht respektiert. Das führt zu erheblichen Demotivierungen und in der Folge zu verschärftem Änderungswiderstand.

(2) Die »Traditionalisten«

Ein anderer, leider vergleichsweise großer Teil von Führungskräften in Ostdeutschland verharrt, trotz vielfach anderslautender Versicherungen, sehr grundlegend in den alten Schemata. Dann bleiben die Kollektivnormen so dominant, dass alle ökonomisch notwendigen Entscheidungen zweitrangig werden. Besonders anschauliche Beispiele sind hierfür Unternehmer, die aus Loyalität gegenüber alten Freunden auch fachlich unqualifizierte oder unzuverlässige von ihnen als Mitarbeiter anstellen.

Wie *Lettke* (1996) allerdings ermittelte, haben es die Unternehmer leichter, die bereits vor der Wende, wenn auch jeweils in einem bescheidenen Rahmen, als Unternehmer tätig waren. Sie verfügen nämlich schon über längere Lernerfahrungen, wie aus anderen Kapitalsorten ökonomisches zu gewinnen ist. Und bei dieser Gruppe von Führungskräften wirkt sich auch der Kulturschock nicht so gravierend aus. Deshalb sind sie für ihre Mitarbeiter oft echte Hoffnungsträger, die alte Kollektivnormen mit den neuen Leistungsanforderungen in Verbindung bringen können.

Die größten Lernprobleme sind, wie auch den empirischen Befunden von *Lettke* zu entnehmen ist, bei den Führungskräften zu beobachten, die langfristig in betriebliche Felder der DDR integriert waren und deren Schemata tief internalisiert haben. Bei dieser Personengruppe handelt es sich um Menschen, die früher beispielsweise auf der Meisterebene tätig waren, nach der Wende entlassen wurden und heute als selbstständige Handwerksmeister fungieren. Sie können sich im Allgemeinen nur mit Mühe über Wasser halten.

9.5 Empfehlungen fürs Coaching

Beim Coaching von Führungskräften in Ostdeutschland ist zunächst zu unterscheiden, ob man es mit einem West- oder mit einem Ostmanager zu tun hat. Sodann sollte man sich entsprechend den bisherigen Ausführungen möglichst schnell einen Eindruck verschaffen, welches spezielle Konfliktpotenzial die Führungskraft aktualisiert. Bei Westmanagern habe ich die »Ungeduldigen« und die »Pädagogen« unterschieden, bei Ostmanagern die »Ehrgeizigen« und die »Traditionalisten«.

(1) Beim Coaching von *ungeduldigen Führungskräften* muss zunächst die Differenz zwischen Ost- und Westbetrieben thematisiert werden. Die DDR muss von diesen Führungskräften sehr akzentuiert als Ausland verstanden werden. Mit dieser Gruppe von Führungskräften ist es notwendig, die feldspezifischen Muster von DDR-Betrieben zu rekonstruieren. Dann kann die einzelne Führungskraft zunächst das ihr Begegnende besser als bisher zuordnen. Sie agiert dann weniger verständnislos auf dieses oder jenes Ereignis, diese oder jene Rollenerwartung und kommuniziert insgesamt »passender« mit den Mitarbeitern.

Mit diesen Führungskräften ist es im Allgemeinen auch wichtig zu erarbeiten, wie sie in diesem Ambiente von ihren Mitarbeitern wahrgenommen werden, über welche spezifischen Einflusspotenziale sie verfügen und welche in diesem Milieu voraussichtlich erfolgversprechend sind. Im Zuge solcher Beratungen zeigt sich im Allgemeinen, dass bestimmte soziale und symbolische Verstärker, wie etwa ritualisierte Geburtstagsfeiern oder kleine Geschenke, für die Mitarbeiter von großer Bedeutung sind und dass sie sich dann besser verstanden und respektiert fühlen. Es ist ein nicht zu unterschätzender Motivationsfaktor, wenn die Mitarbeiter, die heute fraglos mit strikteren Anforderungen als früher an ihre Funktionsfähigkeit konfrontiert sind, menschliches Entgegenkommen erleben und sogar Anklänge an alte Gemeinschaftserfahrungen spüren können.

Im Zuge solcher Auseinandersetzungen gelingt es den ursprünglich sehr ungeduldigen Führungskräften meistens zunehmend besser, die Mitarbeiter mit ihren Ansprüchen zu verstehen, die unangemessenen zurückzuweisen und die »harmlosen«, also die Human-Relations-Ansprüche, bis zu einem gewissen Grad zu »bedienen«. Auf diese Weise erleichtern sie das Erlernen »kapitalistischer Muster« und mildern den Kulturschock ab.

(2) Die »*Pädagogen*« als zweite Gruppe von Führungskräften aus dem Westen benötigen Coaching zunächst als Bestätigung, dass ihr Weg der »richtige« ist. Wenn im Coaching allerdings der Eindruck entsteht, dass die Führungskraft von ihren Mitarbeitern »benutzt« wird, worüber dann gerade dieser Typ von Führungskräften sehr enttäuscht ist, muss »Aufklärungsarbeit« geleistet werden. Dann handelt es sich nämlich in der Regel um informelle »Untergrund-Phänomene«, also um Erscheinungen, die von den Mitarbeitern hinter dem Rücken der Führungskraft, manchmal sogar in bester Absicht, im Sinne »brauchbarer Illegalität«, gemacht wurden. In solchen Fällen ist allerdings im Coaching darauf zu achten, dass die Führungskraft jetzt nicht hinter jedem Ereignis hintergründige Absichten vermutet. Hier ist immer Unterstützung zu geben, auch diese Seite von Handlungsmustern perspektivisch zurechtzurücken.

(3) Für die »*Ehrgeizigen*« als erste Gruppe von Ostmanagern ist es in einem ersten Schritt wichtig, dass sie im Coaching ihren gesamten Ärger, den sie aus früheren Bevormundungen oder Einschränkungen noch in sich tragen, artikulieren. Daran anschließend ist es aber notwendig, Differen-

zierungsarbeit zu leisten. Dann muss das kritisch zu Beurteilende von dem getrennt werden, was in der DDR auch an positiven Werten eine Rolle gespielt hat und eventuell sogar erhaltenswert ist. Wie nämlich *Becker* et al. (1996) beschreiben, sind heute diejenigen Ostmanager am erfolgreichsten, denen es gelingt, die neuen Leistungsnormen mit dem sozialen Kapital von früher, also mit dem Kollektivgeist und der Bodenständigkeit (*Lettke* 1996) zu verbinden. Auch für diese Führungskräfte ist es sinnvoll, sich in die Rolle ihrer Mitarbeiter zu versetzen, damit sie deutlicher erfassen, was diese anspornt und was sie lähmt.

(4) Die »*Traditionalisten*«, also die Ostführungskräfte, die sich vorrangig an den Deutungs- und Handlungsmustern ausrichten, die früher in der DDR Geltung hatten, benötigen eine gezielte Unterstützung, dass sie heute im Kapitalismus alle ihre sozialen, kulturellen und symbolischen Kapitalsorten in ökonomisches Kapital zu transferieren lernen. Coaching hat hier auch die Funktion, ein gezieltes »Selbstmarketing« zu fördern, dass nämlich die Führungskraft alle ihre Ressourcen für ihre Selbstpräsentation zu ihrem unternehmerischen Erfolg zu nutzen lernt. Das erweist sich vor allem bei Freiberuflern als zentrale Aufgabe im Coaching. Führungskräfte dieser Gruppierung sollte man auch darauf aufmerksam machen, dass ihre oft schon lange eingeübten paternalistischen Handlungsstrategien letztlich einer Bevormundung der Mitarbeiter Vorschub leisten, dass sie mehr delegieren sollten und den Mitarbeitern schon zu ihrer eigenen Entlastung insgesamt mehr Mitentscheidung und Mitgestaltung einräumen sollten.

Eine zentrale Thematik im Coaching ist für diese Gruppe von Führungskräften ohnedies meistens die Führung; denn diese interpretieren sie im Allgemeinen als »freundliche, warmherzige« Haltung, bei der sich dann »schon alles von selbst regeln wird«. Mitarbeiter abzumahnen oder ihnen gar zu kündigen, ist diesen Führungskräften völlig fremd; denn für restriktive Handlungsmuster haben sie entweder gar keine Modelle oder nur abstoßend martialische. Aus diesem Grund ist es wichtig, sie im Coaching immer wieder durch Rollentraining auf das Führen von Kritik-, Abmahnungs- und Kündigungsgesprächen vorzubereiten. Diese Führungskräfte müssen insgesamt harmonistische Führungshaltungen im Sinne der Human-Relations-Tradition zu Gunsten pointiert kritischer Haltungen überwinden. Deshalb sollte im Coaching immer wieder trainiert werden, wie

Kontroversen auszutragen und in eine konstruktive Streitkultur zu wenden sind.

Bei allen Coachingprozessen in Ostdeutschland ist aber immer zu bedenken, dass Führungskräfte hier tiefgreifende Veränderungen in und von komplexen sozialen Systemen in Gang setzen müssen. Und das kann eigentlich nur im Verlauf größerer Zeiträume gelingen.

10. Konfliktcoaching für Führungskräfte in Mann-Frau-Konstellationen

In der Verwaltungsabteilung einer Industrie- und Handelskammer war es Usus, alle anfallenden Arbeiten sofort zu erledigen. Annegret Brauchmann, die 50-jährige Abteilungsleiterin bestimmte resolut, welche »ihrer Damen« wann was zu tun habe. Einige der vorgesetzten »Herren«, für die eine Vielzahl von Briefen, Tischvorlagen und anderes anzufertigen war, erteilten allerdings ihre Aufträge häufig erst in letzter Minute, um dann aber eine sofortige Fertigstellung zu verlangen. Die kinderlose Abteilungsleiterin bezog aus der perfekten Erledigung gerade dieser Aufträge eine ganz besondere Befriedigung. Es schien ihr, als wenn sie jetzt ihrem allzu früh verstorbenen Vater, der sie in ihrer Kindheit häufig wegen allerlei kleinerer Versäumnisse getadelt hatte, endlich zu zeigen vermochte, dass sie heute vieles mit äußerster Perfektion erledigen könne.

Nun hatte sich eine ihrer halbtags angestellten Mitarbeiterinnen, Frau Englert, nach jahrelangen Problemen mit ihrem schwer alkoholkranken Mann von diesem getrennt. Die Folge war, dass Frau Englert jeweils pünktlich um zwölf Uhr ihren Sohn vom Kindergarten abholen musste. Diese Aufgabe hatte früher ihr Mann übernommen, der aber jetzt nach der Trennung in eine andere Stadt gezogen war. Die Büroleiterin und die Kolleginnen werteten das pünktliche Verlassen des Büros als »Gemeinheit«. »Die lässt uns einfach auf der Arbeit sitzen und kümmert sich nur um ihre privaten Belange«, raunten sie. Sie begannen nun häufiger hinter dem Rücken von Frau Englert über sie zu reden, und die Büroleiterin hatte immer häufiger etwas an den Arbeiten von Frau Englert auszusetzen. Deshalb erhielt sie zunehmend mehr Routinearbeiten, wie etwa die Ablage zu erledigen. In der ersten Zeit hatte Frau Englert noch versucht, der Büroleiterin und den Kolleginnen ihre Situation zu erklären, im weiteren Verlauf resignierte sie, erkrankte an einer chronischen Magenschleimhautentzündung und musste dem Dienst häufig fern bleiben. Als sie eines Tages wieder im Büro erschien und ihr Frau Brauchmann ziemlich maliziös nur eine Fülle von Kopierarbeiten zuteilte, erlitt sie einen Weinkrampf. Daraufhin musste sie von einem Mitarbeiter der Personalabteilung nach Hause gebracht werden. Durch diesen Mitarbeiter erfuhr der Personalchef von dem Vorfall, den er im Anschluss an eine wichtige Sitzung einem der Vorgesetzten der Büroleiterin, Herrn Dr. Rufus, berichtete. Durch diesen Vorfall fühlte sich Dr. Rufus, dem das Büro bisher als Ort äußerster Perfektion sehr angenehm war, geradezu hintergangen. Er ließ sofort die Büroleiterin rufen, um ihr mitzuteilen, dass sie dringend darauf zu achten habe, dass sich derartige Vorfälle nicht wiederholen; anderenfalls sei die gesamte Abteilung blamiert. Frau Brauchmann begab sich geradezu verstört an ihren Arbeitsplatz zurück.

In der Berufswelt interagieren Frauen mit Männern sowie Frauen und Männer untereinander. In diesen Interaktionen finden wir laterale und hierarchische Konstellationen, die ein je unterschiedliches Konfliktpotenzial enthalten. Und wir finden unterschiedliche Grade von emotionaler Nähe und Distanz, was ebenfalls Konflikte nach sich ziehen kann. Da geschlechtsspezifische Relationen im Beruf einen geradezu universellen Charakter haben, will ich mich im abschließenden Kapitel auch mit diesen beschäftigen. Im Kern geht es hier ums Coaching von Führungskräften beiderlei Geschlechts, die unter ihresgleichen oder in gemischten Milieus oder in einem überwiegend andersgeschlechtlichen Kontext tätig sind. Ein Coach sollte die spezifischen Frauen- und Männerthemen im Zusammenhang mit dem Beruf möglichst umfassend verstehen, um sie kompetent beraten zu können. Zu diesem Zweck akzentuiere ich vier Themenkomplexe:

(1) Zunächst ist festzustellen, dass trotz aller Bemühungen um Gleichstellung der Beruf im Leben von Männern und von Frauen eine sehr unterschiedliche Bedeutung hat. Dies zieht schon für sich genommen ein erhebliches Konfliktpotenzial nach sich. Und wie auch immer wieder thematisiert, bestehen für Männer und für Frauen sehr unterschiedliche Chancen, in Führungspositionen aufzusteigen. Beim beruflichen Aufstieg scheint es sich also hochgradig um ein Genderphänomen zu handeln.

(2) Neben dem eigenen Geschlecht erweist es sich aber als mindestens ebenso bedeutsam, ob eine Frau in einem Frauenmilieu und ein Mann in

einem Männermilieu führt oder ob beide in geschlechtlich gemischten Zusammenhängen eine Führungsposition bekleiden. In allen diesen Konstellationen treten wieder je unterschiedliche Konfliktpotenziale in Erscheinung.

(3) Wenn allerdings die traditionellen gesellschaftlichen »Vorschriften« der Männerführung in Männermilieus und der Frauenführung in Frauenmilieus durchbrochen werden, Männer also bei Frauen führen und Frauen bei Männern, ergeben sich wieder ganz andere Irritationen bzw. Konflikte.

(4) Schließlich will ich ein Thema beleuchten, das immer wieder ganze Scharen von Journalisten auf den Plan zu rufen vermag und tatsächlich auch von zentraler Bedeutung ist: Liebe am Arbeitsplatz. Wo allerdings früher nur Mann-Frau-Relationen thematisiert wurden, kommen in den letzten Jahren auch homosexuelle und unter dem Label »Homosozialität« auch nicht-sexuelle erotische Bezüge unter Männern in den Blick.

10.1 Die Bedeutung des Berufs für Männer und für Frauen

In diesem Punkt sind sich männliche wie weibliche Autoren einig: Berufliche Aktivitäten nehmen im Leben von Männern einen prinzipiell anderen Stellenwert ein als im Leben von Frauen. Schon daraus ergeben sich unterschiedliche Konfliktpotenziale.

Männer im Beruf

Erich Lehner (1999) argumentiert, dass das Selbstverständnis von Männern in den letzten beiden Jahrhunderten immer deutlicher an eine berufliche Arbeit gekoppelt war und ist. Unter Bezug auf *Lenzen* (1991) zeigt der Autor, dass sich die Funktion von Männern als Ehemännern und Vätern in diesem Zeitraum zunehmend auf eine »alimentatorische« Funktion zentrierte. Nahmen sie früher noch pädagogische oder autoritative Aufgaben wahr, schrumpften diese bis heute immer deutlicher auf ihre Funktionen als Ernährer und Erzeuger. Maßgeblich dafür war das Modell der bürgerlichen Familie, das seit der Industrialisierung eine Trennung von Arbeit und Familie in einem als »privat« definierten Kontext vorsah. Dabei war der Mann als Ernährer der Familie nach außen orientiert und die Frau als Hüterin des Hauses für alle Belange der inneren Organisation und der Erziehung im intimen familialen Rahmen zuständig. Neben seiner Funktion als Versorger der Familie wurde der Vater nun aber auch für die soziale Positionierung der Familie maßgeblich. Das heißt, je angesehener der Beruf des Vaters heute ist, als desto höher wird der Status der gesamten Familie, also der Frau und sogar der Kinder eingestuft.

In den letzten Jahren haben sich zwar unter dem Etikett »die neue Väterlichkeit« auch neue Bereitschaften von Männern zur affektiv-emotionalen Bindung und sogar zur konkreten Fürsorglichkeit ergeben. In der Mehrzahl der Familien erreichen solche Strebungen aber schnell ihre Grenzen: Priorität hat immer noch die Rolle des Familienernährers, mit der eben auch die soziale Platzierung der gesamten Familie zementiert wird. Jeder Mann ist stolz, seine Familie ernähren zu können. Jeder Mann möchte aber auch stolz sein auf seinen Beruf. Dieser Beruf bedeutet für den Mann immer mehr, als nur seine Funktion als Ernährer zu erfüllen. *Helge Pross* kam schon Ende der 70er Jahre auf der Basis empirischer Untersuchungen zu dem Ergebnis: »Einen Beruf zu haben gehört einfach zur männlichen Identität« (*Pross* 1978, 69). So ist berufliche Arbeit also niemals nur Broterwerb, der Beruf dient immer auch dazu, die eigene Welt zu gestalten.

Und solche Intentionen haben immer mit Macht und Herrschaft zu tun. Besonders bekannt wurde in diesem Zusammenhang eine Konzeption von *Robert W. Connell* (2000). Er spricht von »hegemonialer Männlichkeit«, um archaische Herrschaftsansprüche von Männern deutlich zu machen. Diese im Prinzip universellen Ansprüche (*Hofstede* 1991) realisieren sich allerdings sehr unterschiedlich, je nachdem welcher Mann zu wem in Interaktion tritt, je nachdem ob es sich beim Interaktionspartner um ein Kind, eine Frau oder einen anderen Mann handelt, und je nachdem welcher Schicht, welcher Rasse oder welcher Bevölkerungsgruppe der oder die Betreffende angehört. Im Verständnis von *Bourdieu* (1997) entwickelt jeder Mann in seinem sozialen Umfeld jeweils einen Habitus, also ein Set von Wahrnehmungs-, Deutungs- und Handlungsmustern, die aus seiner bisherigen Sozialisation resultieren. Und in diesem Zusammenhang stellt die lebenslange Berufstätigkeit des Mannes einen geradezu selbstverständlichen Hintergrund für die Entstehung eines männlichen Habitus im Sinne »hegemonialer Männlichkeit« dar.

Die Berufswelt prägt also den Geschlechtshabitus des Mannes, aber umgekehrt prägt auch der männliche Geschlechtshabitus die Berufswelt. Dementsprechend herrscht in der Arbeitswelt das Primat der Sachlichkeit. Hier lässt sich jedenfalls eine lange Tradition von Sachlichkeit in Verbindung mit Mannsein behaupten. Oder anders gesagt, es besteht ein offizieller Anspruch, dass Arbeit möglichst sachorientiert und zweckrational (*Lehner* 1999) ist. Damit Männer eine angemessene hegemoniale Männlichkeit realisieren können, müssen sie möglichst früh lernen, ihre Gefühle und Bedürfnisse zurückzuhalten, zu beherrschen und zu sublimieren. Die moderne Arbeitswelt richtet sich nämlich nicht nach den Bedürfnissen Einzelner aus, sondern nach den Bedürfnissen des Marktes. Deshalb ist Distanz zur eigenen Arbeit gefragt, was einer Distanz gegenüber den eigenen Bedürfnissen gleichkommt. So fordert Berufsarbeit Naturbeherrschung und ein hohes Maß an Zeitökonomie. In diesem Zusammenhang lässt sich von der Tyrannei von Maschinen oder von der Tyrannei des Terminkalenders sprechen. Erwerbsarbeit beinhaltet immer den Zwang zur Rationalität; denn sie findet in organisierten Systemen statt mit Hierarchien und mit rational angebbaren Zielsetzungen. Im Verständnis von *Bourdieu* (1997) geht mit der Internalisierung des Rationalitätsprinzips und mit dem Zwang zur Distanznahme gegenüber den eigenen Bedürfnissen ein hohes Maß an Selbstbeherrschung und Selbstkontrolle einher, was auch zu einem spezifischen leiblichen Habitus von Männern führt.

Lehner (1999) konstatiert, dass die »Weltherrschaft« von den Männern teuer bezahlt werden muss, nämlich mit Selbstentfremdung, das heißt auch mit Distanz zur eigenen Emotionalität, zum eigenen Körper und zu partnerschaftlichen Beziehungen. Im Bemühen, die eigenen Emotionen zu kontrollieren, entwickeln viele Männer einen ausgeprägten »Charakterpanzer« (*Reich* 1933), der sich nur gelegentlich, angesichts unvermuteter Beunruhigungen, eruptiv öffnet.

Es lassen sich aber noch einige andere dysfunktionale Erscheinungen hegemonialer Männlichkeit nennen: Manche Männer müssen sie in der Form ausspielen, dass sie Frauen mehr oder weniger offen aus der Arbeitswelt »aussperren«. Wenn es Frauen aber doch gelingt, in männliche Welten Eingang zu finden, werden sie als Ausdruck von Geringschätzung am Arbeitsplatz manchmal sogar sexuell belästigt (*Schwarzer* 2000). Männer signalisieren auf diese Weise: »In diesem Terrain sind wir Männer am Ruder, du giltst hier nur etwas als Sexualobjekt.«

Untereinander neigen viele Männer dazu, sich als »richtiger Mann« zu präsentieren, der sich keinerlei Empfindsamkeit durchgehen lässt. Männer werden zwar gerne von Frauen bewundert, sie dürsten aber viel mehr nach Anerkennung untereinander, nämlich von »richtigen Männern«, also von Männern, die auch sie akzeptieren. Aus diesem Grund neigen Männer zur »Männerbündelei«. Die Gemeinschaft von Männern verheißt erst die »richtige« männliche Identitätsbildung. Jeder Mann sucht sich im Kontext anderer Männer als »richtiger« Mann zu spiegeln. Männerbünde haben aber auch eine Ventilfunktion in einer versachlichten Arbeitswelt. Sie ermöglichen affektive Relationen, die als »Homosozialität« verdeckte erotische Züge aufweisen. Wie *Kanter* (1977), neuerdings auch *Roper* (1996) mutmaßen, führen genau solche Bedürfnisse vielfach dazu, eine Firma lieber »frauenfrei« zu halten.

Lehner (1999) gibt aber zu bedenken, dass Männerbünde immer ambivalente Gebilde darstellen: Sie gewähren zwar dem einzelnen Mann Geborgenheit durch Zusammenhalt, sie beinhalten aber gleichzeitig ein hohes Maß an Konkurrenz. Konkurrenz hat allerdings je nach der Sozialisation eines Mannes und je nach seinen Gewinnchancen in seinem sozialen Kontext oft einen ausgesprochen vergnüglichen Charakter. Es lässt sich behaupten, dass die Berufswelt als Männerwelt mit ihrer Identität stiftenden Konkurrenz vielfach der zentrale Bezugspunkt für den Selbstwert eines Mannes darstellt. Im Idealfall lernen Männer schon in einer Kinder- und Jugendgruppe, sich in einen entsprechenden Kontext einzufügen.

Die Bedeutung des Berufs für Frauen

Für Frauen hat der Beruf einen prinzipiell anderen Stellenwert als für Männer. Bis ins 20. Jahrhundert hinein galt Frauenarbeit als gesellschaftlich wenig akzeptabel. Frauen leisteten zwar seit Menschengedenken in Haus und Hof einen selbstverständlichen Beitrag zu ihrer Selbstversorgung und zum Erhalt ihrer Angehörigen. Tätig sein außerhalb des häuslichen Rahmens, im öffentlichen Raum und womöglich gegen pekuniäre Entlohnung erhielt aber erst im Verlauf des 20. Jahrhunderts seine heute übliche Respektabilität.

Wie sogar *Alice Schwarzer* (2000) feststellt, haben Frauen heute ein Ausmaß an Gleichstellung erreicht, das noch am Ende des zweiten Weltkriegs unvorstellbar schien. Das findet seine Entsprechung in empirischen Untersuchungen. So ermittelten *Keddi et al.* (1999) in ihrer Studie »Lebensthemen junger Frauen«, dass kaum eine der Befragten eine traditionelle Frauenrolle als »Nur-Hausfrau und Mutter« attraktiv findet. Die Mehrzahl von ihnen strebt vielmehr einen »doppelten Lebensentwurf« an (*Geissler & Oechsle* 1994). Und damit stellt sich die Biographie, die junge Frauen heute anstreben, als komplexes interdependentes Gefüge aus unterschiedlichen Ansprüchen dar. Frauen werden nämlich heute für zwei Arbeitsplätze sozialisiert: für einen Arbeitsplatz zu Hause und für eine Erwerbstätigkeit im öffentlichen Raum. Der Traum vieler junger Frauen, in einer »glücklichen Familie« zu leben und gleichzeitig in einem »qualifizierten Beruf« zu arbeiten, lässt sich heute als offizielles Ideal betrachten. Einseitige Biographien, entweder nur in der Familie oder nur im Beruf zu agieren, verlieren langsam ihre Legitimation (ebd.). Im Verlauf des 20. Jahrhunderts wurde es nämlich für Frauen zunehmend selbstverständlich, einen Beruf zu erlernen. Es gilt heute sogar als Standard, dass sich Frauen zumindest bis zur Familiengründung den Lebensunterhalt selbst finanzieren und im Falle des Scheiterns einer Partnerschaft sich und »ihre« Kinder selbst unterhalten können (vgl. ebd.). Viele Frauen erwerben im Vorfeld einer Ehe Ausbildungen, die im Hinblick auf das Qualifikationsniveau jenen der Männer vollkommen ebenbürtig sind.

Wie stellt sich aber nun die Realisierung des doppelten Lebensentwurfs dar? In den ersten Jahren ihres Erwerbslebens hat für die meisten Frauen die Berufsausbildung und danach die Berufstätigkeit Priorität. Nach der Familiengründung, also nach der Geburt eines Kindes, kommt eine entscheidende Statuspassage. Sie enthält auf individueller wie auf gesellschaftlicher Ebene eine Reihe von Fallstricken. Wie *Jurczyk & Rerrich* (1993) feststellen, hat zwar die frühere Trennung in »Männerwelt Beruf« auf der einen Seite und »Frauenwelt Familie« auf der anderen an Schärfe verloren, Frauen als »Gebärerinnen« leisten aber auch in modernen Gesellschaften immer noch die entscheidende »Sorgearbeit« in der Familie mit allen ihren Konsequenzen. Das bedeutet, sie stellen sich vor allem zeitlich stark auf die Kinder ein. Männer richten sich, wie *Jurczyk & Rerrich* (1993) postulieren, mit ihrer Zeitstrukturierung viel stärker am Erwerbsleben aus. Das liegt zum einen daran, dass der Beruf für Männer, wie eben angesprochen, viel zwingender als für Frauen eine Identität stiftende Bedeutung hat (*Lehner* 1999). Es ist zum anderen auch dadurch begründet, dass die Ansprüche beruflicher Welten immer mit der Gewalt des Faktischen, Unaufschiebbaren verbunden sind. Diese Situation führt beim jeweiligen Paar vielfach zu Zeitkollisionen und bei der Frau meistens zu Gefühlen der Benachteiligung. Denn der Mann kann sich mit Hinweis auf die Priorität der Arbeitswelt den Ansprüchen der Sorgearbeit leichter entziehen.

So bleibt die berufliche Gleichberechtigung von Mann und Frau über große Strecken eine Illusion. Beim Einstieg in die Familiengründung treten nämlich die Unterschiede zwischen Mann und Frau erst deutlich hervor: Die Frau übernimmt durch ihre Gebärfähigkeit – und durch ihre Sozialisation – meistens die Hauptlast für die Aufzucht der Kinder. Selbst in Fällen, in denen der Mann einen erheblichen Teil der Sorgearbeit übernimmt, bleibt die Gesamtverantwortung für das häusliche Management meistens bei der Frau. Wo nämlich die Zeitstruktur der männlichen Arbeitswelt in die Familie hineinragt und sich dann vieles um »seine« Arbeit gruppiert, gestaltet die Frau demgegenüber ihre Arbeitszeit tendenziell nach den Ansprüchen der Familie. So muss jeder Arbeitgeber damit rechnen, dass die spezifischen zeitlichen Bedürfnisse der Angehörigen seiner Mitarbeiterinnen in deren Arbeitssituation hineinragen. So werden weibliche Angestellte beispielsweise dazu neigen, ihren Urlaub zu nehmen, wenn es dem Partner bzw. der Familie recht ist, und nicht zu einem Zeitpunkt, zu dem es für die Firma besonders sinnvoll wäre.

Birgit Pfau-Effinger (2000) kann allerdings zeigen, dass die spezifische Art, in der Frauen ihre Erwerbstätigkeit realisieren, keineswegs ein individuelles Phänomen darstellt, wie *Beck & Beck-Gernsheim* (1994) noch vermuteten, sondern dass es als ein komplexes Wechselspiel von kulturellen Entwicklungen, Institutionen und politischen Entscheidungen zu sehen ist. Im Rahmen eines internationalen Vergleichs zwischen Deutschland, den Niederlanden und Finnland differenziert *Pfau-Effinger* fünf »geschlechtskulturelle Modelle in Westeuropa«:

(1) Ein »familienökonomisches Modell«, bei dem Männer und Frauen gemeinsam und weitgehend gleichberechtigt im eigenen landwirtschaftlichen oder handwerklichen Familienbetrieb arbeiten.

(2) Ein »Hausfrauenmodell der Versorgerehe«, bei dem der Mann außerhalb der Familie agiert und für deren Versorgung zuständig ist; die Frau dagegen erledigt den privaten Haushalt und die Kinderbetreuung.

(3) Als »Vereinbarkeits-Modell der Versorgerehe« bezeichnet die Autorin ein Modell, bei dem Frauen außerhalb ihrer aktiven Mutterschaft in Teil- oder Vollzeitform berufstätig sind.

(4) Beim »Doppelversorger-Modell mit staatlicher Kinderbetreuung« sind Mann und Frau vollständig in Arbeitsprozesse integriert und für die Kinder steht eine Vielzahl stattlicher Versorgungseinrichtungen zur Verfügung.

(5) Beim »Doppelversorger-Modell« mit partnerschaftlicher Kinderbetreuung ist vorgesehen, dass Mann und Frau im Beruf stehen und gleichberechtigt für die Kinder sorgen.

Die Autorin stellt dar, dass in *Westdeutschland* nach dem zweiten Weltkrieg auf der Basis der katholischen Soziallehre noch lange das Hausfrauenmodell dominierte. Bei diesem sind Frauen wie selbstverständlich für den Haushalt und für die Versorgung der Kinder zuständig. Langsam bildete sich dann in der Öffentlichkeit ein neues Leitbild vom Verhältnis Mann und Frau heraus, das zum »Vereinbarkeits-Modell mit der Versorgerehe« führte. Das heißt, für die Phase der aktiven Elternschaft blieb die Versorgerehe das maßgebliche Modell, wobei diese Phase von den Frauen unterschiedlich lang definiert wird, zwischen drei bis fünf Jahre. Nach dieser Phase hat die Mehrzahl der Frauen vor, in Teilzeit- oder in Vollzeitform in den Beruf zurückzukehren. Da allerdings bisher zu wenig institutionalisierte Wege der Vereinbarkeit von Familie und Beruf für Mütter geschaffen wurden, sieht sich der größte Teil der Frauen gezwungen, ein Drei-Phasen-Modell zu realisieren. Das heißt, sie treten erst dann wieder in den Beruf ein, wenn auch das jüngste Kind keiner intensiven Versorgung mehr bedarf. Dadurch gelingt es Frauen in Westdeutschland nur in Ausnahmefällen, kontinuierlich tätig zu sein und eine anspruchsvolle Karriere aufzubauen.

In den *Niederlanden* bestand vor allem aufgrund starker christlicher Traditionen nach Ende des zweiten Weltkriegs noch lange ein Primat der Hausfrauenehe. Hier war es sogar üblich, dass Frauen nur wegen einer

Heirat aus dem Beruf ausschieden. Erst spät, im Verlauf der 60er und 70er Jahre, wurde dieses Leitbild im Rahmen einer »kulturellen Revolution« in Frage gestellt. Bis heute hat die Erwerbsarbeit von Frauen durchaus zugenommen. Allerdings wurde erst in den 80er Jahren staatlicherseits ein Doppelversorger-Modell mit partnerschaftlicher Kinderbetreuung propagiert. In der Realität wird aber, wenn Mütter überhaupt berufstätig sind, meistens nur eine Versorgerehe mit Teilzeitarbeit realisiert.

Eine gänzlich andere Situation begegnet uns in *Finnland*. Hier existierte keine bürgerliche Familientradition. In der ursprünglichen Agrargesellschaft dominierte lange Zeit das familienökonomische Modell, bei dem beide Partner gleichermaßen zur Reproduktion der Familie beitragen. Aufgrund seiner Entwicklung zu einer hochmodernen, wohlfahrtsstaatlich zentrierten Dienstleistungsgesellschaft etablierte Finnland aber bis heute ein betont egalitär ausgerichtetes Doppelversorger-Modell mit staatlicher Übernahme von Betreuungsfunktionen. Anders als in den anderen beiden Ländern wurden Frauen hier von Anbeginn nicht als Teil einer Ehekonstellation in einer Versorgerehe betrachtet, sondern wie die Männer auch als eigenständige Individuen. So ist es in Finnland selbstverständlich, dass Männer wie Frauen eine eigene Karriere entwickeln, wofür ihnen der Staat fast unbegrenzte Möglichkeiten der Kinderbetreuung zur Verfügung stellt. Zu Beginn der 90er Jahre floss die Hälfte aller finnischen Sozialausgaben in den Bereich der öffentlichen Kinderbetreuung. Dementsprechend spielen Frauen in allen Bereichen des öffentlichen Lebens eine tragende Rolle.

Nun wird allerdings auch in anderen Industrienationen, in denen die bürgerliche »Versorger- bzw. Hausfrauenehe« noch populär ist, versucht, die Statuspassage der Frau institutionell zu erleichtern. So gibt es beispielsweise auch in Frankreich seit den 60er Jahren eine Vielzahl öffentlicher Einrichtungen zur Entlastung weiblicher Sorgearbeit, sodass fast 80 Prozent aller Frauen berufstätig sind. *Margret Maruani* (1997) berichtet, dass sogar noch 71,4 Prozent aller Frauen mit zwei Kindern berufstätig sind. In Deutschland dagegen, das mit 45 Prozent berufstätiger Frauen eines der Schlusslichter in Europa darstellt, stehen immer noch kaum Kinderkrippen zur Verfügung. Und Kindergärten, obwohl seit 1996 jedem Kind rechtlich ein Kindergartenplatz zugesichert wurde, stehen auch noch nicht ausreichend zur Verfügung. Im Übrigen handelt es sich dabei nur um einen zugesicherten Halbtagsplatz, was selbst für Mütter, die »nur« halbtags tätig sind, meistens nicht ausreicht. Um das beschämende Bild der frauenfeindlichen Gesellschaft in Deutschland noch abzurunden: Im Gegensatz zu anderen europäischen Ländern stellen hier auch Ganztagsschulen immer noch eine Ausnahme dar.

Anders gestaltete sich die Situation in der DDR: Mit einer ähnlich hohen Beschäftigungsrate wie in Frankreich war die ostdeutsche Frau im planwirtschaftlichen Ensemble geradezu »zwangsemanzipiert« (*Merkel* 1994, 377). Auch ihr stand ein flächendeckendes Netz von Kinderkrippen, Kindergärten und Ganztagsschulen zur Verfügung. Nach der Wende brach dieses institutionelle Unterstützungsangebot allerdings nicht nur aus ökonomischen Gründen ein, es wurde auch aus ideologischen Erwägungen nicht mehr aufrechterhalten. Die berufstätige Frau in Ostdeutschland mutierte nämlich jetzt von der »ostdeutschen Mutti« zur »westdeutschen Rabenmutter« (*Gerhard* 1994). Darin dokumentiert sich die hohe Ideologisierung der »leiblichen Mutter« in Westdeutschland. Viele Frauen können sich bis heute nicht vorstellen, dass ein qualifizierter Mutterersatz für einige Stunden des Tages für Kinder durchaus konstruktiv ist. Aber auch viele Männer, deren Frauen zu Hause die »Kinder hüten«, fühlen sich geradezu persönlich angegriffen, wenn in ihrem Umfeld eine Frau mit jüngeren Kindern berufstätig ist. Die Entwicklung nach der Wende hatte jedenfalls zur Folge, dass viele Frauen in Ostdeutschland genau wie die im Westen jetzt nur noch ein Kind oder gar keines mehr bekommen. Deshalb sind die noch übrigen Kinderkrippen und Kindergärten oft sogar unterbesetzt, und viele Schulen müssen wegen Schülermangel geschlossen werden.

Wie *Pfau-Effinger* (2000) und andere darstellen, wird die Entwicklung von Frauenkarrieren auch durch politische Entscheidungen erschwert. Da spielt zum Beispiel die Steuergesetzgebung in Deutschland eine ungünstige Rolle, das so genannte Ehegattensplitting, das es einer Familie, in der die Frau ein erheblich niedrigeres Einkommen hat als der Mann, geradezu nahe legt, zu Hause zu bleiben. Dann ist es für den Mann, der oft ohnedies um seine Bequemlichkeit fürchtet, ein Leichtes zu argumentieren: »Deine Arbeit lohnt sich nicht, *ich* muss deinetwegen nur mehr Steuern zahlen.« Da sind zum anderen von konservativen Politikern zunächst gut gemeinte Regelungen, die es Frauen ermöglichen, nach der Geburt ihrer Kinder bis zu drei Jahren dem Beruf fern zu bleiben. In solchen Fällen stellt sich der Wiedereinstieg für die Frauen als erhebliche Hürde dar, sodass sie ihn entweder gar nicht mehr wagen oder in etlichen Kommunen oder Firmen gehalten sind, vor ihrer Rückkehr spezielle vorbereitende Veranstaltungen zu besuchen. Für die einzelne Frau erzeugt diese Drei-Jahres-Regel jedenfalls immer ein erhöhtes Maß an beruflicher Diskontinuität. Und für die Gesamtheit der Frauen hat sie geradezu verheerende Wirkungen. Viele Arbeitgeber überlegen sich nämlich heute, ob sie es sich überhaupt noch leisten können, eine Frau anzuheuern. Der potenzielle Ausfall einer qualifizierten Mitarbeiterin für einige Jahre stellt auf der Ebene von Wissensmanagement und auf der Ebene der internen Teamentwicklung für jedes berufliche System eine erhebliche Einbuße dar.

Konfliktpotenziale können sich allerdings auch ergeben, wenn beide Partner, sowohl der Mann als auch die Frau, neben dem Aufbau ihrer Familie einer befriedigenden und womöglich noch anspruchsvollen beruflichen Tätigkeit nachgehen. Solche Konstellationen, die seit den 70er Jahren als »*Dual Career Couples*« (*Rapoport & Rapoport* 1971) beschrieben wurden, erweisen sich insbesondere dann als problematisch, wenn einer der beiden Partner einen Ortswechsel etwa ins Ausland vornehmen will (vgl. *Domsch & Ludwig* 1998). In den meisten Firmen stehen die Personalverantwortlichen solchen Fälle mehr oder weniger hilflos gegenüber. Obwohl die Situation von »DCC's« insbesondere in den USA seit etlichen Jahren beforscht wird, haben nur einige wenige Unternehmen Konzepte entwickelt, wie der jeweilige Partner oder die jeweilige Partnerin in einer solchen Situation zu unterstützen sind. So müssen die Betreffenden entweder immobil bleiben, oder sie leben getrennt – oder die Frau beendet ihre Karriere zu Gunsten des Mannes.

Da sich Familie und Beruf in vielen Ländern nur unter Mühen kombinieren lassen, finden wir auch immer wieder Frauen, die ihre Identität ganz bewusst auf eine Rolle als »Nur-Karriere-Frau« oder »Nur-Mutter« gründen. Beide Gruppierungen können allerdings erhebliche Dissonanzen erleben, wenn sie Frauen begegnen, die beide Rollen befriedigend und erfolgreich kombinieren. Dadurch werden nicht nur Gräben der Konkurrenz zwischen Frauen aufgerissen, durch diese Dissonanzen werden auch Männer tangiert. Ein Vorgesetzter, dessen Frau als Nur-Mutter lebt, wird wenig Verständnis zeigen, wenn einer seiner Mitarbeiter einen Erziehungsurlaub nehmen möchte, um seiner Frau die Fortführung ihrer Karriere zu ermöglichen.

Durch Schwangerschaft und Geburt haben Frauen allerdings immer ein gewisses Maß an Diskontinuität zu bewältigen, was ihnen natürlich unterschiedlich gut gelingt. So gibt es auch in Deutschland mit seinen eher ungünstigen Voraussetzungen doch viele Frauen, die eine qualifizierte Berufskarriere zustande bringen. *Geissler & Oechsle* (1994) meinen, dass die Fähigkeit von Frauen, die zeitlichen Karrierebrüche zu bewältigen, mit ihrer Selbstdefinition als berufstätiger Frau zusammenhängen und mit der Kontinuität ihrer eigenen beruflichen Interessen. Das heißt, Frauen werden nach der Familiengründung dann wieder am schnellsten Anschluss an ihre frühere Berufstätigkeit finden, wenn sie über ein ausgeprägtes Selbstverständnis als berufstätige Frau verfügen und wenn sie dauerhaft an »ihren« beruflichen Fragestellungen interessiert sind. Das gilt sicher am ehesten für Frauen, deren Mütter auch schon berufstätig waren (*Keddi* et al. 1999), und es gilt für Frauen, die mit ihrem Beruf besondere Visionen verbinden.

Nachdem die Berufstätigkeit von Frauen in manchen europäischen Ländern wie etwa in Deutschland nur schwach institutionell gestützt ist und Männer aufgrund ihrer anders gearteten Interessenlage meistens nicht in der gleichen verbindlichen Weise für die Sorgearbeit zur Verfügung stehen, sind viele Frauen in den Zeiträumen ihrer Berufstätigkeit auf einen privat organisierten Ersatz angewiesen. Das sind oft Großmütter oder Tanten. In Mittelstandsmilieus werden große Teile der Mutter-, meistens auch der Hausfrauenfunktionen an bezahlte Arbeitskräfte wie an Tagesmütter, Kinderfrauen, Haushälterinnen, Aupairs und manchmal sogar an Privatlehrer und -lehrerinnen delegiert. Als Voraussetzung dafür gilt aber ein gutes Einkommen auf Seiten der Frau und möglichst auch auf Seiten des Mannes. Damit segmentiert sich im Prinzip die Gesamtheit von Frauen in diejenigen, die es sich leisten können, Dienstleisterinnen zu engagieren, um eine qualifizierte Karriere zu entwickeln, und in diejenigen, die sich zur Realisierung ihrer Berufstätigkeit bei den anderen »verdingen« müssen.

Da Frauen durch ihre Doppelorientierung für Familie und Beruf zeitlich ohnedies stark angespannt sind, ist ihre Teilhabe am öffentlichen Leben begrenzt. So engagieren sich Frauen seltener in Parteien oder in anderen Interessengruppen. Deshalb kommen sie auch seltener dazu, ihre Interessen zu artikulieren. So ist es auch kein Wunder, dass sozialpolitische Entwicklungen zur Entlastung berufstätiger Frauen in unserer Gesellschaft gar nicht oder nur schleppend vorangebracht werden.

Was allerdings selten thematisiert wird: Frauen erleben vielfach auch eine ganz spezifische Freiheit, insbesondere dann, wenn sie berufstätige Mütter sind. Anders als Männer, die sich mit ihrem Beruf schicksalhaft verbunden fühlen, gelingt es Frauen durch ihren doppelten Lebensentwurf eher, Abstand zu halten und damit Distanz zu einer beruflichen Misere zu finden. Es gelingt ihnen auch leichter, einmal verlieren zu können und die Frustration zu ertragen, wenn die Karriere stockt. Frauen können es sich viel leichter als Männer gönnen, glücklich zu sein mit ihrem Leben in der Familie, deshalb sind sie seltener einseitig auf den Erfolg im Beruf fixiert.

Der Aufstieg ins Management als Genderphänomen

Seit Jahren lässt sich eine geradezu inflationäre Verwendung des Begriffs »Management« beobachten. Aus Publikationen unterschiedlicher Sparten »purzeln« sie uns als »Kultur-«, »Krisen-«, Konflikt-«, »Theater-« oder »Sozialmanagement« entgegen. Wie *Neuberger* (1994) anmerkt, dient der Begriff heute vielfach einer ästhetisierenden Selbstinszenierung. Der Begriff »managen« entstammt vermutlich dem italienischen »Maneggiare«, was so viel wie »Training bzw. Abrichten von Pferden (in der Manege)« heißt (*Sievers* 1994). Dabei handelt es sich um eine lange Tradition, die im mediterranen Kontext bis in die Römerzeit mit ihren Streitwagen und berittenen Soldaten reicht. So erweist sich das Managen, für das in der deutschsprachigen Literatur auch die Synonyme »Steuern« oder »Lenken« üblich sind, als eine typisch männliche Aufgabe.

Während es aber bis in die Anfänge des zwanzigsten Jahrhunderts hinein als eher unschöne Tätigkeit von »Profitgeiern« galt, begann es zwischen den beiden Weltkriegen, zuerst in den USA, später auch in Europa, laufend sein Image zu verbessern. Wie einschlägige Autoren, so etwa *Hansen* (1994), konstatieren, wuchs sich diese Entwicklung bis heute zu einer regelrechten Heldenverehrung aus. In allen einschlägigen Zuschreibungen fällt bis heute auf, dass sie selten auf sachliche Handlungsbezüge von Führungskräften gerichtet sind, sondern viel häufiger auf äußerliche und emotional bestimmte Phänomene wie deren Scheidung oder Wiederverheiratung. Wenn man einschlägige Berichte der Soraya-Presse untersucht, haben sie im Verständnis weiter Teile der Bevölkerung heute fast die Nachfolge von Königshäusern angetreten. Und wie *Hansen* (1994) anhand von Autobiographien erfolgreicher Topmanager zeigen kann, trugen diese in den letzten Jahrzehnten selbst äußerst dynamisch zur eigenen Mythenbildung bei.

Hansen, der die Autobiographien von Franklin, Carnegie, Ford senior und junior, Watson senior und junior sowie von Jacocca und Trump analysierte, schält drei »Tugenden« heraus, die von den Autoren besonders betont werden: *Führungsstärke, Entscheidungsfreude* und neuerdings *Intuition*. Die Selbstbeschreibung des Geschäftsmannes Franklin aus dem 18. Jahrhundert enthält noch keine Selbstüberhebung. In Abgrenzung zu dem damals noch fast anrüchigen Image eines Geschäftsmannes definiert er sich als christlichen Ehrenmann. Zu Beginn des Industriezeitalters taucht mit den Gründern der ersten technischen Großbetriebe das Konzept von »Führungsstärke« auf. Bei den ersten Großindustriellen fällt vor allem auf, dass sie sich laufend einer militärischen Metaphorik bedienen: Die Arbeiterschaft wird als »Bataillonen«, »Divisionen«, »Heere« oder »Armeen« beschrieben. Und diese werden von einem »Feldherrn«, »General«, »Admiral« oder »Kommandanten befehligt«. Solche Metaphorik lebt in Teilen bis heute fort. Zwischen den beiden Weltkriegen hatte sie aber eine besondere Bedeutung, weil sich nun die »Wirtschaftslenker« in die Riege der hoch geachteten Feldherrn einreihen konnten.

Nachfolgende Generationen, Ford junior und Watson junior, berichten noch mit Hochachtung, aber auch mit einem gewissen Schaudern vom diktatorischen Führungsstil ihrer Väter. Für sie stand durch die zunehmende technologische Komplexität aber eine völlig neue Führungsanforderung im Vordergrund. Sie waren nämlich schon gezwungen, Entscheidungen in einer relativ ungewissen Umwelt mit einer relativ ungewissen Zukunft zu treffen. Jede Fehlentscheidung konnte desaströse Folgen haben, weshalb sie immer viel Bereitschaft zum Wagnis, also Mut erforderten. Deshalb stand für diese Wirtschaftsbosse, wie *Hansen* meint, als besonders relevante Tugend *Entscheidungsfähigkeit* im Vordergrund.

Nach dem 2. Weltkrieg waren Manager wieder mit ganz anderen Anforderungen konfrontiert. Zumindest in den USA war der Bedarf der Menschen bald gedeckt. Das heißt, sie hatten alles, was sie brauchten. Um überhaupt noch Produkte verkaufen zu können, entwickelte sich jetzt eine gigantische Marketing- und Werbeindustrie mit einer ausgefeilten Symbolik und Imagologie. Diesen Tendenzen, die in der Öffentlichkeit oft als perfide berechnend gegeißelt wurden, versuchten nun Topmanager wie Jacocca und Trump die »Naivität des guten Menschen« entgegenzuhalten. Als ihre zentrale Tugend strichen sie deshalb eine nichtrationale unternehmerische Intuition heraus. Sie stellten sich fast als »die

Unschuld vom Lande« dar, die nur durch ihr Feingefühl so erfolgreich wurde.

In dieser Zeit, der Epoche der Intuition im Management, tauchen nun auch die ersten weiblichen Führungskräfte in Unternehmen auf. Dies fiel zusammen mit Entwicklungen, in denen zumindest in den Vereinigten Staaten Ingenieure als Führungskräfte etwas in den Hintergrund traten und Sozialwissenschaftler, insbesondere Psychologen, nicht nur in den Betrieben, sondern auch in der Managementlehre an Bedeutung gewannen. Zeitgleich wurden die so genannten weichen Faktoren unter Begriffen wie »*human factor*« oder »*human potential*« thematisiert, deren »Betreuung« man durchaus gerne an Frauen abtrat. Wie sieht es aber nun heute mit Frauen im Management aus? Ist es ihnen gelungen, massenhaft in die männerbündlerischen Zirkel »einzubrechen« oder sich »einzuschleichen«?

Als eine Frau, nämlich *Clara Furse*, im Januar 2001 als Leiterin der Londoner Börse berufen wurde, kam das immer noch einer Sensation gleich. Kurz darauf fragte die *Wirtschaftswoche* (18.1.2001): »Manager – sind Frauen besser als Männer?« Und manche Autorinnen wie etwa *Dorothea Assig* und *Andrea Beck* prognostizierten schon im Jahr 1996: »Frauen revolutionieren die Arbeitswelt.« Die Realität sieht allerdings viel düsterer aus. In der Zeitschrift *Personalführung* (3/2001) erfahren wir zwar, dass sich ein gewisser Aufwärtstrend beobachten lässt. Die Personalberatungsfirma *Hoppenstedt* ermittelte im Jahr 1986 erst 4,5 Prozent Frauen in mittleren Managementpositionen, während es im Jahr 1997 bereits 14,8 Prozent waren. Wenn man alle Führungspositionen, die Frauen insgesamt innehaben, addiert, nehmen von rund 45 Prozent berufstätiger Frauen in Deutschland etwa 11 Prozent eine Führungsposition ein (*Wiemerslage* 2001). Die *Wirtschaftswoche* merkt allerdings an, dass im höheren Dienst von Bundesbehörden, wo Gleichstellungsbeauftragte die Rekrutierungspraxis von Führungskräften überwachen, wiederum nur 2,1 Prozent aller Abteilungsleitungen von Frauen gestellt werden. Und die Realität im Topmanagement ist gänzlich deprimierend: Nur zwei der weltweit größten 500 Unternehmen haben weibliche Chefs: Hewlett Packard und Avon. In Deutschland ist die Lage noch ungünstiger. Keines der größten deutschen Unternehmen hat einen weiblichen Chef, und unter ihren Vorständen findet sich nicht eine einzige Frau.

Nach Aussage der *Wirtschaftswoche* erhielten Frauen in Führungspositionen bei »360-Grad-Feedbacks«, was die Beurteilung einer Führungskraft von oben, von unten und von der Seite ist, die von der Hagberg Consulting Group im kalifornischen Foster City durchgeführt wurden, deutlich bessere Noten als Männer. Die Frauen erwiesen sich als fachlich kompetenter, realistischer in ihren Zielsetzungen und treffsicherer bei ihren Mitarbeiterbeurteilungen. Und eine internationale Beratungsfirma aus Minneapolis kam ebenfalls zu erstklassigen Ergebnissen bei Frauen: Sie durchdenken Entscheidungen besser, sind stärker an Zusammenarbeit und weniger am persönlichen Glamour interessiert. Den Männern unterlegen waren die Frauen aber jeweils in zwei Punkten: Männer brillierten als die besseren Strategen, und sie erwiesen sich besonders bei technischen Zusammenhängen als die besseren Analytiker. So meint die *Wirtschaftswoche*, dass gerade heute, wo den sozialen Kompetenzen tatsächlich ein immer höherer Stellenwert zugeschrieben wird, es in den Chefetagen von Frauen nur so wimmeln müsste.

Für die reale Situation lässt sich eine Reihe von Gründen anführen:

(1) Zwar schneiden Frauen in allen Untersuchungen im Hinblick auf ihr Einfühlungsvermögen und ihre Teamfähigkeit erstklassig ab, in den Firmen werden diese Kompetenzen aber, trotz vielfach anderslautender Verlautbarungen, keineswegs entsprechend honoriert. Hier klaffen Mythos und Wirklichkeit weit auseinander (*Bischoff* 2001).

(2) Frauen geben bei ihrer Studienwahl viel seltener technische oder wirtschaftliche Fächer an. So werden sie auch tatsächlich seltener Ingenieure oder Betriebswirte. Das aber sind genau die Fächer, die für eine Top-Position maßgeblich sind (ebd.).

(3) Wo sich Frauen in Situationen der Personalauswahl sensibel auf andere einzustellen suchen, brillieren Männer mit einem erstklassigen Selbstmarketing. Und genau das gilt für Bewerber auf Top-Positionen als besonders wichtig (*Wirtschaftswoche*). Sie könnten sich ja zu einem neuen charismatischen »Helden« oder »Missionar« entwickeln.

(4) Die geringe Zahl weiblicher Führungskräfte lässt sich aber noch überzeugender aus dem doppelten Lebensentwurf von Frauen und ihrer darauf abgestimmten Sozialisation erklären. Sie erwerben in der Mehrzahl einen spezifischen Habitus, der es ihnen nahe legt, eher in einem vertrau-

ten Rahmen zu agieren als in einer von Männern dominierten Berufswelt (*Bourdieu* 1997).

(5) Und nicht zuletzt hat es sich in manchen Volkswirtschaften wie z.B. in Deutschland noch nicht herumgesprochen, dass hochwertige Ausbildungen von Frauen viel zu teuer sind, wenn sie diese nur bis zur Kinderphase anwenden können. Deshalb wäre es sinnvoll und sogar notwendig, ein flächendeckendes Netz von Kindergärten und Ganztagsschulen einzurichten, damit auch Mütter mit qualifizierten Ausbildungen in Ruhe eine Karriere aufbauen können (*Wiemerslage* 2001).

Wenn allerdings Frauen in Führungspositionen gelangen, verdienen sie weitaus weniger als Männer in vergleichbaren Positionen, obwohl sie, wie *Sonja Bischoff* (2001) zeigen kann, alle ihre Aufgaben mit weniger Mitarbeitern erledigen als die Männer. Dadurch erweisen sie sich zynischerweise auch noch als doppelt preiswert.

10.2 Führung unter Frauen, unter Männern und in geschlechtsgemischten Kontexten

Was in einer Kultur als »männlicher« und was als »weiblicher« Beruf betrachtet wird, erweist sich in den Untersuchungen des Kulturanthropologen *Hofstede* (1997) als ziemlich variantenreich. In Russland sind zum Beispiel die meisten Ärzte Frauen, in Belgien die meisten Zahnärzte ebenso, in Pakistan handelt es sich bei Schreibkräften fast immer um Männer, und in den Niederlanden sind die Kliniken voll von männlichen Krankenpflegern. Trotz solcher Variationen postuliert auch *Hofstede*, dass von typischen Frauen- und von typischen Männerberufen gesprochen werden kann. Frauenberufe schließen eher an das häusliche Milieu an, männliche dagegen weisen eher expansive Elemente auf mit Nähe zu traditionellen männlichen »Aktivitäten im Jagen und Kämpfen« (*Hofstede* 1997). In diesen geschlechtsspezifischen Milieus treten auch typische Konflikte auf, und in ihnen sind typische Führungsstrategien üblich. Eine etwas andere Führungsdynamik ergibt sich dagegen in geschlechtlich gemischten Kontexten.

Führung unter Frauen

»Reine« Frauenmilieus weisen spezifische organisationskulturelle Muster auf, denen weibliche Führungskräfte Rechnung tragen müssen, um als Führungskraft überhaupt akzeptiert zu werden. In den so genannten Frauenberufen manifestiert sich auch wieder die Doppelorientierung von Frauen, indem sie nämlich oft den Charakter »bezahlter Hausarbeit« haben. In diese Kategorie fallen Berufe wie Kindergärtnerin, Krankenschwester, Sozialpädagogin, Lehrerin und ähnliches (*v. Werlhof* 1983). Diese zeitlich sehr intensiven Tätigkeiten, die »den ganzen Menschen fordern« und dementsprechend oft schwer zu quantifizieren sind, werden in aller Regel schlecht bezahlt, sodass sie vielfach einen ausbeuterischen Charakter haben. Das Selbstbewusstsein der Frauen in diesen Berufen, selbst wenn sie leitende Positionen bekleiden, ist eher niedrig, weil es sich für viele Beobachter um »Jede-Frau-Tätigkeiten« handelt. So meinen viele Mütter, den Erzieherinnen im Kindergarten gute Ratschläge erteilen zu müssen, wie dieses oder jenes besser zu machen wäre.

Als ein weiteres Charakteristikum von Frauenmilieus wird die Präferenz für »Teilzeit-« oder auch »Halbtagsarbeit« genannt. Diese erst in den 50er Jahren kreierte Form der Berufstätigkeit (*Eckart* 1982) wird meistens als Defizitbegriff verwendet. Das heißt, sie hat den Odem von »halbherzig« oder »provisorisch«. Personen mit Halbtagsarbeit müssen sich jedenfalls meistens mehr als andere mit Legitimationsproblemen herumschlagen. Deshalb werden diese Positionen nur in Ausnahmefällen von Männern besetzt – allerdings auch nur selten von Frauen in leitenden Positionen (*Stachelhaus* 2001). Wenn sie als Leiterin selbst nur vorübergehend eine Halbtagsstelle bekleiden, müssen sie fast immer einen empfindlichen Macht- bzw. Autoritätsverlust hinnehmen.

In die Bezahlung männlicher und weiblicher Arbeit fließt auch wieder das Verhältnis zwischen weiblicher Reproduktions- und männlicher Berufsarbeit ein (*Rabe-Kleburg* 1993). Je qualifizierter allerdings Frauen ausgebildet sind und je höher die von ihnen bekleidete Position ist, desto mehr Widerstand mobilisieren sie gegen eine ungleiche Bezahlung. Der Widerstand zeitigt allerdings nur dann positive Wirkungen, wenn sie ihre Interessen über Gewerkschaften und vergleichbare Instanzen verfolgen. Durch ihre Doppelbelastung fühlen sich aber viele Frauen überfordert, einen konsequenten Kampf für ihre Interessen zu führen. Deshalb versickert manche dieser Initiativen, zumal sich die Gewerkschaften bisher vergleichsweise wenig mit der Erwerbssituation von Frauen beschäftigt haben.

Berechtigte Hoffnungen, dass derartigen Missständen wirkungsvoller als bisher begegnet wird, sind mit Aktivitäten zur Gleichstellungspolitik zu verbinden. Hier werden in manchen Unternehmen und Kommunen große Anstrengungen zur Gleichstellung der Geschlechter unternommen. In diesem Zusammenhang geht es um Ungerechtigkeiten in der Beförderungspraxis (*Krell* 1997) oder in den Beurteilungsverfahren (*Schreyögg, F.* 1997). Wie allerdings *Krell & Osterloh* (1991) monieren, geht es dabei meistens nur um singuläre Initiativen; denn in der offiziellen Debatte der Personalwirtschaft spielt die Gleichstellung von Frauen noch eine untergeordnete Rolle.

Wie *Christa Kolodaj* (1999) berichtet, werden Frauen fast doppelt so häufig gemobbt wie Männer. Diese Spezialvariante von Konflikten, bei der Einzelne von einer größeren Gruppe über einen längeren Zeitraum hinweg aggressiv behandelt werden, sollte eigentlich von Vorgesetzten unterbunden werden. Die Autorin vermutet aber, dass die meisten Vorgesetzten Männer sind und beim Mobbing von Frauen nicht einschreiten oder sogar selbst die Initiatoren sind. Im Prinzip ist allerdings davon auszugehen, dass Frauen von Frauen gemobbt werden und Männer von Männern (*Niedl* 1995). Dabei zeigt sich in einschlägigen Untersuchungen, dass die Methoden sehr unterschiedlich sind: Männer neigen erstaunlicherweise zu »passiven Formen« wie die Isolation des Betreffenden, während Frauen eher aktive Strategien verfolgen wie die Verbreitung von Gerüchten, Andeutungen machen oder hinter dem Rücken reden.

Führungsarbeit in Frauenmilieus gestaltet sich dann am unkompliziertesten, wenn sich die jeweilige Leiterin perfekt in die Organisationskultur »einschmiegt«. Ausgeprägt weibliche Organisationskulturen mit exemplarischem Charakter verfügen zum Teil über eine ehrwürdige Tradition, die bis ins Mittelalter hineinreicht. So finden wir in traditionellen Systemen der Haus- und Altenpflege bis heute noch Traditionsstränge, die ähnlich den Ordensfrauen auf die klassische »Agape« (*Böhme* 1985) rekurrieren. Dabei pflegt man Werte wie Aufopferung, Berufung, Unterwerfung und Weltentsagung. Derartige Kulturmuster begegnen uns bis heute bei Nonnen und Diakonissen. In der Neuzeit traten säkularisierte Varianten hinzu, für die z. B. die Rot-Kreuz-Schwestern stehen. Sie betonen eher das

Element einer reifen Mütterlichkeit (vgl. *Sachse* 1986). Im Prinzip bleiben alle Systeme dieses Bereiches bis heute einem »sich aufopfernden, edlen« Frauenideal verpflichtet. Solche Muster sind nicht nur in der Tradition dieser Systeme tief verankert, sie bestimmen bis zu einem gewissen Grad auch die Motivation vieler Frauen, in diesen Milieus tätig zu werden. Gegensätzliche Muster stellen solche von Professionalisierung oder gar Kommerzialisierung dar. Sie stoßen bei den Mitarbeiterinnen auf kollektives Unverständnis bis Abscheu. Ja, solche Anforderungen werden vielfach sogar als existenzielle Bedrohung erlebt.

In den klassischen Frauendomänen der Pflege und Erziehung stellt den Idealfall einer Leiterin eine ältere, betont mütterliche Frau dar, die gutmütig, duldsam, wenig aggressiv und wenig machtbewusst, möglichst ohne besonderes Lamentieren ihre Aufgaben erledigt. Entsprechend der emotionalen Einfärbung spielen hier formale Strukturen im Sinne von Bürokratie kaum eine Rolle, im Gegenteil, sie werden geradezu verabscheut. Das in solchen Kontexten regelmäßig auftretende formale Machtvakuum wird entweder durch »maternalistische« Charismakonstellationen mit einer Leiterin als Zentrum kompensiert oder durch zumindest latent rivalisierende informelle Gruppenbildungen.

Die Rekrutierung für diese Führungspositionen erfolgt im Idealfall im Sinne eines Aufstiegs aus unteren Hierarchieebenen. Denn in diesen familienähnlichen Welten legt man Wert auf hohe emotionale Konstanz. Und das scheint mit der Besetzung einer Leitungsstelle durch eine bereits »gute Bekannte« oder gar »Freundin« am ehesten garantiert. In Fällen, in denen die Besetzung der Leitungsposition durch übergeordnete Instanzen primär nach fachlichen Gesichtspunkten erfolgt und womöglich eine »Fremde« als »Seiteneinsteigerin« engagiert wurde, können sich schwerwiegende Komplikationen ergeben. So ist es keine Seltenheit, dass eine hoch kompetente und betont professionell auftretende Pflegedirektorin, die von einem Kuratorium zur »innovativen Auffrischung« und zur »Qualitätssicherung der Pflege« in einem Krankenhaus von außen bestellt wurde, sich von ihren Mitarbeiterinnen laufend boykottiert sieht. Solche Vorgänge steigern sich gelegentlich bis zum Vorgesetzten-Mobbing, bei dem unterstellte Mitarbeiterinnen eine erhebliche Perfidie an den Tag legen können (*Niedl* 1995).

Reorganisationsvorhaben sind in solchen Kontexten meistens von einem hohen Änderungswiderstand begleitet; denn hier handelt es sich oft um starke Kulturen, die sehr resistent gegenüber Änderungen sind:

Der Arbeiterfrauenverein Österreichs unterhält ein System der Haus- und Altenpflege. Die Mitarbeiterinnen, allesamt Hausfrauen aus dem Arbeitermilieu, fungierten ursprünglich ehrenamtlich und erhielten im weiteren Verlauf im Rahmen von Festanstellungen auch ein Gehalt. Ihre bevorzugte Kleidung waren Kittelschürzen »wie zu Hause«, für deren Neuanschaffung sie jährlich Coupons zum Einkauf in einem entsprechenden Kaufhaus erhielten. Geburtstage und Jubiläen wurden jeweils mit einer Vielzahl von selbst gebackenen Kuchen, viel Kaffee und ausgiebigem Geplauder begangen. Ihre Arbeitsräume gestalteten die Mitarbeiterinnen mit vielen Pflanzen, allerlei putzigen Figürchen und Heimatbildern aus, damit es »recht heimelig ist«. Da sich nun in den letzten Jahren etliche konkurrierende Systeme der Haus- und Altenpflege auf diesem Markt etabliert haben und deshalb der Erhalt des Systems auf Dauer nicht mehr gesichert schien, engagierten übergeordnete Instanzen eine Schweizer Unternehmensberatungsfirma zur »Modernisierung«. Zuerst wurden einige professionell ausgebildete Kräfte angestellt, sodann erhielten alle Mitarbeiterinnen neu ausgestattete Räumlichkeiten, in denen sich Computer zur Dienstplanung befanden. Am Anfang waren alle Beteiligten erfreut über das noch nie erlebte »Interesse von oben«, nach einigen Monaten stellte sich aber eine Vielzahl von Problemen ein. Am deutlichsten äußerten sich diese in Mobbingprozessen, denen die neuen professionellen Mitarbeiterinnen ausgesetzt waren. Sie trugen keine Kittelschürzen, buken keine Kuchen vor entsprechenden Feierlichkeiten und »passen überhaupt nicht richtig rein«. Je mehr aber nun seitens leitender Instanzen auf Professionalisierung gedrängt wurde, desto mehr verloren auch die »Alten« an Boden. Sichtbarstes Zeichen war ein erstaunlich hoher Krankenstand in diesem Mitarbeitersegment.

Selbst in weniger traditionellen Frauenmilieus wie etwa in der Modebranche besteht die Neigung, wenig oder gar keine formalen Strukturen zu etablieren und alle relevanten Prozesse über »gute Beziehungen« regeln zu wollen. Und auch hier besteht eine grundsätzliche Abneigung gegen die Auseinandersetzung mit formaler Macht. Das hat zur Folge, dass Führungspositionen in diesen Kontexten oft nicht durch Frauen zu besetzen sind. Deshalb begegnet uns zum Beispiel in pädagogischen oder pflegerischen Einrichtungen vielfach eine charakteristische Situation, dass nämlich eine große Gruppe von Frauen von nur einem einzigen Mann geleitet wird. Aufgrund ihrer Sozialisation scheuen sich viele Frauen, die Rolle einer formal fordernden Instanz einzunehmen. Sie befürchten, dann von ihren Mitarbeiterinnen als »böse Frau« attribuiert zu werden.

Führung unter Männern

Reine Männermilieus stellen kontrastierende Welten dar. Stellen wir uns Konstruktionsabteilungen bei Automobilherstellern vor. Hier herrscht ein rauher, oft aber durchaus herzlicher Ton. Formale Regeln spielen aller Erfahrung nach eine viel größere Rolle als in Frauenmilieus. Und man achtet relativ genau auf ihre Einhaltung.

Die klassische Männerorganisation ist das Militär (*Teweleit* 1978). Zwar sind in den letzten Jahrzehnten überall auf der Welt vermehrt Frauen in militärische Organisationen eingetreten, sie befinden sich aber immer noch deutlich in der Minderheit, sodass sie kaum kulturprägende Wirkungen entfalten. Ein Vorgesetzter, der beim Militär mütterliche Züge aufweist und dann allzu gutmütig erscheint, gilt schnell als »Weichei« und wird in keiner Weise respektiert. Für den modernen Soldaten gilt immer noch manche preußische Tugend als Ideal, wie beispielsweise die strikte Einhaltung von Regeln, Selbstdisziplin, eine gewisse Härte gegen sich selbst und unbedingter Gehorsam. Ein besonders relevantes Phänomen ist die Macht. In militärischen Milieus finden wir sogar – mehr als in anderen Kontexten – Formen exzessiver Gewaltanwendung gegenüber den Organisationsmitgliedern. Sprichwörtlich ist ja der »schikanöse Schleifer«, der als Absolvent einer Hauptschule buchstäblich »rot sieht«, wenn er »eingebildete Abiturienten« in der Grundausbildung vor sich hat. Von solchen Vorgesetzten werden immer wieder sadistische Exzesse gegenüber einzelnen Soldaten und Gruppen von ihnen berichtet. In diesem militärischen Stil führten auch noch Ford senior und Watson senior ihre Großunternehmen in den USA (*Hansen* 1994).

Militärische Modelle als Grundlage für die Organisationsgestaltung wurden allerdings zu Beginn des zwanzigsten Jahrhunderts durch die Bürokratie abgelöst. In der Bürokratie treten emotionalisierte Formen der Machtausübung im Sinne offener Sadismen immer mehr zurück zu Gunsten einer »unbestechlichen Regeltreue«:

»Ihre spezifische, dem Kapitalismus willkommene Eigenart entwickelt sie umso vollkommener, je mehr sie sich ›entmenschlicht‹, je vollkommener, heißt das hier, ihr die spezifische Eigenschaft, welche ihr als Tugend nachgerühmt wird, die Ausschaltung von Liebe, Hass und allen rein persönlichen, überhaupt aller irrationalen, dem Kalkül sich entziehenden, Empfindungselementen aus der Erledigung der Amtsgeschäfte gelingt. Statt des durch persönliche Anteilnahme, Gunst, Gnade, Dankbarkeit, bewegten Herrn der älteren Ordnungen verlangt eben die moderne Kultur für den äußeren Apparat, der sie stützt, je komplizierter und spezialisierter sie wird, desto mehr den menschlichen unbeteiligten, daher streng sachlichen Fachmann. Alles dies aber bietet die bürokratische Struktur in günstiger Verbindung.« (*Weber* 1964, 718, Orig. 1921)

Bei der Bürokratie handelt es sich im Verständnis von *Weber* um einen Typ von Sozialsystemen, in denen die individuelle Handlungsfreiheit des Einzelnen umfassend durch Regeln überformt ist und wo der einzelne Rechtsgarantien gegen die Willkür übergeordneter Instanzen hat. Wie aber selbst *Weber* betonte, handelt es sich bei jeder Bürokratie um ein höchst komplexes Regelwerk, das niemand auch nur annähernd realisieren kann. Deshalb finden wir eine Vielzahl von Kompensationsstrategien. So machte *Luhmann* mit seinem Begriff der »brauchbaren Illegalität« (1964) darauf aufmerksam, dass die Einhaltung aller bürokratischen Regeln, also »Dienst nach Vorschrift«, ein System vollständig lahm legen würde. Deshalb setzen sich in Organisationen immer informelle Regelwerke durch, die einen gewissen organisatorischen Erfolg garantieren. Da diese kompensatorischen Regeln selten systematischen Charakter haben, sondern vielfach eher zufällig entwickelt werden, vermutet *Lindblom* (1976), dass sich in bürokratischen Systemen vieles nach der »Methode des Durchwurstelns« vollzieht.

Die Vorgesetzten begleiten die Nichteinhaltung von Regeln und entsprechende Kompensationsstrategien in den meisten Fällen mit unausgesprochener Nachsichtigkeit (*Bosetzky & Heinrich* 1994). So lässt sich behaupten, dass in männlichen Milieus zwar vordergründig immer ein hohes Maß an Regeltreue propagiert wird. De facto spielen aber regelmäßig zahlreiche verdeckte Strategien eine Rolle, die dazu dienen, die formalen Regeln zu unterlaufen, zu umgehen oder ad absurdum zu führen. Solche Handlungsmuster werden in der Managementliteratur unter dem Stichwort »Mikropolitik« mittlerweile ausführlich behandelt (vgl. *Neuberger* 1994). Hierbei geht es immer um Fragen, wie der Einzelne trotz einer vielleicht untergeordneten Position seine Interessen doch noch durchsetzen kann. Dann werden oft vielfältige informelle Machtpotenziale zur Verbesserung der eigenen strategischen Position mobilisiert. So lässt sich behaupten, dass typische Männermilieus äußerlich immer formaler als die von Frauen erscheinen, dass sie aber gleichzeitig prinzipiell von mikropolitischen Ränkespielen durchsetzt sind.

Eine ideale, das heißt eine allseits akzeptierte Führungskraft ist dann eine, die alle diese Spielzüge gewandt durchschaut und möglichst noch geschickter als ihre unterstellten Mitarbeiter parieren kann. Besonderen Respekt wird sie ernten, wenn sie auch die Spiele ihrer eigenen Vorgesetzten souverän, also ohne besondere äußere Erregung, beantworten kann. Umgekehrt wirken Vorgesetzte in diesen Kontexten wenig attraktiv, die auf die buchstabengetreue Einhaltung aller bürokratischen Regeln drängen. Sie provozieren die schwersten Konflikte in männlich bestimmten Milieus. Sie wähnen sich nämlich mit ihren Vorstellungen über die Notwendigkeit perfekter Regeleinhaltung prinzipiell im Recht. Psychologisch gewandtere Mitarbeiter versuchen, ihnen immer wieder deutlich zu machen, dass mit ihren Vorstellungen keine wirklich guten Effekte zu erzielen sind. Sie beharren aber auf ihrem Standpunkt. Im Zuge solcher Auseinandersetzungen werden die Mitarbeiter nicht nur sukzessive demotiviert, sie fühlen sich auch laufend ins Unrecht gesetzt. Solche Vorgesetzten müssen durch Coaching dringend die impliziten Spielregeln der Mikropolitik in ihrem Kontext kennen und handzuhaben lernen.

Führung in geschlechtsgemischten Milieus

Wie Gertrud *Höhler* (2001) rühmt, stellen den Idealfall geschlechtsgemischte Teams dar, die auch von einem geschlechtsgemischten Management geleitet werden. Solche Hypothesen werden von der empirischen Forschung über das Interaktionsverhalten in Männer-, in Frauen- und in gemischten Gruppen letztlich bestätigt:

»Zusammenfassend können wir sagen, dass die Interaktionsmuster und der Inhalt der Diskussion in den männlichen Gruppen eine Betonung auf Status, Wettstreit und Leistung zeigen im Gegensatz zu den weiblichen Gruppen, wo die Betonung auf affiliativen Interessen und persönlichen Verbindungen liegt. In den gemischtgeschlechtlichen Gruppen verlangt die Herstellung von gegengeschlechtlichen Beziehungen eine Betonung der Dinge, die den beiden Geschlechtern gemeinsam sind. Das Ergebnis ist größere Spannung und mehr Schweigen, größere Unsicherheit und defensives Verhalten bei den Frauen. Obwohl die Männer verbal dominieren, hat die Gegenwart von Frauen einen wichtigen Einfluss auf ihre Interaktion, indem sie in signifikantem Maß ihr statusorientiertes Verhalten vermindern und ihre interpersonelle Orientierung erhöhen. In Gegenwart der Männer haben jedoch die Frauen niedrige gesellschaftliche Bedeutung füreinander.« (*Aries* 1984, zit.n. *Bauer* 1998, 51)

Ganz ähnliche Ergebnisse berichtet *Brigitte Bauer* (1998) von ihren eigenen Untersuchungen. Angesichts solcher Ergebnisse und angesichts der Traditionen von Männer- wie von Frauenberufen lässt sich tatsächlich die Hypothese wagen, dass beide Geschlechter über komplementäre Tugenden verfügen, die sie in gemeinsamen Interaktionen füreinander nutzbar machen können. Wie bei einem gut kooperierenden Ehepaar sind das dann sich intuitiv ergänzende Muster. Männliche Führungskräfte bringen ihr Verständnis für die Bedeutung formaler Regeln ein, ihre mehr expansive Haltung im Sinne eines guten Marketing sowie ihr Handling von Machtphänomenen. Frauen liefern demgegenüber ihre Fähigkeit zur Einfühlung, ihre Möglichkeiten des Ausgleichs und ihre größere Gelassenheit gegenüber Kränkungen. Männliche und weibliche Führungskräfte, die geschlechtsgemischte Gruppen leiten, tun jedenfalls gut daran, die auf Grund ihrer Sozialisation dominierenden Qualifikationen von Männern und von Frauen in ihrer Ergänzung zu nutzen. Und sie sollten als Frau wie als Mann jeweils vom anderen Geschlecht zu lernen suchen.

10.3 Weibliche Führungskräfte in Männermilieus und männliche in Frauenmilieus

Im Prinzip lässt sich von einer Hierarchie von Männer- und Frauenarbeit sprechen. *Wetterer* (1993) zeigt allerdings, dass ein Vordringen von Frauen in Männerdomänen durchaus möglich ist, wenn Männer eine Branche verlassen. Damit verliert diese aber im Allgemeinen an Bedeutung, sodass die Einkommens- und Aufstiegschancen geringer werden. In aktuell expandierenden Branchen können Frauen besonders dann gut Fuß fassen, wenn noch nicht ausreichend viele Bewerber zur Verfügung stehen. Nach einer

Konsolidierung werden Frauen aber oft verdrängt. Die Autorin kann gleichzeitig zeigen, dass der Geschlechtswechsel eines Berufes oder einer Branche im Falle einer »Verweiblichung« stets einen Statusverlust zur Folge hat, etwa vom Sekretär zur Sekretärin, und im Falle einer Vermännlichung, beispielsweise von der Putzfrau zum Gebäudereiniger, eine Statusaufwertung. Die Autorin zeigt außerdem anhand historischer Analysen, dass Frauen oft als Pioniere bei neuen Technologien tätig sind. Erst im weiteren Verlauf werden sie durch patriarchalische Strategien der Personalrekrutierung ausgeschlossen (*Cyba* 2000).

Zunächst scheint es so, dass Männer in Frauenberufen besser fahren als umgekehrt. Insbesondere bei der Besetzung von Führungspositionen lässt sich ein deutlicher »Trend zum Mann« beobachten. So können *Gildemeister & Robert* (1998) zeigen, dass im Bereich der Krankenpflege Männer in Führungspositionen deutlich überrepräsentiert sind. Die Autoren vermuten, dass Männer hier Männlichkeitsstereotype besonders gut zu ihrem Vorteil zu nutzen wissen. Wie ich allerdings weiter oben postuliert habe, sind Frauen in Frauenberufen aufgrund ihrer Motivation, in dieses Feld einzutreten, vielfach in keiner Weise bereit, eine Führungsposition zu übernehmen. Diese erleben sie per se als zu »männlich«. So liegt es für sie auf dem Hintergrund altvertrauter patriarchalische Muster nahe, nach dem einzigen Mann weit und breit als Führer zu rufen. Bis zu einem gewissen Grad kann man auch sagen, dass Frauen hier Rollen, die mit unbeliebten Aufgaben verbunden sind, an Männer abschieben.

Wie *Engelhardt* (1999) zeigt, gestaltet sich die Situation für Männer in Frauenberufen ohnedies keineswegs rosig. So sind sie beispielsweise im Bereich der Sozialpädagogik laufend mit Anforderungen konfrontiert, die sie in Widerspruch zu traditionellen Männerrollen bringen. Zwar verfügen sie hier meistens schon über ein höheres Reifeniveau, weil die Sozialpädagogik oft schon der Zweitberuf ist, sie müssen aber trotzdem die umfassenden Anforderungen an ihre »Hege- und Pflegehaltungen«, insbesondere wenn sie im Kleinkindbereich tätig werden, erst in ihr Verhaltensrepertoire integrieren. So finden sich übrigens auch nur 4,5 Prozent männliche Führungskräfte in Kindertagesstätten.

Unvergleichlich viel schwerer gestaltet sich die Situation von Frauen in Männerberufen. Bei der Polizei, beim Militär oder in technischen Berufen als Frau Karriere zu machen stellt immer noch eine fast unlösbare Aufgabe dar. So wird zum Beispiel von Polizistinnen im Streifendienst berichtet, dass sich die Männer durch ihre Anwesenheit oft regelrecht gestört fühlen. Die in diesem Kontext üblichen sexistischen Witzeleien, die nur für Männerohren geeignet sind, stellen typische männerbündlerische Muster dar. Manchmal löst die Anwesenheit von Frauen allerdings auch eine Verschärfung sexistischer Haltungen aus. Solche Situationen erweisen sich dann als besonders schwer erträglich.

Alice Schwarzer (2000) postuliert, dass ursprüngliche Männerdomänen für Frauen erst dann erträglich werden, wenn schon ein Drittel des Personalbestandes aus Frauen besteht. Bei diesem Verhältnis erhält dann auch die Führung von Frauen eine gewisse Selbstverständlichkeit. Bis zu dieser Relation bleibt die Situation von Frauen in Führungspositionen prekär. Insbesondere ältere Männer können sich durch eine weibliche Vorgesetzte regelrecht narzisstisch gekränkt fühlen. Weibliche Führungskräfte in Männermilieus müssen allerdings ohnedies damit rechnen, dass sie von ihren unterstellten Mitarbeitern vielfältigen Prüfungen unterzogen werden, ob sie ihre Position auch verdient haben. Zuerst kommen fachliche Prüfungen, ob sie diese und jene Novität schon kennen. Wenn sie alle diese Fragen parieren können, wird ihre emotionale Standfestigkeit überprüft. Bei jungen Frauen versuchen es Männer in der Regel mit einer verdeckt erotischen Anmache, bei älteren Frauen wird es durch deren »Neutralisierung« versucht, das heißt, man signalisiert ihnen, dass sie als Frau nicht mehr attraktiv sind. Frauen, die in Männermilieus aufgewachsen sind, entwickeln allerdings gelegentlich eine ausgesprochen geschickte Weise, alle diese Fallstricke zu meistern, oder anders gesagt, durch ein betont burschikoses Auftreten stellt man ihnen erst gar keine Fallen.

10.4 Die verschiedenen Varianten von Liebe am Arbeitsplatz

Wo Menschen tagtäglich für mehrere Stunden interagieren, kann es nicht ausbleiben, dass manche von ihnen intensive Gefühle zueinander entwickeln. Da 80 Prozent aller Liebesbeziehungen am Arbeitsplatz entstehen, scheint es sich um ein Massenphänomen zu handeln. Es kann positive Effekte, es kann aber durchaus auch negative nach sich ziehen.

Im Prinzip stellen Liebe und Arbeit zwei diametral entgegengesetzte anthropologische Kategorien dar. Liebe ist in allen ihren Ausprägungen als emotionales Phänomen zu charakterisieren, während Arbeit strukturiertes Tätigsein bezeichnet. Sie fordert dem Einzelnen Disziplin bzw. Selbstbedrängnis ab. Sie steht nicht auf der Basis von Gefühlen, sondern ganz im Gegenteil auf der Basis von Gefühlsregulationen. Und in organisierten Gesellschaften findet Arbeit meistens in Organisationen statt, die als mehr oder weniger ausgeprägt bürokratische Systeme dem Einzelnen einen Vorrang von Rationalität abverlangen. Gefühlsmäßige Regungen sind dort nur insoweit akzeptabel, als sie die Aufgabenerfüllung nicht beeinträchtigen (*Böhme* 1985). Dadurch kann Liebe am Arbeitsplatz immer potenzielle Irritationen bei den Liebenden und vor allem bei den umgebenden Interaktionspartnern nach sich ziehen. Trotzdem stellt aber in Arbeitsgesellschaften gerade der Arbeitsplatz denjenigen Ort dar, an dem sich die meisten Liebesbeziehungen anbahnen.

Bei Liebesbeziehungen handelt es sich um »Codierungen von Intimität« (*Luhmann* 1982). So stehen sie prinzipiell im Widerspruch zu sozialen Systemen. Liebende schließen nämlich durch ihre Intimität immer die anderen aus. In organisierten Zusammenhängen stellt sich dieses Faktum noch drängender, denn Liebende sondern sich durch ihre emotional fundierte Zweisamkeit von rational strukturierten Kontexten ab. Auf diese Weise werden sie automatisch zu Protagonisten einer »emotionalen Subkultur«, die aber atmosphärisch immer in das Gesamtsystem ausstrahlt. Plötzlich blühen nämlich auch bei den anderen Emotionen auf, die bisher nur mühsam im Zaum gehalten wurden. Es entwickeln sich allerlei Eifersüchteleien und Verdächtigungen, was die beiden in ihrer »trauten Zweisamkeit« vielleicht gegen die anderen »ausbrüten«. Derartige Emotionen bleiben aber im Allgemeinen verdeckt, sie manifestieren sich nur hinter dem Rücken der Liebenden; denn man möchte ja vermeiden, sich offen als eifersüchtig oder als missgünstig zu zeigen. So entsteht in Systemen vielfach eine latent paranoide Interaktionsdynamik zwischen den Liebenden und den übrigen Systemmitgliedern.

Nun finden wir allerdings in unterschiedlichen Organisationstypen je unterschiedliche Bewertungen von Liebesbeziehungen. Es lässt sich sogar behaupten, dass in jeder Organisationskultur eigene Normen maßgeblich sind. In großen bürokratischen Organisationen wie etwa in Verwaltungssystemen begegnen uns notorisch tabuisierte Formen. Jeder weiß, dass auch hier Liebe am Arbeitsplatz üblich ist, sie wird aber meistens nur hinter verschlossenen Tüten verhandelt. In Organisationen mit stark versachlichten Kulturen, etwa in der pharmazeutischen Industrie, bittet man die Liebenden wie selbstverständlich, sich möglichst schnell getrennt in neue Abteilungen zu begeben. In »smarten« Kulturen wie an der Börse oder in Internetfirmen schüttelt man eher den Kopf über solche emotionalen Aufwallungen. In Organisationen mit stark emotionalisierten Sinnsystemen, wie es in vielen therapeutischen Einrichtungen üblich ist, wird nun wieder jede neue Liebesbeziehung enthusiastisch gefeiert. Entsprechend den organisationskulturellen Mustern ist es auch sehr unterschiedlich, ob Vorgesetzte über eine Liebesbeziehung informiert werden wollen oder nicht. In Großbetrieben, wo einem Vorgesetzten oft viele Mitarbeiter unterstellt sind, besteht meistens kein Interesse an den intimen Beziehungen von Mitarbeitern. In kleinen Firmen dagegen, wo sich Führungskräfte oft sehr angelegentlich um die Belange ihrer Mitarbeiter kümmern, würde sich ein Vorgesetzter fast hintergangen fühlen, wenn er nicht zumindest nach einigen Monaten über eine angebahnte Liebesbeziehung informiert würde.

Bei Liebesbeziehungen am Arbeitsplatz ist allerdings von zentraler Bedeutung, in welcher Rollenkonstellation sich die Liebenden begegnen. Die Komplikationen sind vergleichsweise gering, wenn beide noch zu haben sind. Als problematisch gelten meistens Liebesbeziehungen, in denen ein Partner verheiratet oder fest liiert ist. In kirchlichen Tendenzbetrieben ist das als Ehebruch sogar ein Grund für eine fristlose Kündigung. Solche Regelungen eröffnen den Systemmitgliedern automatisch einen Raum für Erpressungen der Liebenden. Derartige Situationen führen aber auch zu Loyalitätskonflikten von Systemmitgliedern gegenüber der Obrigkeit, wenn sie als Kollegen von der Liebesbeziehung Kenntnis haben und sich aus Solidarität gezwungen fühlen, Vertuschungsstrategien des Liebespaares mitzutragen. Mildere Formen der Tabuisierung von Ehebruch finden wir in säkularisierten Systemen. Aber auch hier bemüht man sich im Allgemeinen, derartige Relationen zu vertuschen. Innerhalb der betreffenden Sozialsysteme ergeben sich jedenfalls immer eine Reihe von Beunruhigungen, denn solche Beziehungen erhalten in fast allen Arbeitsfeldern den Odem von Devianz.

Eine besondere Variante von »Liebe am Arbeitsplatz« finden wir bei Liebesbeziehungen zwischen Vertretern unterschiedlicher hierarchischer Ebenen. Wenn sie sexualisiert sind, werden solche Beziehungen zumindest unbewusst immer in die Nähe zum Inzest phantasiert oder jedenfalls als

»illegitime Bündnisse« gewertet. Sie stellen prinzipiell einen stärkeren Unruheherd dar als andere Liebesbeziehungen. Sie werden in aller Regel, zumindest in den Anfangsstadien, sowohl von den Liebenden als auch von den Übrigen tabuisiert. Aus diesem Grund sind sie auch in vielen amerikanischen Firmen regelrecht verboten. Das heißt, Firmenneulinge müssen unterschreiben, dass sie in solchen Fällen gekündigt werden können (*Powers* 1999). Selbst wenn sich hierarchische Liebesbeziehungen in homoerotischer oder nicht-sexueller Weise manifestieren, geben sie Anlass zu vielfältigen Verdächtigungen und Intrigen. Die statusniedere Person wird immer von ihren Kolleginnen und Kollegen auf gleicher Ebene isoliert, weil man sie in Verdacht hat, dass sie dem Vorgesetzten dieses oder jenes, was nicht für sein Ohr bestimmt ist, ausplaudert. Bei hierarchischen Liebesbeziehungen handelt es sich fast ausnahmslos um »die« klassische Konstellationen, wo ein männlicher Vorgesetzter sich mit einer Mitarbeiterin in einer inferioren Position liiert. Sie ist in der Regel erheblich jünger und eventuell schon die dritte Ehefrau, die von der männlichen Führungskraft auf diese Weise rekrutiert wird. Er ist meistens schon über 50 Jahre und keineswegs mehr besonders frisch. Das tut der Liebe aber keinen Abbruch, denn Macht ist schon von sich aus sexy. Wenn es sich um eine Liebesbeziehung über zwei Hierarchieebenen hinweg handelt, wird es besonders kompliziert, weil sich dann der unmittelbare Vorgesetzte kaum mehr zu verhalten weiß. Seine unterstellte Mitarbeiterin ist dann die Geliebte seines Vorgesetzten.

Besondere Schwierigkeiten treten aber immer nach Beendigung solcher Beziehungen auf. Stellen wir uns eine Liebesbeziehung von zwei Menschen in einer Abteilung vor, die von einem der Partner beendet wurde. Der verlassene Teil wird aller Wahrscheinlichkeit nach unter der Situation leiden, wird trauern oder auch wütend sein. Die früheren Partner müssen aber in der einen oder anderen Form weiter kooperieren. Das erzeugt eisige oder feindliche Stimmungen, in der Regel finden wir hier kalte Konflikte (*Glasl* 1994). In solchen Fällen entsteht ein verdeckt emotionalisiertes Feld, von dem regelmäßig auch die zunächst unbeteiligten Kollegen tangiert sind. Vorgesetzte können hier selten regulierend eingreifen, denn es handelt sich ja um eine »Privatangelegenheit«, für deren Regulation sie nicht legitimiert sind. In solchen Fällen ist es sinnvoll, mit den Beteiligten zu vereinbaren, dass sie sich von externen Beratern helfen lassen. Das ist übrigens die Hauptsorge vieler Arbeitgeber bei sich anbahnenden Liebesbeziehungen:

Wie wird das weitergehen in der Firma, wenn wieder Ende ist? Kommt dann nicht alles durcheinander?

Nun wäre es allerdings ein Irrtum anzunehmen, dass nur frisch angebahnte oder als »illegitim« definierte Beziehungen Belastungen für organisierte Systeme darstellen. Oft gereichen gerade durch Ehe oder langjährige Beziehungen legalisierte Relationen für die anderen Systemmitglieder zur Plage. Ein ewig streitendes Pärchen, ein ständig eifersüchtiger Ehemann, aber auch ein Paar, das immer zusammensteht, lassen Peinlichkeiten oder Verdächtigungen entstehen. Durch ihren schon erworbenen Intimitätsgrad erzeugen feste Paare am Arbeitsplatz oft noch deutlicher als »frische Paare« chronische Irritationen. Die organisationsinternen Beunruhigungen steigern sich noch um ein Vielfaches, wenn ein Teil des festen Paares hinter dem Rücken des anderen eine intime Beziehung zu einem Dritten am Arbeitsplatz unterhält. In solchen Fällen werden die übrigen Organisationsmitglieder automatisch in kaum erträgliche Loyalitätskonflikte verstrickt.

Liebesphänomene erweisen sich aber keineswegs nur als schwierig, als lästig oder gar als die Effizienz mindernd. Stellen wir uns eine Projektgruppe vor, die aus sechs bis sieben Spezialisten beiderlei Geschlechts besteht und die im Verlauf eines halben Jahres ein neuartiges Produkt kreieren soll. In diesem Rahmen kann gerade die erotische Anziehung zwischen Männern und Frauen, auch wenn sie nicht sexualisiert ist, ein Motor zu außergewöhnlich kreativen Leistungen sein. Wir leben eben in einer Welt, in der auch erotische Beziehungen zwischen Männern und zwischen Frauen eine große Rolle spielen.

Michael Roper (1996) thematisiert im Anschluss an *Kanter* (1977), dass homoerotische Beziehungen in der Arbeitswelt, speziell zwischen Männern, sehr wichtig sind, bisher aber wenig beachtet wurden. Es besteht in der Regel das Stereotyp, dass männliche Arbeitskontexte primär durch Rationalität charakterisiert sind. Wie aber einige Seiten vorher angesprochen, ist diese vordergründig rationale Welt durchsetzt von nicht-rationalen Erscheinungen. Sie sind eher verdeckt und erschließen sich nur bei genauerer Analyse. So postulierte *Kanter* schon 1977, dass Männer zur Entwicklung geschlossener Männermilieus neigen, wo sie dann fasziniert feststellen, wie reibungslos die »Chemie stimmt«. Solche Gefühle stellen sich besonders zwischen Männern unterschiedlicher Generationen ein. So ist es keineswegs selten, dass sich ein älterer Vorgesetzter durch »seine kessen Jungs« in der Firma angenehm inspiriert und geradezu sinnlich »angemacht« fühlt. Es handelt sich dabei um eine hohe gegenseitige Sympathieerfahrung, die *Roper* (1996) als »Homosozialität« bezeichnet. In solchen Zusammenhängen spielen immer narzisstische Projektionen eine Rolle, wo der Ältere einem Vater vergleichbar sich selbst in den jungen und frischen Mitarbeitern phantasmatisch wieder auferstehen sieht. Und die jungen Mitarbeiter beziehen aus der Identifikation mit dem älteren Mann ein hohes Maß an Zukunftssicherheit und Gefühle angenehmer Stabilität. Wie *Meuser* (2000) anmerkt, weisen solche Phänomene heute auch einen hochgradig körperlichen Aspekt auf, indem sich die Männer untereinander als sportlich, jugendlich schlank, gut gekleidet und insgesamt als attraktiv präsentieren. Das korrespondiert mit Entwicklungen zur »Inszenierungsgesellschaft« (*Willems & Jurga* 1998).

Während die Anziehung zwischen Männern in der Regel kompliziert kodiert ist, sodass sie sich nur dem Eingeweihten erschließt, lässt sie sich bei Frauen viel leichter beobachten. Das ist nach Meinung von *Arlie Hochschild* (1983) auch der Grund dafür, dass Frauen in Organisationen so eindeutig als emotionale Wesen wahrgenommen werden. So kann man auch sagen, dass in Frauenmilieus »Bussi-Bussi-Kulturen« üblich sind, in denen sich oft zum Erstaunen der Männer die Frauen ständig küssen und umarmen, obwohl sie sich vielleicht gar nicht wirklich so gewogen sind.

Eine Verschärfung finden wir in feministischen Frauenprojekten und Frauenbetrieben, wo vielfach auch lesbische Beziehungen sehr unbefangen gelebt werden. Wie *Christa Schulte* (1998) darstellt, können sich aber auch dabei allerlei Probleme ergeben. Diese Organisationen, die meistens in ausdrücklicher Gegnerschaft zu den üblichen formalen Systemen der Arbeitswelt gegründet wurden, weisen geringe Grade von Formalisierung auf. Sie gründen sich auf »frauenspezifische Rollencharakteristika von Mütterlichkeit, Töchterlichkeit, Schwesterlichkeit« (*Schulte* 1998, 75). Seit den 90er Jahren hat sich aber auch für diese Systeme die Notwendigkeit der Professionalisierung ergeben. Durch ihr hohes Maß an Emotionalisierung, das durch manifeste Liebesbeziehungen noch verschärft wird, verwischen sich laufend die Grenzen zwischen Privat- und Berufswelt, sodass manche dieser Systeme keinerlei Chance zur Professionalisierung und damit zu ihrem Überleben haben. So ist es auch hier sinnvoll, Liebesbeziehungen als potenzielle Konfliktherde möglichst aufmerksam zu beobachten – und wenn nötig einzuschränken.

10.5 Empfehlungen fürs Coaching

Abschließend möchte ich zum Coaching im Bereich des Mann/Frau-Themenspektrums folgende Empfehlungen geben:

(1) Das Coaching von Frauen

Männliche Berufswege erweisen sich im Vergleich zu denen von Frauen im Durchschnitt als geradliniger. Bei der Beratung von Frauen ist insbesondere bei der Karriereberatung immer der heute zunehmend populärer werdende »doppelte Lebensentwurf« in Betracht zu ziehen, der aber prinzipiell voller Konfliktpotenziale ist. Selbst wenn Frauen keine Möglichkeit sehen, ihn zu realisieren, bleibt er im Untergrund ein Thema. Bei den meisten Frauen ist er nämlich bis zu einem Alter von 40 Jahren virulent. Da die Integration von Familie und Beruf erhebliche Anforderungen organisatorischer und psychischer Art stellt, sollten Frauen animiert werden, für diesen Fall eine möglichst präzise Planung zu entwerfen. Hier kann natürlich besonders ein weiblicher Coach, der diese Stadien bereits »durchgestanden« hat, Unterstützung geben. Der Frau ist auch zu raten, die Situation eingehend mit ihrem Partner zu besprechen. In manchen Fällen ist es sogar sinnvoll, dass der Partner zumindest in Teilen an der Karriereberatung teilnimmt.

(2) Coaching von Frauen, die Frauen führen

Da die Führung von Frauen durch Frauen in Frauenmilieus mit ihren spezifischen Organisationskulturen stattfindet, ist es wichtig, die jeweilige Kultur mit ihrer Geschichte zu analysieren. Dann erschließen sich der Führungskraft meistens auch die unausgesprochenen Erwartungen an sich selbst. Die entscheidende Falle ist hier, von allen geliebt werden zu wollen. Um diesen Aspekt ranken sich auch die meisten Konflikte in diesem Kontext. Im Idealfall entwickelt die Führungskraft eine gute Balance zwischen den Ansprüchen des Milieus im Sinne einer »guten Mutter«, »guten Schwester« oder sogar »guten Tochter« auf der einen Seite und klar geäußerten Ansprüchen an die Professionalität der Mitarbeiterinnen auf der anderen. Führungskräfte sind in diesen Milieus vom Coach besonders zu unterstützen, den immer wieder auftretenden Tendenzen zur Entprofessionalisierung in einer möglichst kulturkonformen Weise entgegenzuwirken. Anderenfalls werden sie nicht akzeptiert oder sogar bekämpft. Unter den Mitarbeiterinnen finden sich hier meistens vielfältige Rivalitäten, die allerdings selten offen ausgetragen werden und sich eher in diffusen »Quengeleien« äußern. In solchen Fällen ist die Führungskraft bei der Milderung solcher Phänomene zu unterstützen.

(3) Coaching für Männer, die Männer führen

Auch hier ist es prinzipiell ratsam, die Kultur des Systems und seine Geschichte zu untersuchen. Darüber hinaus ist in Männerkulturen immer davon auszugehen, dass sich neben den formalen Machtstrukturen ein breitflächiges Netz mikropolitischer Muster etabliert hat, das zur Austragung von Rivalitäten untereinander und gegenüber der Führungskraft dient. Dieses Netz ist meistens auch maßgeblich für die Entstehung von Konflikten. Die Mikropolitik möglichst umfassend zu durchschauen erweist sich für die Steuerung eines solchen Systems als mindestens ebenso wichtig wie die Handhabung der formalen Strukturen. Aus diesem Grund sollte der Coach viel Mühe auf die Beschäftigung mit den informellen Mustern verwenden. Meistens ist es auch notwendig, Handlungsstrategien für den Umgang mit diesen einzuüben.

(4) Coaching für Führungskräfte in geschlechtsgemischten Milieus

Arbeitskontexte, in denen Frauen und Männer tätig sind, weisen in der Regel weniger strikte Kulturen auf und meistens auch ein geringeres Maß an mikropolitischen Turbulenzen. Aufgrund der potenziellen Komplementarität zwischen Männern und Frauen treten in diesem sozialen Rahmen seltener Konflikte auf, oder sie regulieren sich innerhalb der Systeme leichter von selbst. In manchen Fällen entwickelt sich allerdings keine komplementäre, sondern eine konkurrierende Situation zwischen Männern und Frauen. In solchen Fällen ist die Führungskraft zu unterstützen, zwischen beiden Gruppierungen zu vermitteln, ihre jeweiligen Ansprüche zu eruieren und ihnen Geltung zu verschaffen. Solch ein Vorhaben kann sich im Einzelfall schwierig gestalten, weil eine weibliche Führungskraft von den Männern und eine männliche von den Frauen immer verdächtigt werden kann, parteiisch zu sein. Auch auf solche Fälle sollte der Coach vorbereiten.

(5) Coaching für weibliche Führungskräfte bei Männern

Für Außenstehende wirken diese Konstellationen oft kaum bewältigbar. Wenn es allerdings einer Frau gelungen ist, in eine solche Position aufzusteigen, handelt es sich mit ziemlicher Wahrscheinlichkeit um eine stabile Persönlichkeit, die so leicht nichts mehr umhaut. Wenn ihr dann doch noch Konflikte begegnen, die für sie einen Neuigkeitswert aufweisen und für die es sich ihrer Meinung nach lohnt, Coaching in Anspruch zu nehmen, handelt es sich meistens um Themen, die mit ihrer Privatwelt verbunden sind. Es kann passieren, dass sie sich überraschenderweise in einen Mitarbeiter verliebt oder ihr Partner mit ihrer Führungsrolle nicht mehr zurechtkommt oder Ähnliches. Bei der Bearbeitung solcher Themen ist es immer günstig, wenn der Coach über eine psychotherapeutische Vorbildung verfügt. Häufig benötigt die Führungskraft aber nur einen Dialogpartner, an dem sie ihre eigenen Gedanken und Gefühle validieren kann.

(6) Coaching für männliche Führungskräfte bei Frauen

In diesen Szenerien tauchen immer wieder geradezu typische Konfliktkonstellationen auf: Männer, die von ihrer gesamten Sozialisation relativ gut auf weibliche Belange eingestellt sind, ergreifen einen Frauenberuf und werden dann nach einiger Zeit mehr oder weniger gedrängt, eine Führungsposition zu übernehmen. Dann stellt sich aber häufig heraus, dass sie sowohl für ihren eigenen Geschmack als auch für den ihrer Mitarbeiterinnen zu nachgiebig, zu tolerant oder auch zu unentschieden sind, also jedenfalls nicht der »Kerl«, den sich das Umfeld heimlich wünscht. So dramatisch sich manche dieser Situationen gestalten mögen, im Coaching eröffnet sich hier vielfach eine ausgezeichnete Möglichkeit, den Mann zu unterstützen, dass er sich besser als bisher in seiner Führungsrolle »beheimatet«. Für solche Aufgaben eignet sich in erster Linie ein männlicher Coach mit einer breiten Lebenserfahrung.

(7) Coaching für den Umgang mit Liebesbeziehungen am Arbeitsplatz

Wenn die zu beratende Führungskraft selbst in eine »Liebesgeschichte« geraten ist oder zu geraten droht, geht es meistens darum, sie zu unterstützen, wie sie die Beziehung mit allen ihren Implikationen im jeweiligen Kontext möglichst fair und möglichst seriös handhabt. Wenn die Führungskraft eine entsprechende Relation bei unterstellten Mitarbeitern thematisiert, ist diese zunächst zu rekonstruieren, um zu prüfen, inwieweit eine Intervention notwendig ist oder nicht. Sodann ist zu untersuchen, ob die Führungskraft selbst die Konfliktregulation vornehmen kann, jemand anderen aus der Firma bittet oder vielleicht einen externen Berater mit der Regulation beauftragt. Bei solchen Anlässen sollte der Coach auch immer die bisherige Handhabung von Liebesphänomenen erfragen, um die »übliche« Umgangsweise zu ermitteln und eventuell anzuregen, dass für die Zukunft entsprechende Regeln eingeführt werden.

Literatur

Abrahamson, E. (2000): Change without Pain. *Harvard Business Review* 17, 75–82.

Albach, H., Freund, W. (1989): Generationswechsel und Unternehmenskontinuität, Gütersloh.

Alt, R. (1996): Einführung von Informationssystemen in Umbruchsituationen. Eine mikropolitische und kulturorientierte Prozeßanalyse in ostdeutschen Industrieunternehmen. München, Mering.

Alt, R., Althaus, H.-J., Schmidt, W., Deutschmann, Ch., Warneken, B.J. (1994): Vom Werktätigen zum Arbeitnehmer. Der Umbruch von Arbeitsbeziehungen und Sozialpolitik in ostdeutschen Betrieben. Hans-Böckler-Stiftung, Düsseldorf.

Amason, A.C., Schweiger, D.M. (1997): The Effects of Conflict on Strategic Decision Making Effectiveness and Organizational Performance. In: De Dreu, C., Van de Vliert, E. (ed.): Using Conflict in Organizations. London, Thousand Oaks, New Delhi.

Aries, E. (1984): Zwischenmenschliches Verhalten in eingeschlechtlichen und gemischtgeschlechtlichen Gruppen. In: Trömel-Plötz, S. (Hg.): Gewalt durch Sprache. Frankfurt a.M.

Assig, D., Beck, A. (1986): Frauen revolutionieren die Arbeitswelt. München.

Bäcker, D. (1995): Durch diesen schönen Fehler mit sich selbst bekannt gemacht. Das Experiment der Organisation. In: Heitger, B., Schmitz, C., Gester, P.-W. (Hg.): Managerie, 3. Jahrbuch für systemisches Denken und Handeln im Management. Heidelberg.

Bales, R.F. (1970): Personality and Interpersonal Behavior. New York.

Baron, R.A. (1997): Positive Effects of Conflict: Insights from Social Cognition. In: De Dreu, C., Van de Vliert, E. (ed.): Using Conflict in Organizations. London, Thousand Oaks, New Delhi.

Bass, B.M., Avolio, B. (1994): Improving organizational effectiveness through transformational leadership, London, Thousand Oaks, New Delhi.

Bauer, B. (1998): Zum Gesprächsverhalten von Frauen (und Männern), *OSC* 5 (1), 47–61.
Beck, U., Beck-Gernsheim, E. (1994): Individualisierung in modernen Gesellschaften. Perspektiven und Kontroversen einer subjektorientierten Soziologie. In: Beck, U., Beck-Gernsheim, E. (Hg.): Riskante Freiheiten. Frankfurt/M.
Beck, R., Schwarz, G. (1995): Konfliktmanagement. München.
Becker, M., Lang, R., Wagner, D. (Hg.) (1996): Sechs Jahre danach. Personalarbeit in den neuen Bundesländern. München, Mering.
Belardi, N. (1992): Supervision. Von der Praxisberatung zur Organisationsentwicklung. Paderborn.
– (1996): Vom Ehrenamt zur Supervision – Beratung von Laien. *OSC* 3 (4), 299–303.
Berdel-Mantz, B., Mantz, M. (1996): Das dreidimensionale Panorama in der Integrativen Supervison. *OSC* 3 (1), 45–59.
Berger, P., Luckmann, Th. (1979): Die gesellschaftliche Konstruktion der Wirklichkeit. (Orig. 1966). Frankfurt/M.
Berkel, K. (1993): Konflikte in und zwischen Gruppen. In: v. Rosenstiel, L., Regnet, E., Domsch, M. (Hg.): Führung von Mitarbeitern. Handbuch für erfolgreiches Personalmanagement. Stuttgart (2. Aufl.).
Berle, A.A., Means, G. (1932): The modern corporation and private property. New York (Neuauflage 1969).
Berne, E. (1967): Spiele der Erwachsenen. Reinbek (Orig. 1964).
Besemer, C. (1993): Mediation. Gewaltfrei leben lernen. Stuttgart.
Biedermann, Chr. (1998): »Freiwilligenarbeit koordinieren«. In: Förderverein für Jugend und Sozialarbeit e.V. (Hg.), Berlin.
Bischoff, S. (2001): Frauen in Führungspositionen: Mythos, Realität und Zukunft. Die gut gemeinte Etikettierung von sozialen Kompetenzen als »typisch weiblich« verändert noch nicht den status quo. *Personalführung* 35 (3), 28–33.
Blake, R., Mouton, J. (1978): The new managerial grid. Houston.
Blutner, D., Holtgrewe, U., Wagner, G. (1999): Charismatische Momente und Trajekte. In: Schreyögg, G., Sydow, J. (Hg.): Führung – neu gesehen, Managementforschung. Berlin, New York.
Bock-Rosenthal, E. (1974): Leitende Angestellte und Unternehmen: Kooperation oder kollektive Auseinandersetzung? Dissertation. Münster.
Böckmann, W. (1985): Logotherapie als SINN-Therapie. Vom Sinn der Arbeit. *Management Forum* 5 (1), 69–85.
Böhme, G. (1985): Anthropologie in pragmatischer Hinsicht. Frankfurt/M.
Bonacker, Th. (1996): Konflikttheorien. Eine sozialwissenschaftliche Einführung mit Quellen. Opladen.
Bornstein, G., Erev, I. (1997): The Enhancing Effect of Intergroup Competition on

Group Performance. In: De Dreu, C., Van de Vliert, E. (ed.): Using Conflict in Organizations. London, Thousand Oaks, New Delhi.
Bosetzky, H. (1980): Bürokratie. In: Glochla, E. (Hg.): Handwörterbuch der Organisation (2. Aufl.). Stuttgart, 386–391.
– (1988): Mikropolitik, Machiavellismus und Machtkumulation. In: Küpper, W., Ortmann, G. (Hg.). Mikropolitik. Opladen.
Bosetzky, H., Heinrich, P. (1994): Mensch und Organisation. Aspekte bürokratischer Organisation (5. Aufl.). Köln.
Bourdieu, P. (1982): Die feinen Unterschiede. Kritik der gesellschaftlichen Urteilskraft. Frankfurt/M.
– (1992): Rede und Artwort. Frankfurt/M.
– (1997): Das Elend der Welt. Konstanz.
– (1997): Die männliche Herrschaft. In: Dölling, I., Krais, B. (Hg.): Ein alltägliches Spiel. Geschlechterkonstruktion in der sozialen Praxis. Gender Studies. Frankfurt/M.
– (1997): Im Gespräch mit Irene Dölling und Margareta Steinrücke. In: Dölling, I., Krais, B. (Hg.): Ein alltägliches Spiel. Geschlechterkonstruktion in der sozialen Praxis. Gender Studies. Frankfurt/M.
– (1998): Zur Theorie des Handelns. Frankfurt/M.
Brody, R. (1993): Effectively Managing Human Service Organizations. Newbury Park, London, New Delhi.
Brown, B.M. (1998): Die Entwicklung von Führungskräften in Unternehmerfamilien. *Organisationsentwicklung* 17 (1), 60–76.
Budäus, D. (1998): Von der bürokratischen Steuerung zum New Public Management. Eine Einführung. In: Budäus, D., Conrad, P., Schreyögg, G. (Hg.): New Public Management. Managementforschung 8. Berlin, New York.
Bührmann, A., Diezinger, A., Metz-Göckel, S. (2000): Arbeit, Sozialisation, Sexualität. Opladen.
Bundesministerium für Familie, Senioren, Frauen und Jugend (Hg.)(1996): Ehrenamtliche Tätigkeit und ihre Bedeutung für unsere Gesellschaft. *Bundesdrucksache* 13/5674 vom 1. 10. 1996.
Burns, J.M. (1978): Leadership. New York.
Burris, B.B. (1996): Technocracy, Patriarchy and Management. In: Collinson, D.L., Hearn, J. (ed.): Men as Managers, Managers as Men. Critical Perspectives on Men, Masculinities and Managements. London, Thousand Oaks, New Delhi.
Busch, C. (1997): »Wenn das Kind in den Kindergarten geht, dann wird sie wiederkommen. Und ist das auch so gewünscht? – Wie und warum Unternehmen betriebliche Kinderbetreuung fördern. In: Krell, G. (Hg.): Chancengleichheit durch Personalpolitik. Gleichstellung von Frauen und Männern in Unternehmen und Verwaltungen. Wiesbaden.

Carlson, S. (1951): Executive behavior: A study of the work load and the working methods of managing directors. Stockholm.

Carnevale, P.J., Probst, T.M. (1997): Good News Anbout Competitive People. In: De Dreu, C., van de Vliert, E. (ed.): Using Conflict in Organizations. London, Thousand Oaks, New Delhi.

Collinson, D.L., Hearn, J. (Hg.)(1996): Men as Managers, Managers as Men, Critical Perspectives on Men, Masculinities and Managements. London, Thousand Oaks, New Delhi.

Conger, J.A. (1992): Learning to lead. The art of transforming managers into leaders. San Francisco.

Connell, R.W. (2000): Der gemachte Mann. Konstruktion und Kreise von Männlichkeit (2. Aufl.). Opladen.

Corsten, H., Will, T. (Hg.)(1993): Lean Production. Schlanke Produktionsstrukturen als Erfolgsfaktor. Stuttgart, Berlin, Köln.

Coser, L. (1956, 1976): The Social Functions of Conflict. New York.

Cooper, C.L. (1981): Streß auf verschiedenen Stufen der Managementhierarchie. In: Frese, M. (Hg.) Streß im Büro. Bern.

Cottmann, A., Kortendiek, B., Schildmann, U. (Hg.) (2000): Das undisziplinierte Geschlecht. Frauen- und Geschlechterforschung. Opladen.

Crozier, M., Friedberg, E. (1979): Macht und Organisation. Königstein: Verlag Athenäum.

Cyba, E. (2000): Geschlecht und soziale Ungleichheit. Konstellationen der Frauenbenachteiligung. Opladen.

Dahrendorf, R. (1961): Gesellschaft und Freiheit. München.

De Dreu, C. (1997): Productive Conflict: The Importance of Conflict Management and Conflict Issue. In: De Dreu, C., Van de Vliert, E. (ed.): Using Conflict in Organizations. London, Thousand Oaks, New Delhi.

De Dreu, C., van de Vliert, E. (ed.)(1997): Using Conflict in Organizations. London, Thousand Oaks, New Delhi.

Deal, T.E., Kennedy, A.A. (1982): Corporate Cultures – ties and rituals oft Corporate Life. Reading, Mass.

Domsch, M. (1993): Coaching – Spezialbehandlung für schwere Fälle. *Management Zeitschrift* 62 (10), 56–58.

Domsch, M., Ludwig, A. (1998): Dual Career Couples (DCC's): Die unerkannte Zielgruppe. In: Gross, W. (Hg.): Karriere 2000. Hoffnungen, Chancen, Perspektiven, Probleme, Risiken. Bonn.

Dressel, P.L. (1992): Patriarchy and Social Welfare Work. In: Hasenfeld, Y. (Hg.): Human Services as complex Organizations. Newbury Park, London, New Delhi.

Eckart, E. (1982): Die Teilzeitarbeit von Frauen. Eine prekäre Strategie gegen Einsamkeit und Doppelbelastung. *Feministische Studien* 1 (1), 19–32.
Edding, C. (2000): Agentin des Wandels. Der Kampf um Veränderung in Unternehmen. München.
Ehrensperger, H. (1985): Organisationsgestaltung als politischer Prozeß. Spardorf.
Einsiedler, H.E., Müller, H. (1993): Führung von Führungskräften. In: v. Rosentiel, L., Regnet, R., Domsch, M. (Hg.): Führung von Mitarbeitern. Handbuch für erfolgreiches Personalmanagement (2. Aufl.). Stuttgart.
Elias, N. (1976): Über den Prozeß der Zivilisation, 2. Bd. Frankfurt/M.
Emmerich, A., Krell, G. (1997): Managing Diversity-Trainings. In: Krell, G. (Hg.): Chancengleichheit durch Personalpolitik. Gleichstellung von Frauen und Männern in Unternehmen und Verwaltungen. Wiesbaden.
Engelhardt, W.J. (1999): Supervision mit Männern in weiblichen Berufen. *OSC* 6 (2), 148–163.
Erb, A., Zumbühl, C. (1991): Teamführung in Projekten. *Management Zeitschrift* 60 (5), 46–48.
Esser, W.-M. (1975): Individuelles Konfliktverhalten in Organisationen. Stuttgart.

Fabian, J. (2000): Entwicklung von Schulleitung durch Gruppencoaching. *OSC* 7 (3), 252–261.
Fengler, J. (1992): Helfen macht müde. Zur Analyse und Bewältigung von Burnout und beruflicher Deformation. München.
Feichtinger, C., Fink, G. (1999): Der kollektive Kulturschock im Postkommunismus. *Journal for European Management Studies* 4 (2).
Fischer, P. (1993): Neu auf dem Chefsessel (5. Aufl. 1999). Landsberg/Lech.
Fischer, P., Klippstein, B. (1999): »Neue Besen kehren gut«. Die Hoffnung auf Veränderung im Führungswechsel. *Organisationsentwicklung* 18 (1), 24–33.
Fisher, R.J. (1997): Third Party Consultation as the Controlled Stumulation of Conflict. In: De Dreu, C., Van de Vliert (ed.): Using Conflict in Organizations. London Thousand Oaks, New Delhi.
Fisher, R., Ury, W., Patton, B. (1998): Das Harward-Konzept. Sachgerecht verhandeln – erfolgreich verhandeln. Frankfurt/M., New York (17. Aufl.).
Fisher, R., Brown, S. (1992): Gute Beziehungen. Die Kunst der Konfliktvermeidung, Konfliktlösung und Kooperation. Frankfurt, New York.
French, J.R.P., Raven, B. (1959): The Basis of Social Power. In: Cartwrigt, D. (ed.): Studies in Social Power. Ann Arbor.
Fröhlich, W., Buchholz, U., Gindert, C. (1993): Personalstrategien in den neuen Bundesländern. In: v. Rosenstiel, L., Regnet, E., Domsch, M. (Hg.): Führung von Mitarbeitern. Handbuch für erfolgreiches Personalmanagement. Stuttgart (2. Aufl.).

Fromm, E. (1975): Anatomie menschlicher Destruktivität. Frankfurt/M.
Fuchs, M. (ed.)(2001): Coaching bei Merger und Acquisition. Wiesbaden.

Gagliardi, P. (ed) (1990): Symbols and Artifacts: Views of the Corporate Landscape. Berlin, New York.
Gaitanides, M. (1992): Ablauforganisation. In: Frese, E. (Hg.): Handwörterbuch der Organisation. Stuttgart (3. Aufl.).
Galander, U. (1995): Coaching von ostdeutschen Unternehmen. *OSC* 2 (4), 337–347.
Galtung, J. (1975): Strukturelle Gewalt. Reinbek.
Gebert, D., v. Rosenstiel, L. (1981): Organisationspsychologie. Stuttgart.
Gensior, S. (1992): Die Bedeutung von Gruppenstrukturen und sozialer Bindung. Frauenerwerbstätigkeit in ostdeutschen Betrieben. In: Heidenreich, M. (Hg.): Krisen, Kader, Kombinate. Kontinuität und Wandel in ostdeutschen Betrieben. Berlin.
Gerhard, U. (1994): Die staatlich institutionalisierte »Lösung« der Frauenfrage. Zur Geschichte der Geschlechterverhältnisse in der DDR. In: Kaelble, H., Kocka, J., Zwahr, H. (Hg.): Sozialgeschichte der DDR. Stuttgart.
Geissler, B., Oechsle, M. (1994): Lebensplanung als Konstruktion: Biographische Dilemmata und Lebenslauf-Entwürfe junger Frauen. In: Beck, U., Beck-Gernsheim, E. (Hg.): Riskante Freiheiten. Frankfurt/M.
Gerhards, J. (1988): Soziologie der Emotionen. Fragestellungen, Systematik und Perspektiven. Weinheim, München.
Gildemeister, R., Robert, G. (1998): Im Spannungsfeld von Rationalisierungen der Arbeitswelt und »postindustriellem Haushaltssektor«: Vergeschlechtlichung, Neutralisierung und Revergeschlechtlichung. In: Brandes, H., Roemheld, R. (Hg.): Männernormen und Frauenrollen. Geschlechterverhältnisse in der sozialen Arbeit. Leipzig.
Glasl, F. (1994): Konfliktmanagement. Ein Handbuch zur Diagnose und Behandlung von Konflikten für Organisationen und Berater. Bern, Stuttgart (4. Aufl.).
Glotz, P., Ladensack, K. (1996): Personalarbeit und Führungskräfteentwicklung. In: Becker, M., Lang, R., Wagner, D. (Hg.): Sechs Jahre danach: Personalarbeit in den neuen Bundesländern. München, Mering.
Goerke, W. (1981): Organisationsgestaltung als ganzheitliche Innovationsstrategie. Berlin, New York.
Goffman, E. (1972): Asyle. Frankfurt/M. (Orig. 1961).
Goleman, D. (1995): Emotionale Intelligenz. München (7. Aufl.).
Gross, W. (Hg.) (1994): Psychomarkt, Sekten, Destruktive Kulte. Bonn.
– (Hg.) (1998): Karriere 2000. Hoffnungen, Chancen, Perspektiven, Probleme, Risiken. Bonn.

Grün, J., Dorando, M. (1993): Coaching mit Meistern. *Personalführung* 27 (6), 930–936.

Gumpinger, M. (1996): Das soziale Ehrenamt und sein Verhältnis zur Supervision. *OSC* 3 (4), 305–323.

Gregor-Rauschtenberger, B., Hansel, J. (1993): Innovative Projektführung. Erfolgreiches Führungsverhalten durch Supervision und Coaching. Berlin, Heidelberg.

Habermas. J. (1981): Theorie Kommunikativen Handelns, Bd. 1. Frankfurt/M.

Hagehülsmann, H. (1984): Begriff und Funktion von Menschenbildern in Psychologie und Psychotherapie. In: Petzold, H. (Hg.): Wege zum Menschen, Bd. 1. Paderborn.

Hagehülsmann, U., Hagehülsmann, H. (1997): Der Mensch im Spannungsfeld seiner Organisation. Transaktionsanalyse in Managementtraining, Coaching, Team- und Personalentwicklung. Paderborn.

Händel-Burkhardt, M. (2000): Zur Integration ehrenamtlicher Mitarbeiter/innen in Organisationen. *OSC* 7 (4), 333–350.

Hansel, J., Lomnitz, G. (1989): Projektleiter-Praxis. Berlin, Heidelberg.

Hansen, K.P. (1994): Die Mentalität des Managers. In: Schreyögg, G., Conrad, P. (Hg.): Managementforschung 4. Berlin, New York.

Harris, W. (1973): Ich bin o.k., Du bist o.k. Reinbek.

Hartz, P. (1994): Jeder Arbeitsplatz hat ein Gesicht. Die Volkswagen-Lösung. Frankfurt/M., New York.

Hasenfeld, Y. (1992): Understanding Human Service Organizations. In: Hasenfeld, Y. (ed.): Human Services as Complex Organizations. Newbury Park, London, New Delhi.

Haselow, R., Meyer, H. (1997): Massenverhalten und polizeiliches Handeln. Der Shadow Effect oder wenn Gefühle den Verstand überschatten. Hilden/Rheinl.

Hauser, E. (1993): Coaching von Mitarbeitern. In: Rosenstiel, L. v., Regnet, E., Domsch, M. (Hg.): Führung von Mitarbeitern. Handbuch für erfolgreiches Personalmanagement. Stuttgart (2. Aufl.).

Hays, G. (1997) (ed.): International Business: An Introduction to the world of the Multinational Firm. Englewood Cliffs, NJ.

Heiner, M. (Hg.(1996): Qualitätsentwicklung durch Evaluation. Freiburg.

Hejl, P.M. (1987): Zum Begriff des Individuums. Bemerkungen zum ungeklärten Verhältnis von Psychologie und Soziologie. In: Schiepek, G. (Hg.): Systeme erkennen Systeme. München, Weinheim.

Hellinger, B. (o.J.): Organisationsberatung, Organisationsaufstellungen. Werkstattgespräch über die Beratung von (Familien-)Unternehmen, Institutionen und Organisationen. 26 Fragen an Bert Hellinger von Johannes Neuhauser (Video). Heidelberg.

Herzog, W. (1984): Modell und Theorie in der Psychologie. Göttingen, Toronto, Zürich.

Hochschild, A. (1983): The Managed Heart. Commercialization of Human Feeling. Berkeley.

Höhler, G. (2001): Ohne Frauen im Management haben Firmen keine Zukunft. *Personalführung* 35 (3), 20–26.

Hoffman, K. (1999): Charisma Training für Frauen. Die inneren Stärken zeigen. München.

Hofstede, G. (1991): Cultural and Organizations, Software of the Mind. New York; dt.: Lokales Denken, globales Handeln. Frankfurt/M., 1997.

Hofstetter, H. (1988): Die Leiden der Leitenden. Köln.

House, R.J. (1987): Führungstheorien – Charismatische Führung. In: Kieser, A., Reber, G., Wunderer, R. (Hg.): Handwörterbuch der Führung. Stuttgart.

Hübel, G. (1995): Der Einfluß der Organisationskultur auf den Wandelprozeß. *OSC* 2 (4), 319–337.

Hugo-Becker, A., Becker, H. (1996): Psychologisches Konfliktmanagement. Menschenkenntnis, Konfliktfähigkeit, Kooperation. München (2. Aufl.).

Hüllemann, K. (1998): Organisationsetwicklung in einem Krankenhaus. In: Hauser, A., Neubarth, R., Obermair, W. (Hg.): Management-Praxis. Handbuch soziale Dienstleistungen. München.

Infratest Burke Sozialforschung / Projektverbund Ehrenamt (Hg.)(1999): Repräsentative Befragung zum Ehrenamt und zum bürgerlichen Engagement in Deutschland. München.

Irle, M. (1980): Führungsverhalten in organisierten Gruppen. In: Meyer, A., Herwig. B. (Hg.): Handbuch der Psychologie, Bd. 9. Göttingen, 521 ff. (2. Aufl.).

Janis, I.L. (1972): Victims of Groupthink. Boston.

Jung, C.G. (1968): Mysterium coniunctionis. Gesammelte Werke 14. Olten.

Jurczyk, K., Rerrich, M.S. (1993): Lebensführung weiblich – Lebensführung männlich. Macht diese Unterscheidung heute noch Sinn? In: Jurczyk, K., Rerrich, M.S. (Hg.): Die Arbeit des Alltags. Beiträge zu einer Soziologie der alltäglichen Lebensführung. Freiburg.

Kaelble, H., Kocka, J., Zwahr, H. (1994)(Hg.): Sozialgeschichte der DDR. Stuttgart.

Kahn, H. (1965): On escalation, metaphors and scenarios, New York.

Kanter, R.M. (1977): Men and Women of the Corporation. Basic Books, New York.

Kast, V. (1990): Vatertöchter – Muttersöhne. Stuttgart.

Katz, R.I. (1974): Skills of an effective administrator. *Harward Business Review* 52 (5), 90 ff.

Keddi, B., Pfeil, P., Strehmel, P., Wittmann, S. (1999): Lebensthemen junger Frauen. Die andere Vielfalt weiblicher Lebensentwürfe. Eine Längsschnittuntersuchung in Bayern und Sachsen. Opladen.

Kernberg, O. (1983): Borderline-Störungen und pathologischer Narzissmus. (Orig. 1975), Frankfurt/M.

– (1988): Innere Welt und äußere Realität. München, Wien (Orig. 1980).

Kets de Vries, M.F.R. (1989): Prisoners of Leadership. New York.

– (1992): Cheftypen. Zwischen Charisma, Chaos, Erfolg und Versagen. München.

– (1996): Family Business. Human Dilemmas in the Family Firm. Boston.

Kets de Vries, M.F.R., Miller, D. (1986): Personality, culture and organization. *Academy of Management Review* 11, 266–279.

Kets de Vries, M.F.R., Miller, D. (1988): Narzissmus und Führung. In: Kieser, A., Reber, G., Wunderer, R. (Hg.): Handwörterbuch der Führung. Stuttgart.

KGSt (1993): Das Neue Steuerungsmodell. Begründung. Konturen, Umsetzung, Bericht Nr. 3/1993, Köln: Kommunale Gemeinschaftsstelle für Verwaltungsvereinfachung.

Kieser, A., Kubicek, H. (1983): Organisation. Berlin, New York (2. Aufl.).

Kipnis, D., Schmidt, S.M. (1988): Upward-influence styles: Relationship with performance evaluations, salary and stress. *Administrative Science Quarterly* 33, 528–542.

Klebert, K., Schrader, E., Straut, W.G. (1994): Kurzmoderation. Hamburg.

Klein, O.G. (2000): Grundlagen, Themen und Methoden eines Coaching-Prozesses mit konstruktivistischem Hintergrund. In: Rauen, C. (Hg.): Handbuch Coaching. Göttingen.

Koch, T., Woderich, R. (1992): Freier Flug oder Fall in die Marktwirtschaft. Existenzgründungen in Deutschland. BISS-Forschungshefte H.1. Berlin.

Köhler, Th. (1995): Erhebung zur Arbeitsmarktsituation, zur Berufsbiographie und Karrieremobilität von Managern und Führungskräften. Unveröff. Manusskript des Instituts für Soziologie Jena.

Kohli, M. (1994): Die DDR als Arbeitsgesellschaft? Arbeit, Lebenslauf und soziale Differenzierung. In: Kaelble, H., Kocka, J., Zwahr, H. (Hg.): Sozialgeschichte der DDR. Stuttgart.

Kohut, H. (1976): Narzissmus. Frankfurt/M.

Kolodej, C. (1999): Mobbing. Psychoterror am Arbeitsplatz und seine Bewältigung. Wien.

Konecki, K. (1997): The social construction of enterprise strategies. Consequences of privatization. *Journal of East European Management Studies* 2 (2), 121–139.

König, K. (1997): Modernisierung von Staat und Verwaltung. Zum neuen öffentlichen Management. Wiesbaden.

König, E., Volmer, G. (1993): Systemische Organisationsberatung. Weinheim.

Königswieser, R. (1987): Konflikthandhabung. In: Kieser, A., Reber, G., Wunderer, R. (Hg.): Handwörterbuch der Führung. Stuttgart.

Koppetsch, C. (2000): Die Verkörperung des schönen Selbst. Zur Statusrelevanz von Attraktivität. In: Koppetsch, C. (Hg.): Körper und Status. Zur Soziologie der Attraktivität. Konstanz.

Krell, G. (1997): »Vorteile eines neuen, weiblichen Führungsstils«. Zur Fragwürdigkeit einer derzeit viel strapazierten Behauptung. In: Krell, G. (Hg.): Chancengleichheit durch Personalpolitik. Gleichstellung von Frauen und Männern in Unternehmen und Verwaltungen. Wiesbaden.

– (1997): Chancengleichheit durch Gleichstellungspolitik – eine Neuorientierung. In: Krell, G. (Hg.): Chancengleichheit durch Personalpolitik. Gleichstellung von Frauen und Männern in Unternehmen und Verwaltungen. Wiesbaden.

Krell, G., Osterloh, M. (Hg.)(1991): Personalpolitik aus der Sicht der Frauen. München, Mering.

Krüger, W. (1972): Grundlagen, Probleme und Instrumente der Konflikthandhabung in der Unternehmung. Berlin.

Krüger, W. (1980): Konflikte in Organisationen. In: Grochla, E. (Hg.): Handwörterbuch der Organisation. Stuttgart.

Küpper, W., Ortmann, G. (Hg.)(1988): Mikropolitik. Opladen.

Ladensack, K. (1982): Leiter – Kollektiv – Persönlichkeit. Handbuch für die sozialistische Leitertätigkeit. Berlin.

Langnickel, H., Gabler, H. (1997): Qualität fängt im Vorstand an. Qualitätsentwicklung in der ehrenamtlichen Vorstandsarbeit. Qs 14. Materialien zur Qualitätssicherung in der Kinder- und Jugendhilfe des Bundesministeriums für Familie, Senioren, Frauen und Jugend.

Lash, S., Urry, J. (1987): The End of Organized Capitalism. Madison.

Lauterburg, Chr. (2000): Der falsche Mann. Das Drama des überforderten Managers. In: Trebesch, K. (Hg.): Organisationsentwicklung. Stuttgart.

Lautmann, R. (2000): Der erotische Status von Körpern. In: Koppetsch, C. (Hg.): Körper und Status. Zur Soziologie der Attraktivität. Konstanz.

Lehner, E. (1999): Arbeit, das Lebenselexier von Männern! Männliche Existenz im Spannungsfeld von Familie und Beruf. *OSC* 6 (2), 101–117.

Lehner-Hartmann, A. (1998): Die Relevanz der Genderforschung für die Theorie und Praxis der Supervision. *OSC* 5 (1), 5–27.

Legewie, H., Janßen, M. (1997): Bürgerinitiativen als Tätigkeitsfeld ehrenamtlicher Arbeit. *OSC* 4 (2), 151–163.

Lenz, H.-J. (1999): Männer als Opfer – ein Paradox? Männliche Gewalterfahrungen und ihre Tabuisierung bei Helfern. *OSC* 6 (2), 117–131.

Lenz, H.-J. (Hg.)(2000): Männliche Opfererfahrungen. Problemlagen und Hilfeansätze in der Männerberatung. Weinheim, München.

Lenzen, D. (1991): Vaterschaft. Vom Patriarchat zur Alimentation. Reinbek.

Lepper, M. (1992): Organisation der Behörde. In: Frese, E. (Hg.): Handwörterbuch der Organisation. Stuttgart (3. Aufl.), 292–307.

Lepsius, R.M. (1994): Die Institutionenordnung als Rahmenbedingung der Sozialgeschichte der DDR. In: Kaelble, K., Kocka, J., Zwahr, H. (Hg.): Sozialgeschichte der DDR. Stuttgart.

Lettke, F. (1996): Habitus und Strategien ostdeutscher Unternehmer. Eine qualitativ-empirische Analyse unternehmerischen Handelns. München, Mering.

Lewin, K., Lippitt, R., White, R. (1939): Patterns of aggressive behaviors in experimentally created »social climates«. *Journal of Social Psychology* 10, 271–299.

Lievegoed, R. (1975): Organisationen im Wandel. Bern, Stuttgart.

Likert, R. (1961): New patterns of management. New York.

Lindblom, C.E. (1976): Die Wissenschaft vom »Durchwursteln«. In: Grochla, E. (Hg.): Organisationstheorie, 2. Teilband, Stuttgart.

Looss, W. (1993): Coaching für Manager – Konfliktbewältigung unter vier Augen. Landsberg/Lech (3. Aufl.).

Lord, R., G., Maher, K.J. (1989): Cognitive Processes in industrial and organizational psychology. In: Cooper, C.T., Robertson, I.T. (Ed.): Industrial Review of Industrial and Organizational Psychology. 49–91.

Lüdke-Bornefeld, P. (1978): Konfliktsteuerung. In: Personal Enzyklopädie, Bd. 2. Landsberg/Lech.

Luhmann, N. (1964): Funktionen und Folgen formaler Organisation. Berlin (4. Aufl. 1994).

– (1982): Liebe als Passion. Zur Codierung von Intimität. Frankfurt/M.

Lungwitz, R., Preusche, E. (1994): Mängelwesen oder Diktator? Ostdeutsche Industriemanager als Akteure betrieblicher Transformationsprozesse. *Industrielle Beziehungen* 1, 219–238.

Lugwitz, R., Preusche, E. (1996): Betriebliche Interessenvertretung und die Konstituierung von Gemeinschaftlichkeit. Situationsdeutungen und Handlungsorientierungen ostdeutscher Betriebsräte. In: Becker, M., Lang, R., Wagner, D. (Hg.): Sechs Jahre danach: Personalarbeit in den neuen Bundesländern. München, Mering.

Mann, R.D. (1959): A review of the leadership between personality and leadership and popularity. *Psychological Bulletin* 56, 241–270.

Maruani, M. (1997): Die gewöhnliche Diskriminierung auf dem Arbeitsmarkt. In:

Dölling, I., Krais, B. (Hg.): Geschlechterkonstruktion in der sozialen Praxis. Frankfurt/M.

Masterbroek, W.F.G. (1993): Conflict Management and Organization Development. Chichester.

Mayntz, R. (1963): Soziologie der Organisation. Reinbek.

Meindl, J.R., Ehrlich, S.B. (1987): The romance of leadership and the evaluation of organizational performance. *Academy of Management Journal* 30 (1), 90–109.

Melich, J.S. (1997): The Post-Communist Mind. How Real a Phenomen? Socio-psychological Legacies of communist rule: In: Servic, Z., Wright, G. (ed.): Transition in Central and Eastern Europe. Belgrade, YASF Student Cultural Centre, 20–41.

Mense-Petermann, U. (1997): Betriebliche Restrukturierung im Ländervergleich. *Journal für Eastern European Management Studies* 2 (2), 173–198.

Menuchin, S., Rosman, L., Baker, L. (1983): Psychosomatische Krankheiten in der Familie. Stuttgart (2. Aufl., Orig. 1978).

Merkel, I. (1994): Leitbilder und Lebensweisen von Frauen in der DDR. In: Kaelble, H., Kocka, J., Zwahr, H. (Hg.): Sozialgeschichte der DDR. Stuttgart.

Merleau-Ponty, M. (1976): Die Struktur des Verhaltens. Berlin (Orig. 1942).

Meschkutat, B., Holzbrecher, M. (1997): Sexuelle Belästigung und Gewalt: (K)ein Thema für Personalverantwortliche? In: Krell, G. (Hg.): Chancengleichheit durch Personalpolitik. Gleichstellung von Frauen und Männern in Unternehmen und Verwaltungen. Wiesbaden.

Meuser, M. (2000): Dekonstruierte Männlichkeit und die körperliche (Wieder-) Aneignung des Geschlechts. In: Koppetsch, C. (Hg.): Körper und Status. Zur Soziologie der Attraktivität. Konstanz.

Mintzberg, H. (1975): The Manager's Job: Folklore and Fact. *Harward Business Review* 53, 49–69.

– (1991): Mintzberg über Management, Führung und Organisation. Mythos und Realität. Gabler. Wiesbaden.

Mitterauer, M., Sieder, R. (1991): Vom Patriarchat zur Partnerschaft. Zum Strukturwandel der Familie. Pfeiffer, München.

Nelson, D.L., Quick, J.C., Joplin, J.R. (1991): Psychological Contracting and Newcomer Socialization: An Attachment Theory Foundation. In: Perrewé, P.L. (Ed.), Handbook on Job Stress. Madera, 55–72.

Neuberger, O. (1994): Personalentwicklung. Stuttgart (2. Aufl.).

– (1994): Zur Ästhetisierung des Managements. In: Schreyögg, G., Conrad, P. (Hg.): Managementforschung 4. Berlin, New York.

– (1995): Mikropolitik. Der alltägliche Aufbau und Einsatz von Macht in Organisationen. Stuttgart.

– (1995): Führen und geführt werden. Stuttgart (5. Aufl.).

Niedl, K. (1995): Mobbing/Bullying am Arbeitsplatz. München, Mering.

Oberg, K. (1960): Cultural Schock: Adjustment to New Cultural Environments. *Practical Anthropology* 7, 177–182.
Oechsler, W.H. (1992): Konflikt. In: Frese, E. (Hg.): Handwörterbuch der Organisation. Stuttgart (3. Aufl.).
Oechsler, W.A., Vaanholt, S. (1998): Human Resource Management. Auswirkungen des New Public Management auf ein zeitgemäßes Personalmanagement in der öffentlichen Verwaltung. In: Budäus, D., Conrad, P., Schreyögg, G. (Hg.): New Public Management. Managementforschung 8. Berlin, New York.

Pascal, R.T., Athos, A.G. (1982): Geheimnis und Kunst des japanischen Managements. München.
Pearce, J.L. (1993): Volunteers. The organizational behavior of unpaid workers. London, New York.
Peters, T.J., Waterman, R.H. (1983): Auf der Suche nach Spitztenleistungen. Landsberg/Lech (Orig. 1982).
Petzold, H. (1993): Integrative Therapie. Paderborn.
Petzold, H., Heinl, H. (1983): Psychotherapie und Arbeitswelt. Paderborn.
Pfau-Effinger, B. (2000): Kultur und Frauenerwerbstätigkeit in Europa. Theorie und Empirie des internationalen Vergleichs. Opladen.
Philippi, C. (1999): Organisationsentwicklung in Verbänden. *Organisationsentwicklung* 18 (1), 56–67.
Piaget, J. (1946): Psychologie der Intelligenz. Zürich (2. Aufl.).
Piore, M.J., Sable, C.F. (1984) The second Industrial Divide: Possibilities for Property. New York.
Pohlmann, M., Schmidt, R. (1995): Management in Ostdeutschland. In: Schmidt, R., Burkart, L. (Hg.): Chancen und Risiken der industriellen Restrukturierung in Ostdeutschland. Berlin.
Poweleit, D. (1994): Sekten in der Wirtschaft. In: Gross, W. (Hg.): Psychomarkt, Sekten, destruktive Kulte. Bonn.
Powers, D.M. (1999): Liebe im Büro. Was Sie wissen sollten, wenn es gefunkt hat. Frankfurt/M., New York.
Prokop, U. (1979): Weiblicher Lebenszusammenhang. Von der Beschränktheit der Strategien und der Unangemessenheit der Wünsche. Frankfurt/M.
Pross, H. (1965): Manager und Aktionäre in Deutschland. Untersuchungen zum Verhältnis von Eigentum und Verfügungsmacht. Frankfurter Beiträge zur Soziologie, Bd. 15, Frankfurt/M.
– (1978): Die Männer. Eine repräsentative Untersuchung über die Selbstbilder von Männern und ihre Bilder von der Frau. Reinbek.

Pümpin, C., Prange, J. (1991): Management der Unternehmensentwicklung. Frankfurt, New York.

Putnam, L.L. (1997): Productive Conflict: Negotiation as Implicit Coordination. In: De Dreu, C., Van de Vliert, E. (ed.): Using Conflict in Organizations. London, Thousand Oaks, New Delhi.

Quinn, R.E., Cameron, K. (1983): Organizational Life Cycles an Shifting Criteria of Effectiveness: Some Preliminary Evidence. *Management Science* 29 (1), 33–51.

Rabe-Kleburg, U. (1993): Verantwortlichkeit und Macht. Ein Beitrag zum Verhältnis von Geschlecht und Beruf angesichts der Krise traditioneller Frauenberufe. Bielefeld.

Rapoport, R., Rapoport, R.N. (1971): Dual-career-families. Bunday/Suffolk.

Rappensberger, G., Maier, G. (1996): Annäherung oder Entfremdung? Veränderung arbeitsbezogener Werthaltungen bei potentiellen Führungsnachwuchskräften aus den alten und neuen Bundesländern. In: Becker, M., Lang, R., Wagner, D. (Hg.): Sechs Jahre danach: Personalarbeit in den neuen Bundesländern. München, Mering.

Rauen, C. (1999): Coaching. Innovative Konzepte im Vergleich. Göttingen.

Rauschtenberger, B., Hansel, J. (1993): Innovative Projektführung. Berlin, Heidelberg, New York.

Rechtien, W. (1992): Angewandte Gruppendynamik. München.

Redel, W. (1987): Führungsgremien. In: Kieser, A., Reber, G., Wunderer, R. (Hg.): Handwörterbuch der Führung. Stuttgart.

Redlich, A. (1997): Konflikt-Moderation. Hamburg.

Reich, W. (1972): Charakteranalyse. Frankfurt/M. (Orig. 1933).

Regnet, E. (1992): Konflikte in Organisationen. Beiträge zur Organisationspsychologie 12. Göttingen, Stuttgart.

Richter, H.-E. (1969): Eltern, Kind, Neurose. Reinbek.

– (1970): Patient Familie. Reinbek.

Riedesser, R. (1982): Wir existieren – mehr nicht. Fabrikalltag einer Akkordarbeiterin. In: Grün, M. v.d. (Hg.): Geschichten aus der Arbeitswelt. Wien.

Rippl, S. (1997): Ostdeutsch, westdeutsch oder deutsch? Gruppenzugehörigkeiten und ihr Einfluß auf das Selbstkonzept. *Gruppendynamik* 28 (2), 171–191.

Roberts, N.C., Bradley, R.T. (1988): Limits of charisma. In: Conger, J.A., Kanungo, R.N. (ed.): Charismatic Leadership. San Francisco, London.

Roethlisberger, F., Dickson, W. (1939): Management and the Worker. Cambridge, Mass.

Roper, M. (1996): »Seduction and Succession«: Circuits of Homosocial Desire in

Management. In: Collinson, D.L., Hearn, J. (ed.): Men as Managers, Managers as Men. Critical Perspectives on Men, Masculinities and Managements. London, Thousand Oaks, New Delhi.

Rosengreen, E. (1964): Communication, Organization and Conduct in the »Therapeutic Milieu«. *Administrative Quarterly* 9, 70–90.

Roth, St. (2000): Emotionen im Visier: Neue Wege des Change Management. *Organisationsentwicklung* 19 (2), 14–22.

Rüttinger, B. (1977): Konflikt und Konfliktlösen. München.

Sachse, C. (1986): Mütterlichkeit als Beruf. Frankfurt/M.

Sandner, K. (1992): Prozesse der Macht. Zur Entstehung, Stabilisierung und Veränderung der Macht von Akteuren in Unternehmen. Heidelberg (2. Aufl.).

Sathe, V. (1985): Culture and related corporate realities. Homewood, Ill.

Schanz, G. (1992): Organisation. In: Frese, E. (Hg.): Handwörterbuch der Organisation. Stuttgart (3. Aufl.), 1459–1471.

Schedler, K., Proeller, I. (2000): New Public Management. Bern, Stuttgart, Wien.

Schein, E. (1995): Organisationskultur. Frankfurt/M., New York (Orig. 1985).

Schmid, H. (1992): Executive Leadership in Human Service Organizations. In: Hasenfeld, Y. (ed.): Human Services als Complex Organziations, Sage Publications, Newbury, Parl, London, New Delhi.

Schmidbauer, W. (1977): Die hilflosen Helfer. Reinbek.

Schmidt, W., Schönberger, K. (1996): Betriebliche Arbeitsbeziehungen und soziale Anerkennung im Prozeß der Transformation. In: Becker, M., Lang, R., Wagner, D. (Hg.): Sechs Jahre danach: Personalarbeit in den neuen Bundesländern. München, Mering.

Schmidt-Lellek, C.J. (1995): Narzisstischer Machtmissbrauch in der Psychotherapie. In: Schmidt-Lellek, C.J, Heimannsberg, B. (Hg.): Macht und Machtmissbrauch in der Psychotherapie. Köln, 171–194.

Schreyögg, A. (1991): Supervision – ein Integratives Modell. Lehrbuch zu Theorie und Praxis. Paderborn (3. Aufl. 2000).

– (1993): Prozesse der Organisationsentwicklung von FPI/EAG – Kultur- und Strukturanalyse. In: Petzold, H., Sieper, J. (Hg.): Integration und Kreation, Bd. 1. Paderborn.

– (1994): Liebe am Arbeitsplatz. *OSC* 2 (1), 73–98.

– (1995): Coaching. Eine Einführung für Praxis und Ausbildung. Frankfurt/M., New York (3. Aufl. 1998).

Schreyögg, F. (1997): Praxisbeispiel München: Beurteilungsverfahren sind nicht geschlechtsneutral. In: Krell, G. (Hg.): Chancengleichheit durch Personalpolitik. Gleichstellung von Frauen und Männern in Unternehmen und Verwaltungen. Wiesbaden.

– (1998): Zum Einfluß von Geschlechtsrollenstereotypen auf die Beurteilung der Arbeitsleistung. OSC 5 (1), 27–47.
Schreyögg, G. (1987): Unternehmenskultur I (Videofilm). Wiesbaden.
– (1999): Organisation. Wiesbaden (3. Aufl.).
– (1999): Noch einmal: Zur Trennung von Eigentum und Verfügungsgewalt. In: Kumar, B.N., Osterloh, M., Schreyögg, G. (Hg.): Unternehmensethik und die Transformation des Wettbewerbs. Stuttgart.
Schulte, C. (1998): Lesbische Paarbeziehungen in Frauenprojekten und Frauenbetrieben. *OSC* 5 (1), 73–85.
Schulz von Thun, F. (1981): Miteinander reden, Bd. 1. und 2. Reinbek.
– (1988): Miteinander reden 3. »Inneres Team« und situationsgerechte Kommunikation. Reinbek.
– (1999): Praxisberatung in Gruppen. Weinheim, Basel (3. Aufl.).
Schwass, J. (1997): Fallstricke für Familienunternehmen oder gibt es in Familienunternehmen genügend Unternehmergeist. *Organisationsentwicklung* 16 (2), 36–42.
Schwarz, G. (1995): Konfliktmanagement. Sechs Grundmodelle der Konfliktlösung. Wiesbaden.
Schwarz, P. (1997): Ehrenamt und Hauptamt. In: Hauser, A., Neubarth, R., Obermair, W. (Hg.): Management-Praxis. Handbuch soziale Dienstleistungen. München.
Schwarzer, A. (2000): Der große Unterschied. Köln.
Schwingel, M. (1995): Bourdieu – zur Einführung. Hamburg.
Scott-Morgan, P. (1994): Die heimlichen Spielregeln. Frankfurt/M., New York.
Selter, J. (1997): Wer führt? Gemeinsamkeiten und Unterschiede bei Ost- und Westführungskräften im Managementtraining. In: GD (28) 2/1997, 153–165.
Selvini-Palazzoli, M., Anolli, L., Di Blasio, P., Giossi, L., Pisano, J., Ricci, C., Sacchi, M., Ugazio, V. (1988): Hinter den Kulissen der Organisation. Stuttgart (3. Aufl., Orig. 1981).
Sennett, R. (1998): Der flexible Mensch. Die Kultur des neuen Kapitalismus. Berlin.
Sherif, M. (1966): Group conflict and cooperation. Boston.
Sigmund, A. (2000): Die Frauen der Nazis. München.
Simmel, G. (1968): Exkurs über das Problem: Wie ist Gesellschaft möglich? In: Simmel, G.: Soziologie. Berlin (5 Aufl., Orig. 1908).
Sievers, B. (1995): Die Rolle des Managers. *OSC* 2 (1), 63–73).
Sombart, N. (1996): Männerbund und politische Kultur in Deutschland. In: Kühne, T. (Hg.): Männergeschichte-Geschlechtergeschichte. Männlichkeit im Wandel der Moderne. Frankfurt/M.

Sperling, B., Wasseveld, J. (2000): Führungsaufgabe: Moderation. Planegg (4. Aufl.).

Stachelhaus, R. (2001): »Frauen müssen sich klare Ziele setzen«. Interview mit Regine Stachelhaus, Mitglied der Geschäftsführung bei Hewlett-Packard, über die Situation von Frauen in Führungspositionen. *Personalführung* 35 (3), 34–36.

Staehle, W. (1989): Management. München (4. Aufl.).

Steinmann, H., Schreyögg, G. (2000): Management. Wiesbaden (5. Aufl).

Steyrer, J. (1995): Charisma in Organisationen. Frankfurt/M., New York.

– (1999): Charisma in Organisationen. Zum Stand der Theorienbildung und empirischen Forschung. In: Schreyögg, G., Sydow, S. (Hg.): Führung – neu gesehen. Managementforschung 9. Berlin, New York.

Stiebel, D. (1997): When talking makes things worse. Resolving problems when communication fails. Kansas City.

Stogdill, R.M. (1974): Handbook of Leadership. New York.

Tannenbaun, R., Schmidt, W.H. (1958): How to choose a leadership pattern. *Harward Business Review* 35 (2), 96–112.

Taz vom 8.3.1996, S. 12/13. Berlin.

Teweleit, K. (1978): Männerphantasien. Frankfurt/M.

Thomä, H., Kächele, H. (1988): Lehrbuch der psychoanalytischen Therapie, Bd. 1. Berlin, Heidelberg (2. Aufl.).

Thomas, M. (1992): Abbruch und Aufbruch. Sozialwissenschaften im Transformationsprozeß. Berlin.

Thomann, Chr., Schulz v. Thun, F. (1988): Klärungshilfe. Reinbek.

Titschner, S., Königswieser, R. (1987): Konflikte als Führungsproblem. In: Kieser, A., Reber, G., Wunderer, R. (Hg.): Handwörterbuch der Führung. Stuttgart.

Tjosfold, D. (1997): Conflict within Interdependence: Is Value for Productivity and Individuality. In: De Dreu, C., van de Vliert, E. (ed.): Using Conflict in Organizations. London, Thousand Oaks, New Delhi.

Toman, W. (1991): Familienkonstellationen. München (5. Aufl.).

Tucker, D.J., Baum, J.A., Singh, J.V. (1992): The Institutional Ecology of Human Service Organizations. In: Hasenfeld, Y. (ed.): Human Services as Complex Organizations. Newbury Park, London, New Delhi.

Türk, K. (1989): Neuere Entwicklung in der Organisationsforschung. Stuttgart.

Turner, M.E., Pratkanis, A.R. (1997): Mitigating Groupthink by Stimulating Constructive Conflict. In: De Dreu, C., Van de Vliert, E. (ed.): Using Conflict in Organizations. London, Thousand Oaks, New Delhi.

Ulich, D. (1987): Krise und Entwicklung. Zur Psychologie der seelischen Gesundheit. München, Weinheim.

Van de Vliert, E. (1997): Enhancing Performance by Conflict-Stimulating Intervention. In: De Dreu, C., Van de Vliert, E. (ed.): Using Conflict in Organizations. London, Tousand Oaks, New Delhi.

Watson, G. (1966): »Resistance to Change«. Concepts for Social Change. Cooperative Project for Educational Development, Vol. I. Washington D.C.

Watzlawik, P., Beavin, J.H., Jackson, D.D. (1969): Menschliche Kommunikation. Bern, Stuttgart, Wien (Orig. 1966).

Weber, M. (1976): Wirtschaft und Gesellschaft. Grundriß der verstehenden Soziologie, 2. Halbbd. Tübingen (Orig. 1921).

Weland, A., Lange, K. (1996): Teamcoaching: Veränderungsmanagement statt Selbstbespiegelung. *Management* 65 (12), 15–17.

v. Werlhof, C. (1983): Der Proletarier ist tot. Es lebe die Hausfrau. In: v. Werlhof, C. et al. (Hg.): Frauen, die letzte Kolonie. Reinbek.

Wernado, M (2000): Die Rahmenbedingungen verändern sich – der Dritte in der Therapie. *OSC* 7 (2), 171–185.

Wetterer, A. (1993): Professionalisierung und Geschlechterhierarchie. Vom kollektiven Frauenausschuß zur Integration mit beschränkten Möglichkeiten. Kassel.

Wiemerslage, J. (2001): Mit der Quote ist nichts gewonnen. *Personalführung* 35 (3), 1–2.

Willems, H., Jurga, M. (1998): Inszenierungsgesellschaft. Ein einführendes Handbuch. Opladen.

Willi, J. (1982): Die Zweierbeziehung. Reinbek.

Wimmer, R., Domayer, E., Oswald, M., Vater, G. (1996): Familienunternehmen. Wiesbaden.

Wirtschaftswoche Nr. 4, 18. 1. 2001, 72–77.

Womack, J.P., Jones, D.T., Ross, D. (1991): Die zweite Revolution in der Autoindustrie. Konsequenzen aus der weltweiten Studie aus dem Massachusetts Institute of Technology. Frankfurt/M., New York (2. Aufl.).

Wunderer, R. (1978): Laterale Kooperationskonflikte. In: Personal Enzyklopädie, Bd. 2. München.

– (1993): Führung des Chefs. In: v. Rosenstiel, L., Regnet, E., Domsch, M. (Hg.): Führung von Mitarbeitern. Handbuch für erfolgreiches Personalmanagement. Stuttgart (2.Aufl.).

Yukl, G.A., Falbe, C.M. (1990): Influence tactics and objectives in upward, downward and lateral influence attempts. *Journal of Applied Psychology* 75 (1), 132–140.

Zimmermann, H. (1994): Kader und Kaderpolitik. In: Kaelble, H., Kocka, J., Zwahr, H. (Hg.): Sozialgeschichte der DDR. Stuttgart.
Zwarg, I. (1993): Führung in den neuen Bundesländern. In: v. Rosenstiel, Regnet, E., Domsch, M. (Hg.): Führung von Mitarbeitern. Handbuch für erfolgreiches Personalmanagement. Stuttgart (2. Aufl.).

Register